作业治疗
理论与实践

Occupational Therapy Theory and Practice

U0251706

主 编◎刘沙鑫 张 超 董安琴

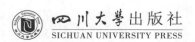
四川大学出版社
SICHUAN UNIVERSITY PRESS

图书在版编目（CIP）数据

作业治疗理论与实践 / 刘沙鑫，张超，董安琴主编
. — 成都：四川大学出版社，2023.10
ISBN 978-7-5690-5916-8

Ⅰ．①作… Ⅱ．①刘… ②张… ③董… Ⅲ．①康复医
学 Ⅳ．① R496

中国国家版本馆 CIP 数据核字（2023）第 015627 号

书　　名：作业治疗理论与实践
　　　　　Zuoye Zhiliao Lilun yu Shijian
主　　编：刘沙鑫　张　超　董安琴

选题策划：王　军　张　澄
责任编辑：张　澄
责任校对：于　俊　倪德君
装帧设计：墨创文化
责任印制：王　炜

出版发行：四川大学出版社有限责任公司
　　　　　地址：成都市一环路南一段 24 号（610065）
　　　　　电话：（028）85408311（发行部）、85400276（总编室）
　　　　　电子邮箱：scupress@vip.163.com
　　　　　网址：https://press.scu.edu.cn
印前制作：四川胜翔数码印务设计有限公司
印刷装订：四川省平轩印务有限公司

成品尺寸：185 mm×260 mm
印　　张：18.5
字　　数：436 千字

版　　次：2023 年 11 月 第 1 版
印　　次：2023 年 11 月 第 1 次印刷
定　　价：88.00 元

扫码获取数字资源

四川大学出版社
微信公众号

本社图书如有印装质量问题，请联系发行部调换

版权所有 ◆ 侵权必究

编委会

主　审　杨永红

主　编　刘沙鑫　张　超　董安琴

副主编　蔡素芳　伊文超　涂　美　周欢霞　吴　萍

编　者　马锡超　四川大学华西临床医学院/华西医院

　　　　王凤怡　四川大学华西临床医学院/华西医院

　　　　王剑雄　西南医科大学附属医院

　　　　王　蕾　昆明医科大学康复学院

　　　　左京京　四川大学华西临床医学院/华西医院

　　　　冯梦晨　首都医科大学康复医学院/中国康复研究中心

　　　　伊文超　南京医科大学第一附属医院/江苏省人民医院

　　　　刘沙鑫　四川大学华西临床医学院/华西医院

　　　　许惊飞　四川大学华西临床医学院/华西医院

　　　　许　阳　四川大学华西临床医学院/华西医院

　　　　杨永红　四川大学华西临床医学院/华西医院

　　　　李定艮　四川大学华西临床医学院/华西医院

　　　　吴　萍　四川大学华西空港医院/成都市双流区第一人民医院

　　　　张天麒　四川大学华西临床医学院/华西医院

　　　　张仁刚　四川大学华西临床医学院/华西医院

　　　　张玉婷　四川大学华西临床医学院/华西医院

　　　　张佳熠　四川大学华西空港医院/成都市双流区第一人民医院

　　　　张　莹　郑州大学第五附属医院

　　　　张　超　首都医科大学康复医学院/中国康复研究中心

　　　　林　洋　四川大学华西临床医学院/华西医院

　　　　金雪明　郑州大学第五附属医院

　　　　周欢霞　上海中医药大学附属第七人民医院

　　　　周梦笛　首都医科大学康复医学院/中国康复研究中心

贺加贝　四川大学华西临床医学院/华西医院

敖学恒　昆明滇池康悦医院

涂　美　绵阳市中心医院

董安琴　郑州大学第五附属医院

董怡悦　四川大学华西临床医学院/华西医院

蔡素芳　福建中医药大学附属康复医院

廖宇君　广州医科大学附属第五医院

前　言

　　作业治疗是一门关注患者健康福祉的康复专业学科，具有丰富的历史。作业治疗用于医疗已经有几个世纪之久。

　　我国作业治疗专业起步较晚，早期以康复治疗学专业进行康复人才培养，专业的作业治疗师培养不足，临床作业治疗多由康复治疗学专业毕业生承担，理论知识架构的完整程度和服务专业性都受到一定的影响。在此背景下，国内部分高校开始探索按照国际标准进行独立的作业治疗专业人才培养。截至 2021 年，国内已经有首都医科大学、昆明医科大学、四川大学、上海中医药大学、福建中医药大学、广州医科大学及南京医科大学等大学的作业治疗教育项目通过了世界作业治疗师联合会（World Federation of Occupational Therapists，WFOT）的认证。此外，国内还有一大批大学开始陆续探索分专业人才培养，作业治疗专业人才培养进入快速发展的新时代。

　　在进行专业人才培养的过程中，高质量的教材是人才培养的重要保障。目前，作业治疗专业还没有国家统一的规划教材，各大院校以自主选择的教材和参考资料为主，不利于教与学。本书是一本基于四川大学华西临床医学院 10 余年作业治疗专业教学实践的结晶，在几经修改的《作业治疗理论与实践》讲义的基础上，邀请国内开设作业治疗专业的兄弟院校专业教师共同编写的用于作业治疗专业的教材。本书从作业治疗专业视角出发，聚焦作业治疗专业人才需要掌握的基本理论和实践原则，是一本系统、翔实、专业的作业治疗专业基础课程教材，有利于作业治疗专业学生为后续的专业课学习和毕业后适应工作奠定扎实的基础。本书也可作为临床医学及物理治疗等专业人员了解作业治疗的参考书。

　　本书的编者全部是接受过作业治疗专业教育的人员，大部分来自临床一线和（或）教学一线，具有扎实的专业基础和丰富的临床实践及教学经验，为保证本教材的编写质量奠定了坚实的基础。在编写过程中，编者基于作业治疗理论，结合我国作业治疗发展现状与前景，整合既往临床和教学实践经验，力求使本书兼具科学性和前沿性。

　　最后，感谢本书全体编写人员的辛勤付出，感谢秘书林洋的协调和敬业。此外，由于编者水平有限，本教材难免疏漏与不足之处，诚挚地欢迎广大读者不吝赐教，以助我们不断修订和完善，感激之至！

杨永红
2023 年 10 月

目录

第一章　作业治疗概述 ……………………………………………（ 1 ）
　第一节　作业、作业科学及作业治疗 ……………………………（ 1 ）
　第二节　作业治疗的历史 …………………………………………（ 9 ）
　第三节　作业治疗的领域 …………………………………………（ 32 ）
　第四节　《作业治疗实践框架：领域与过程》发展 ……………（ 44 ）

第二章　作业治疗模型 ……………………………………………（ 56 ）
　第一节　作业表现模型 ……………………………………………（ 57 ）
　第二节　人类作业模型 ……………………………………………（ 64 ）
　第三节　人、环境与作业模型 ……………………………………（ 72 ）
　第四节　河流模型 …………………………………………………（ 79 ）
　第五节　其他模型介绍 ……………………………………………（ 81 ）
　第六节　理论模型融合应用 ………………………………………（ 82 ）

第三章　作业治疗标准流程 ………………………………………（ 91 ）
　第一节　概述 ………………………………………………………（ 91 ）
　第二节　标准流程 …………………………………………………（ 92 ）

第四章　作业治疗工具 ……………………………………………（107）
　第一节　作业活动 …………………………………………………（107）
　第二节　环境 ………………………………………………………（115）
　第三节　治疗关系 …………………………………………………（116）

第五章 作业治疗活动分析 ·· (131)
　　第一节 概述 ·· (131)
　　第二节 活动分析步骤 ·· (133)
　　第三节 活动分析内容 ·· (137)
　　第四节 活动分析融合应用 ·· (139)

第六章 以患者为中心的作业治疗 ·· (148)
　　第一节 以患者为中心的合作 ·· (148)
　　第二节 以患者为中心的沟通 ·· (150)
　　第三节 以患者为中心的教育 ·· (151)
　　第四节 以患者为中心的挑战 ·· (152)

第七章 作业治疗临床推理 ·· (154)
　　第一节 概述 ·· (154)
　　第二节 临床推理类型 ·· (159)
　　第三节 本章小结 ·· (163)

第八章 反思性实践 ·· (164)
　　第一节 反思性实践的定义 ·· (164)
　　第二节 反思性实践的策略 ·· (164)
　　第三节 作业治疗师的反思 ·· (167)

第九章 作业治疗职业操守及伦理原则 ·································· (169)
　　第一节 职业操守 ·· (169)
　　第二节 伦理原则 ·· (172)

第十章 作业治疗常用技术 ·· (176)
　　第一节 概述 ·· (176)
　　第二节 日常生活活动训练 ·· (184)
　　第三节 社交技巧训练 ·· (203)
　　第四节 职业康复 ·· (217)
　　第五节 巴林特小组 ·· (230)
　　第六节 辅助器具 ·· (233)
　　第七节 环境改造技术 ·· (250)
　　第八节 压力治疗技术 ·· (259)

第十一章 作业治疗发展趋势 ·· (277)
　　第一节 发展趋势 ·· (277)
　　第二节 前沿技术融合 ·· (279)
　　第三节 智能作业场景建设 ·· (283)

第一章　作业治疗概述

第一节　作业、作业科学及作业治疗

一、作业

作业（Occupational）又称为作业活动，在词源学上源于占有（Occupy），是作业治疗专业的核心词语。

广义上来说，活动的定义包括人或物体的运动、为达到某种目的而从事的行动、灵活/不固定、动摇、言语活泼生动、经济宽裕等。在作业治疗专业范围内，活动是作业治疗过程的核心，是指一个人为达到预定目标，利用其身心能力、时间、精力、兴趣及注意力的过程。活动可以是具体的或抽象的，也可以是具有生物属性或社会属性的。有目的的活动，指以目标为中心的行为或构成作业的活动任务。用于治疗的活动是具有目标导向性的，但是对服务对象而言不一定被视为有意义的或有目的的。

活动对每个人来说都是独特的，受其生活经历、作业、兴趣、年龄及文化背景的影响，也受其从事活动的现实环境影响。在描述活动时需要考虑谁做（Who）、做什么（What）、何时做（When）、在哪里做（Where）、怎么做（How）、为什么做（Why）和活动过程中的情感体验。

广义上来说，作业指的是人们为了生存需求（占有时间/地点/物品/心灵）进行的各方面的活动，是人们利用时间、空间及自身能力所完成的一切事情的总称，是个体每日活动的组成内容。

作业的定义包括从事的工作、业务，劳动/从事生产工作，为完成生产、学习、军事训练等任务而布置的活动，从事某种活动的称谓（如高空带电作业）。作业对个人具有独特的意义和目的，只要是对人类有意义的活动便可以被称为作业。

人们每天从事无数的活动并且一生都在从事作业。许多作业很普通，是日常生活的一部分。这些作业通常被认为是理所当然的，而且通常是习惯性的，因此在作业治疗中定义作业是具有挑战性的。作业、活动、任务、就业和工作作为作业治疗中的术语在专业内以多种方式使用。把一份工作当作一种作业似乎很符合逻辑，但当我们考虑这这份工作中较小的部分时，这个概念就变得模糊并且难以理解。例如，打扫本身是一种作业，还是打扫应该被看作打扫房子的作业的一部分？

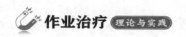

作业治疗从业者需要将他们的工作建立在对作业及作业在健康中的作用的透彻理解的基础上。理解作业不仅仅只有简单的定义，还需要考察人类如何利用时间把活动组织起来，这些活动在为什么目的服务，以及它们对个人和社会意味着什么。

1922 年作业治疗的创始人之一阿道夫·迈耶（Adolf Meyer）使用作业一词来描述可以适当使用时间的方式，包括工作、类似工作的活动和娱乐活动等。1995 年埃斯特尔·布雷内斯（Estelle Breines）指出，作业可以被整体地解释，以用来支持患者当时的身体、思想、时间、空间和其他实践领域。随着作业领域的不断发展，作业的内涵被不断审查、讨论和重新定义。1988 年和 1997 年戴布拉·纳尔逊（Debra Nelson）分别发表文章，向人们介绍了作业形式和作业表现，他指出作业形式是引出、引导或构造随后作业表现的既有结构，作业表现是人类对作业形式采取的反应。这两个概念的提出，将个人及其实际从事的作业与作业的一般概念及其对从业人员的要求区分开来。1989年伊丽莎白·耶克萨（Elisabeth Yerxa）等人将作业治疗中的作业定义为持续不断的人类行为流中的特定"块"活动。这些"块"活动是自我发起的、目标导向的、社会认可的、经验性的、行为性的、由适应技能或技能组成的、有组织的、对生活质量至关重要的、具有影响健康能力的、纳入环境视角的。埃里克·拉尔森（Erik Larson）、温迪·伍德（Wendy Wood）和弗洛伦斯·克拉克（Florence Clark）在 2003 年对作业给出了一个简单的定义，即作业是构成我们生活经验的活动，可以在文化中命名。

综上所述，世界作业治疗师联合会（WFOT）于 2012 年提出，在作业治疗中作业是指个体独自或与家庭、社区成员共同进行的占据时间、为生活带来意义和目的的日常活动，包括人们需要、想要和被期望做的事情。

人们普遍认为，作业的具体含义只有从事该作业的个人才完全知道。从事作业的个人的经验提供了对作业的基本理解，包括作业是什么、作业是如何发生的、作业意味着什么、作业的优点和缺点是什么。同时，人们也普遍认为，作业发生在环境中。在现实中，人、作业和环境是不可分割的。环境是可变的，但总是存在的。

在作业治疗中，作业既是一种手段，也是一种目的，并且与健康和幸福有关。但是，作业也可能是不健康的、危险的、不适应的，或对自己或他人具有破坏性的，并可能导致社会问题和环境退化。在理解作业的过程中，我们需要认识到作业选择的广度，以及它们对个人和社会的影响。

二、作业对健康和幸福的贡献

自从世界卫生组织（WHO）将健康定义为"人们在躯体上、精神上及社会生活中处于一种完全良好的状态，而不仅仅没有疾病或衰弱"以来，幸福和健康在概念上一直联系在一起。1990 年米尔德丽德·布拉克斯特（Mildred Blaxter）指出，作业治疗对健康的影响更加倾向于实际状况，即当一个人能够做对他们来说重要的事情时身体和心理都是健康的。健康指外表、身体、精力水平、社会心理、社会关系的健康，以及能够从事日常作业。由此可知，良好的健康状况显然可以支撑从事日常作业。如果个体足够健康、强壮和灵活，能够集中自己的思想和注意力，那么就会对正在做的作业有帮助。从这个意义上说，健康是一种资源，尽管许多人认为这是理所当然的。

1993 年安·威尔科克（Ann Wilcock）指出，首先，在生存层面作业是必不可少的，出于维持生计、自我照顾、寻求庇护和保障安全的生存需求，人类需要进行一系列作业。其次，在满足这些生存需求的基础上，人类发展出社会结构、技能等。需要注意的是，不是每个人都需要掌握与生存需求相关的所有技能，如果以家庭/社区为单位，这个家庭/社区拥有生存需求相关的所有技能，并且能够有相应的发展，处于这个家庭/社区的个人能获得和利用相关资源，那么这些个人及家庭/社区就可被认为是健康的。

然而，仅掌握生存需求相关的技能不足以确保健康的良好状态，Wilcock 认为，同样重要的是作业对发展和行使个人能力的贡献。个人能力首先源于人类共有的生物学特征，包括直立行走、对立的拇指和其他手指抓住物体、说话等。其次，个人能力还包括搬运重物、设计新工具、为旧工具找新用途、理解宇宙的运行方式、积累和传递知识、玩游戏、预测可能发生的事情、为未来做准备、建立关系、在艺术和精神上表达自己等。最常提到的与健康有关的个人能力是与身体表现有关的能力，同时通过锻炼心理和社交能力来维持认知功能、心理健康和积极的社交网络也很重要。有研究者指出，参与作业可以产生跨身体、心理和社交方面的好处。

何种需求能刺激人们从事能增加生存机会、发展技能和锻炼能力的作业，一直是作业治疗从业者讨论的问题。业内通行的观点是，第一种需求是人类的生理需求，它首先与消除对我们生理状态的威胁有关，会刺激人们从事相关作业，进而促进健康。第二种需求是保护性和预防性需求，它推动人们解决问题并且与他人互动，进而获得相应技能，这样可以锻炼人们的身体、精神和社会功能。第三种需求是促进和奖励作业的参与。满足这些需求会给人一种使命感、满足感和成就感，与更高水平的健康和幸福有关。

幸福通常被理解为一个人对自己健康的主观感受，是指感觉到滋养、满足、改变、平和、强壮、有兴趣、充满活力、注意力高度集中的经历。Wilcock 认为，在个人主义价值观盛行的某些地区，幸福通常与自尊、归属感和个人成长等概念联系在一起，并包括人们对自己的身体、心理和社会健康的感觉。另外，Wilcock 从生态学的角度提出人们的幸福与当地和全球生态系统的健康密不可分。

健康和幸福受到个人以外的因素的影响，可以通过检查人口健康的相关衡量指标来了解个人的健康和幸福。这并不是说幸福与疾病和伤害是不相容的。实际上，即使是身患绝症的人也可以把患病的事实放在一边，至少在一段时间内彻底地享受生活［贝蒂·哈塞尔库斯（Betly Hasselkus, 2002）］。但是，患病确实造成了健康方面的额外负担，特别是如果这个人的身体、社会或态度环境不支持他参与其他人享有的正常范围的作业。这些障碍，尤其是当它们持续存在时，可能会改变人们对幸福的看法。

从作业的角度来看，幸福的感觉来自人们所从事的能提供活力、目标、满足或实现感的事情。然而，试图将幸福与参与有价值作业的频率或程度联系起来的尝试基本上都是失败的。这一发现支持了幸福更多地与体验本身的质量或强度相关的观点。

除了特定作业对幸福的贡献，作业安排也很重要。现代社会中，人类的生活节奏普遍有越来越快的趋势。在这种背景下，个人不断地从一个作业奔向另一个作业。这种作业安排与高工作量、不断被挤压的休闲时间、不断增加的压力、与压力相关的疾病发病率增高相关。这样的生活方式似乎与高水平的幸福不相容，也许成因之一是个体没有时

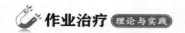

间反思和体验生活的意义。艾尔兰松［Erlanlsson（2003）］的研究表明，以工作频繁中断和变化为特征的高度复杂的作业范式与较低水平的幸福相关。加勒文和穆［Gallew & Mu（2004）］的研究表明，长期打乱工作常规和睡眠剥夺也会影响健康。法恩沃思［Farnworth（1998）］的研究也表明，尽管由缺乏作业而导致的无聊对健康和幸福的短期和长期影响尚不清楚，但工作场所的无聊与低落的士气、沮丧及从事破坏性和未经授权的活动有关。

作业也有可能会造成损伤。在日常语言中，损伤指的是伤害、瑕疵或不完美，或者已经发生了一些伤害。WHO《国际功能、残疾和健康分类》包含了更精确的含义，把损伤定义为正常的心理或生理功能或身体结构出现的任何问题。虽然很少有研究探讨作业、损伤和幸福感之间的关系，但一小部分专注于作业的研究表明，损伤的存在可能不会降低幸福感。一个决定性的因素是损伤对作业参与的影响。例如，患者因脑卒中偏瘫后，在试图做某些事情时发现，偏瘫已经改变了他们的作业能力。这一认识使病情的严重性被不断强调。然而，随着患者的健康状态稳定下来，并且掌握了完成任务的新方法，他们就会寻求机会去测试和探索回归的可能，这种经历就是回归幸福的过程。

总之，从长远来看，作业可以提供我们需要的身体活动、精神刺激和社会互动，以保持我们的身体、思想和社交的健康。此外，通过参与作业，我们表达自己、发展技能、体验快乐和参与，并成功做完我们认为重要的事情。保持健康有利于作业的参与，通常在做事情的过程中，我们会意识到自己有多健康，并享受到更多的幸福感。同样，作业也会威胁或破坏健康。做得太多、做得太少，以及做让我们面临风险的事情都可能产生有害的影响。同样重要的是，我们要认识到，往往在做事情时遇到困难，我们才会意识到健康问题和损伤的全面影响。此外，环境中的身体、社会或态度障碍可加剧损害健康状况，有时甚至达到无法持续参与作业的地步。然而，如果我们仔细安排我们所做的事情，审查生活方式的选择，并消除相关的障碍，从事作业就可以改善健康和幸福。

三、作业科学

作业科学是一门新兴并且不断发展的学科。尽管作业科学仍处于起步阶段，但与其他更成熟的学科相比，许多令人兴奋的发展既说明了该领域的形态，也预示了未来良好发展的可能性。

作业科学的学科名称本身就需要进一步解释，因为作业和科学这两个术语一直是许多研究的焦点，有时甚至是争论的焦点。作业科学以跨学科的社会科学为基础，与包括社会学、人类学、哲学和心理学在内的许多学科保持联系。随着学科的发展，作业科学已经与包括神经学、生物学、预防医学、康复科学、老年学、公共卫生和生理学等在内的其他传统学科形成了新的、富有成效的概念和实践联系。作业科学也因其与作业治疗的独特关系而被认可，并且这一年轻的学科已经在学术理论和实践专业的交叉中取得了显著的成就。这一成就标志着作业科学作为一种新的学科形式，是一种用来促进新知识和理论的应用，也是促进新知识和理论转化为现实世界问题的有效解决方案的学科。

定义是用来澄清某事某物的，虽然定义可能是有帮助的，但它们往往过于简化一门学科的性质和这门学科所关注的领域。作业科学的定义可以为作业科学常规关注的领域提供简要说明，也提供了一系列涉及识别这些领域的最显著维度的视角。但是也许对于作业治疗从业者来讲，更重要的是关注作业科学是做什么的、有什么效果、怎么解决社会需求。

不同研究者对作业科学的定义不同。过去被引用较多的定义之一是 Clark 等人于1991年提出的，他们认为作业科学是"人类参与的具有文化意义和个人意义的活动块，在文化词汇中被命名"。Yerxa（1993）认为作业科学为"一项致力于人类作为作业的研究的基础科学"。Wilcock（1998）认为作业科学是"人类作为作业生物的严格研究"。作业也被描述为"做（Doing）、存在（Being）和成为（Becoming）的整合"（Wilcock，1999）。Yerxa（1993）在描述作业科学的基本原则时，将技能发展、整体论和经验的问题描述为作业科学的创始原则。

作业科学研究作业和人类生活，特别是与健康、幸福及社会参与有关的作业和人类生活。作为构成日常经验的活动，作业包括构成人们生活的目的性活动。因为作业是如此之多，它们被认为是跨越人类需求范围的，涉及生存和繁殖、经济生活、社会生活，以及艺术和精神表达。但作业科学的重点对象不仅是社会、文化和历史细节的社会参与者，而是解决人们被视为人类的各种方式，以及这种方式对身体、自我、社区和世界的影响。由此可见，作业的形式、功能和意义是作业科学关注的基本领域。作业科学的目的是使有关作业的知识系统化，特别是与健康和幸福有关的知识。

作业科学的探究范式和方法论的发展方式反映了学科的演变性质，以及作业科学和作业治疗之间相互关系的加强。当作业科学建立时，人们致力于将这门科学与传统的依赖实验范式来生成知识和测试理论的实证方法区分开来。作业科学以多种方法为基础，避免将研究区分为基础和应用两类过于简单的类别，这种方式也符合最新的趋势。此外，作业领域的科学家正在与其他学科的科学家合作，为跨学科研究项目提供方法论和理论支持，并且为与理解参与、活动、经验和健康相关的问题提供了独特的解决方案。

四、作业治疗的哲学假说、核心信念及价值

哲学是关于世界观的学说，是人们对整个世界（自然界、社会和思维）的根本观点的体系，是自然知识和社会知识的概括和总结。哲学的基本问题是思维和存在、精神和物质的关系问题。由此可见，哲学是理论化、系统化的世界观，是自然知识、社会知识、思维知识的概括和总结，是世界观和方法论的统一，是社会意识的具体存在和表现形式，是以终极的形而上者为形式，以确立哲学世界观和方法论为内容的社会科学。

哲学假说是一个学科的理论奠基，由此人们可以从学科的宏观角度发展循证实践。根据作业治疗的历史发展，作业治疗的哲学假说主要包括以下内容。

（1）作业治疗关注的是日常生活中的行为表现，注重行为过程中身体和心理的统一及匹配。

（2）参与作业活动是有意义的，因为参与的过程为患者提供了通过完成日常活动而影响他们健康状况的机会。

（3）参与作业活动是一个不断学习的过程，通过此过程，患者能够习得解决问题和适应环境的技能和方法。

（4）获得这些技能和方法后，患者的自主性就能够表现出来，随之就可以获得独立性。

（5）自主决定可以包含在作业治疗计划中，因为它包含了对周围环境中存在和发生的事件的主动选择及控制。

（6）主动选择及控制的内容可以包括患者自己的作业治疗方案，因此，作业治疗从业者与患者之间是合作性的治疗关系，患者是被尊重和有价值的。

（7）自主性增强，随之而来的就是独立性的获得，患者此时的目标应扩展为回归适合自身的生活及社会。

作业治疗的一个核心哲学理念是，鉴于人的生物特性，各个年龄段和不同能力层次的人都需要参与作业来成长和发展。在参与作业活动的过程中，人们可以体会其自身身体、精神、心灵的完整性。

在哲学假说的基础上，很多作业治疗从业者提出了作业治疗的核心信念及价值。最早可以追溯到 1922 年 Meyer 提出的人的整体观，即个人需要在真实的世界里使自己维持稳定和平衡，并且通过主动参与生活来实现自我价值。

随后，作业治疗从业者陆续提出了更多的观点，20 世纪 60、70 年代作业治疗从业者提出，环境和活动是作业治疗的工具，个体需要熟悉、适应、创造、改善和控制所处的环境，并且通过作业活动来获得、维持和发展完成作业角色所需的功能和克服障碍，最终维持个体健康和高质量生活。

20 世纪 90 年代作业治疗的相关研究仍在继续。1991 年克里斯蒂安森（Christiansen）提出，个体处在环境中，其生理、心理、认识、感觉、神经、运动等能力相互作用，共同促使机体获得相应功能。1992 年盖瑞·凯尔霍夫纳（Gary Kielhofner）提出，作业活动相关功能的减退或丧失可以看作习惯被破坏，会导致生理性恶化并伴随日常生活行为能力的丧失。1993 年 Wilcock 提出，有目的和有意义的作业活动可以使个体保持身心平衡，促进其健康。1995 年鲍姆（Baum）和爱德华兹（Edwards）提出，作业治疗从业者为个体提供参与作业活动的机会时，不仅使个体的功能得到改善，也显示了作业治疗维持人类功能的独特作用。

五、作业治疗的定义及相关概念

1. 定义

作业治疗（Occupational therapy，OT）是康复的重要组成部分，是一门独立的康复治疗学科，具有不可替代性。根据 WFOT 的定义，作业治疗是以患者为中心、通过作业活动促进健康和幸福的医疗卫生学科。作业治疗从业者通过提高患者的机体功能，或通过改造环境或改良作业活动等方式提供更多支持，帮助患者完成想要、需要或被期望从事的作业活动。也就是说，作业治疗以患者的健康为中心，通过提供适应性训练、康复训练及其他促进健康和幸福的服务，实现或提升作业表现来改善患者的健康状态和身心状态。

2. 目标

作业治疗着重于利用有意义的作业活动为治疗媒介，促进机体功能平衡发展，包括功能的重建、增强、代偿、补偿、代替、矫正、调整、适应等，提高患者在自我照顾、休闲和娱乐活动及工作等方面的独立能力。作业治疗也非常重视通过改良作业活动的方式及改造环境来减轻活动参与的受限程度，以提高患者的生活质量。除此之外，作业治疗是以人为本的健康策略，重点强调以整体观的观点看待个体，以生物－心理－社会的范式思考问题，以最大限度地恢复躯体、心理和社会功能，改善患者健康状态，预防及改善活动参与的受限程度，以回归家庭及社会为目标。

作业治疗从业者通过使用患者期望、需求或预期将参与的作业活动，改造患者的环境，来更好地支持患者参与作业活动。同时，他们与患者合作、交流并共同参与作业活动，来最终实现患者回归家庭及社会的目标。

3. 对象

作业治疗专业所指的对象（即患者）通常分为以下三类：

（1）个人，包括患者本人及患者的照护者。

（2）团体，指具有共同特征和目的的个体集合。

（3）群体，指具有共同属性（如相同的情景、特征）和关注共同问题的人群集合。人们也可以将自己归属为某些特定社会群体的一员（如视听障碍群体）。群体是可变的、多样化的人群集合，包括各种各样的人、团体、网络和组织。确定考虑患者认同或所属的一个或多个群体，是作业治疗过程中非常重要的一点。

无论应对的是个人、团体还是群体，都要从作业角度收集、分析和整合患者的愿望、需求、优势、情景、局限和风险相关的信息。

4. 基石

基石指作业治疗从业者所特有的知识、技能和各种素质，有助于将作业治疗与其他专业区分，也有助于治疗的成功。基石是一种非常重要的因素，作业治疗的基石包括以下方面：

（1）根植于作业的核心信念及价值。

（2）在治疗性作业中使用的专业知识和技能。

（3）专业的行为和倾向。

（4）自我的治疗性运用。

这些基石没有高低层次之分，每个基石都会对其他基石产生影响。基石为作业治疗从业者提供了一个审视患者及其作业的基础，随着时间的推移，作业治疗从业者通过教育、学习和体验来完善基石，这些基石不断发展，反映了作业治疗实践和作业科学的进步。

每块基石都有多个构成部分，各个构成部分是相辅相成、相互作用的，共同提供治疗基础。这些构成部分包含但不限于以患者为中心的作业实践、临床和专业推理、实践

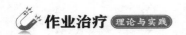

能力、文化谦逊、道德规范、循证实践、专业内和专业间的合作、领导力、终身学习、微观和宏观系统知识、基于作业的实践、专业精神、专业倡议、自主倡议、自我反省、基于理论的实践。

5. 内容

2004年昂鲁（Unruh）指出，作业治疗实践强调人类的作业特性，以及作业对促进健康和生产力、提高生活满意度的重要作用。作业治疗的内容根据不同的标准可进行不同的分类，目前国内通常根据作业治疗的功能特点将其分为治疗性作业活动、功能性作业活动、作业宣教和咨询、环境干预及辅助技术等。

（1）治疗性作业活动（Remedial OT）：主要指以改善躯体结构和完成活动所需技能为主的治疗，包括改善躯体运动感觉成分、认知技能及心理情绪等的活动。

（2）功能性作业活动（Functional OT）：主要指针对自我照顾、休闲和娱乐活动、生产性活动等方面进行的治疗。

（3）作业宣教和咨询（OT education and consultation）：主要指在作业治疗服务过程中针对患者及其家庭所做的宣教和提供的咨询服务。针对不同患者的问题，作业宣教的内容也有极大差别，如脑卒中疾病管理宣教、精神分裂症体重管理宣教、压力衣穿戴管理宣教等。

（4）环境干预（Environmental intervention）：主要指通过环境与人的行为的相互影响改变患者的作业表现，包括各种物理社会环境的评估及改造工作。

（5）辅助技术（Assistive technology，AT）：包括辅助器、矫形器的配置及使用训练，假肢的穿戴及使用训练。

六、作业科学与作业治疗之间的联系

2006年克拉克（Clark）指出，作业科学和作业治疗之间是共生的关系，作业科学是作业治疗变得更加被科学驱动和遵循循证的载体。2012年WFOT提出，作业科学提供了一种思维方式，使人们能够理解作业治疗本身及其性质，作业治疗、健康和幸福之间的关系，以及影响作业治疗的因素。

作业科学的创始人最初设想这门学科本质上是基础科学，但它存在的部分原因是培养作业治疗从业者。当时将作业科学指定为基础科学的主要原因是作业科学的创始人看到了创立作业科学相关理论（基础科学）的优势，而没有考虑作业科学在治疗中的具体应用（应用科学）。另外，在那个年代（20世纪80年代）建立一门新的基础科学比建立一门应用科学的概率要大得多。然而，应该强调的是，在创始人最初的概念中，作业科学总是旨在提供可用于理论报告的知识，从而完善和发展作业治疗实践干预。

1997年左右，作业科学和作业治疗之间的联系得到了加强。当时Zemke和Clark等人不再将作业科学定义为一门基础科学，而是建议关注重点不应仅是作业的本质，而是如何在作业治疗环境中使用作业科学，作业科学对作业治疗专业的发展和满足社会需求做出了富有成效的贡献。作业治疗知识的产生经常被描述为作业科学的主要目标，同时人们也注意到在作业治疗课程中需要教授更多关于作业科学的理论。

关于作业性质的基础研究，包括其可观察的现象学方面，可以改善现有的作业治疗方法和创造新的方法。关于作业对个人、社区和全球健康影响的研究可以扩大作业治疗的实践范围。在处理与一般人群相关的各种各样的主题时，作业科学可以扩大作业治疗的专业管辖范围，同时为作业赋予更高的地位和信誉。通过这种方式，作业科学将能够为作业治疗工作开辟新的领域。

（董怡悦）

第二节　作业治疗的历史

18 世纪末，法国精神病学家菲利普·皮内尔（Philippe Pinel）在治疗精神病患者时，坚持以人道精神对待患者，听患者说他们生病之前的故事、为他们争取独立做事情的机会、思考如何让他们在生活中再次发挥自身的能力，由此拉开了作业治疗的序幕。

1801 年，Pinel 在出版的书籍里提到，治疗中应用的"躯体运动"（Physical exercise）和"动手做事"（Manual occupations）的方法，应该应用在所有精神病院里面，这是第一本将"躯体运动"和"动手做事"作为医疗手段的图书。

Pinel 的人生经历如图 1-2-1 所示。

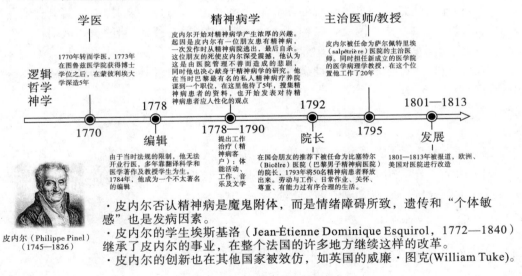

图 1-2-1　皮内尔的人生经历

一、美国作业治疗的发展

美国作业治疗的发展主要受到社会及立法的影响。

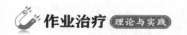

（一）社会方面

1. 道德治疗

道德治疗（Moral treatment）始于 19 世纪晚期至 20 世纪早期。有别于将精神病患者强制隔离的传统做法，道德治疗认为社会应该给予精神病患者道德上的照顾，精神病患者应享有与非精神病患者一样的权利，参与日常活动。因此，道德治疗主张应给予精神病患者日常活动及职能方面的训练，并认为此方面的训练可以促进精神病患者的恢复。道德治疗的主要主张包括以下几点：

（1）有别于传统观点认为精神病乃是魔鬼附身或其他神秘因素造成的，道德治疗认为精神病乃是受到了生理及心理因素的影响。

（2）环境压力是造成精神病的主要因素。因此，应考察精神病患者所处环境，治疗及收容精神病患者的机构应提供愉悦的环境和一致的治疗与介入方式。

（3）不管症状多么严重，精神病患者仍保有人格健康的部分，因此，精神病患者的治疗目标应包括维护患者的自尊。

（4）治疗及收容精神病患者的机构应该有"家"的感觉，机构内的患者及工作人员有分摊机构内杂务的责任，如此对于机构内的患者及工作人员都有益处。

（5）由于工作是人们十分重视的社会生活领域之一，且是人们提高生活满意度及达成生活目的的主要方法，因此，机构可让精神病患者参与一段时间的身体运动及工作训练，来增进和恢复患者的工作或职业能力。

道德治疗的主张形成现代精神病患者的治疗理念，且工作训练成为精神病患者治疗中重要的一部分。

2. 战争

第一次世界大战和第二次世界大战导致伤病退伍军人增加，为了让这些伤病退伍军人重返社会与工作，相关部门制定了相关法规发展职业重建服务及培育职业重建专业人员，如作业治疗师、职业康复咨询师、职业评估师等。

3. 独立生活运动

独立生活运动（Independent living movement）源于公民权利运动（Civil rights movement），于 19 世纪 70 年代在美国兴起，强调身心障碍者对于自己生活的控制权与选择权，以期提高身心障碍者的生活质量，增进身心障碍者环境使用的便利性，减少身心障碍者在每日活动执行与决定上对他人的依赖。随着此运动的兴起及 1973 年《康复法》（*The Rehabilitation Act of* 1973）的发布，美国各州及地区设立了独立生活中心（Centers for independent living），为身心障碍者提供居住、看护、交通、休闲及社会与职业咨询等服务。

4. 身心障碍者人权运动

联合国 1971 年发布《心智障碍者人权宣言》、1975 年发布《身心障碍者人权宣言》、1993 年发布《身心障碍者机会均等之标准规范》，使身心障碍者的人权落实到具体文件。这些宣言或规范强调各地应提出预防伤残的策略，对于身心障碍者应提供适当的康复服务以改善他们的生活质量及提高其独立性。身心障碍者应与一般大众享有平等的权利，获得与一般大众相同的学习、就医、就业与社会服务资源，且平等享有经济及社会发展的成果。

（二）立法方面

在美国，最早与职业重建相关的法案是 1917 年通过的《职业教育法》（*The Vocational Education Act or the Smith-Hughes Act*，PL64−347），在此法案下设立联邦政府职业教育委员会（Federal Board for Vocational Education，FBVE），并规定联邦政府拨款补助各州发展工业教育、农业教育和家政教育，以培养工商界所需的人力资源。然而，此法案着重于就业市场的需求而不是学生发展的需求，且此法案适用于一般学生，对于有特殊需求的身心障碍学生并没有特别的规定。

1918 年，美国通过的《军人康复法》（*The Soldier's Rehabilitation Act*，PL65−178）是第一个美国联邦政府为身心障碍者颁布的职业重建法案，其目的是解决因战争而遭受伤病且有就业方面困难的退伍军人所面临的问题，为他们提供相应的职业重建服务与职业教育。

1920 年通过的《公民职业重建法》（*The Civilian Vocational Rehabilitation Act*，PL66−236），提出了针对大众的职业重建计划，并提供职业辅导与训练、职业调适、假肢和就业安置服务所需要的经费。如果相关治疗属于职业重建计划的一部分，其费用将被报销，然而精神障碍或发展障碍者接受的相关治疗不能被报销。

1935 年通过的《社会安全法》（*The Social Security Act*，PL74−271），提出了建立失业补助、老年人保险、儿童健康和福利服务、身心障碍儿童服务的相关内容，以及对老年失明者及抚养儿童提供公共协助，并明确联邦政府应提供的职业重建服务。该法案于 1954 年修订，其目的在于为身心障碍者提供薪资福利及健康保险。于 1956 年再次修订，其目的在于为永久性障碍者提供失能薪资保障，尤其是 50 岁及以上的身心障碍者。于 1965 年第四次修订，其目的在于规定社会安全失能保险（Social security disability insurance，SSDI）可提供职业重建方面的经费，但此经费仅限于可以进入竞争性就业的人群，且职业重建费用不得超过领取的 SSDI 费用。于 1972 年再次修订，其目的在于规定身心障碍者如果要申请医疗费用，必须在申请残疾人保障福利之后的 29 个月才能申请。鉴于许多申请者因害怕失去该项福利而不愿意参加职业重建或工作，在 1980 年的修订中加入促进就业的相关内容：试工（9 个月）期间与损伤相关的工作花费（工作后往返工作场所的看护、交通工具改装、给视觉障碍者提供协助服务）、领取福利的时间（从工作结束算起延长 36 个月）、持续的医疗保险（从工作结束算起延长 39 个月）及就业身心障碍者的医疗保险（如果年龄未满 65 岁）。

1943 年通过的《职业重建法》（*The Vocational Rehabilitation Act，or the Barden-Lafollette Act*，PL78－113）规定美国各州应设立职业重建局（Office of Vocational Rehabilitation，OVR），将肢体障碍者、视觉障碍者、发展迟缓者及精神障碍者纳入职业重建服务系统，但只有经过评估确定为有经济需求者才能接受服务。日常生活活动及调节成为职业重建新的重点。《职业重建法》经过 1954 年及 1965 年的修订，加入更多经费方面的支持，包括执行《职业重建法》相关规定的经费、研究经费、专业人员（如康复咨询师、作业治疗师）的培训及训练经费、州立机构扩充及改进经费，以及康复机构、康复中心、工作坊的硬件建造及扩充经费等。同时，增加更多可接受职业重建服务的人群类别，其中包括精神诊断有行为问题者、犯罪者及药物滥用者，由于经费在此类别的患者中花费太多，因此，1973 年通过的《康复法》（*The Rehabilitation Act*，PL93－112）去除了精神诊断有行为问题者，并强调重度障碍者的职业重建服务。1973 年通过的《康复法》及随后在 1974 年、1976 年、1978 年、1986 年和 1992 年的修订中，均强调为重度障碍者提供职业重建服务，增加独立生活计划的经费，并于 1986 年的修订中特别强调为无法于社区就业的身心障碍者提供庇护工场。

《康复法》经过几次修订后，具体内容包括以下几点：

（1）康复服务不再以职业重建为唯一的指标，服务对象扩展到所有身心障碍者，以就业为前提，加入独立生活训练。

（2）规定各州的职业重建机构应尽可能地将州内的身心障碍者纳入职业重建计划，强化各项职业重建的服务质量，提出具体方案以应对身心障碍者所面临的社会问题，如交通、住宿及就业等方面的问题。

（3）规定接受政府补助就业、与政府有契约关系的雇主及机构必须依照身心障碍者的需求做出合理的调整及提供最少限制的环境，并实施就业不歧视政策。例如，建筑物上加装电梯、斜坡及去除门槛以方便轮椅使用者，以及设计声音及盲文标识，为视觉障碍者提供便利性。

（4）明确提供支持性就业服务的标准及定义需要接受支持性就业服务的障碍人群（无法独立就业且需要长期协助的重度身心障碍者），规定支持性就业服务中身心障碍工作者的时间每周不得少于 20 个小时。

（5）针对每个接受康复服务的身心障碍者都必须先拟订个体化书面康复计划（Individualized written rehabilitation plan，IWRP），依照不同的需求列出可能接受的服务及疗程，每个接受服务的身心障碍者都需要参与 IWRP 并签名同意，表示他们对内容了解与赞成。

（6）每个身心障碍者的 IWRP 及州政府的计划中必须视患者的需要提供辅助科技服务。

（7）规定美国各州成立地方性职业重建局（Vocation Rehabilitation Offices），协助身心障碍者获得经济方面的独立自主，强调身心障碍者的就业成果，协助身心障碍者进行专业性、竞争性及延伸性就业，以及强化就业时适配性的环境。

（8）要求联邦政府在人员雇用上不得歧视身心障碍者。

（9）成立建筑物及交通无障碍委员会（Architectural and Transportation Barriers

Compliance Board，ATBCB），强制执行于 1968 年通过的《建筑物无障碍法》（*The Architectural Barriers Act*，PL90−480）。

（10）规定与联邦政府有合约的承包商只要每年合约金额超过 2500 美元，都要提供无歧视雇用证明。

（11）明文规定接受联邦政府补助的公立学校不得歧视身心障碍者。

《康复法》的规定虽然给身心障碍者提供了必要且与就业相关的服务，但并没有推广到私人企业。1990 年，影响美国身心障碍者就业与权利最重要的法案——《美国身心障碍者法》（*The Americans with Disabilities Act*，ADA）颁布，经过 2008 年的修订，目前此法案包括五大部分：就业（Employment）、公共服务（Public services）、公共调整（Public accommodations）、服务（Services operated by private entities）、远距沟通（Telecommunications）。该法案规定 15 人以上的企业在雇用、雇用前测试、职务再设计等方面，在不会造成雇主不能承受的重大负担下，不得歧视身心障碍者。其中，职务再设计包括职务内容的重组或改变和设备设施的调整。该法案还制定了关于公共区域（如旅馆、餐厅、银行及其他公共区域）、政府及交通等方面的无障碍措施与规范，这对民众对于身心障碍者的认识及实际议题的探讨有极大的影响。

1998 年《康复法》修订时，将此法合并到《劳动力投资法》（*Work Investment Act*）里，将职业重建系统与劳动力投资系统结合。《劳动力投资法》包括五大部分：劳动力投资系统（Workforce investment systems）、成人教育及读写能力（Adult education and literacy）、劳动力投资相关活动（Workforce investment − related activities）、1998 年修订的《康复法》及一般规定（General provisions）。该法案使已经被冻结经费的州政府得以运用联邦政府的经费提供职业训练与就业服务，并强制采用单一窗口服务输送体系（One−stop delivery system）为全部有就业需求者（不论是否有身心障碍）提供就业相关服务，以促使就业服务资源的共享，并让所有有就业需求者接受多种促进就业方案，而非仅限于职业重建服务。将原来的 IWRP 改为个体化就业计划（Individualized plan for employment，IPE），强调身心障碍者的参与，以选择适宜的 IPE，给予适宜的训练方案、就业安置，以及独立生活方式。

目前美国各州州立职业重建服务多以单一窗口、服务购买的方式提供。在政府所属的就业服务中心及职业重建单位配置康复咨询师，结合医疗机构、民营企业或正式教育机构等，共同提供医疗服务、生活重建、职业辅导评估、就业服务、生活辅助器具应用、定向行动训练、职业训练等服务。

职业重建服务流程大致可分为下面几个步骤。

（1）资格审查：职业重建单位必须在 60 天内决定申请者是否具备下列资格并依据申请者的状况决定需求顺序，申请者需要具备的资格包括：①身心障碍者。②因身心障碍造成就业上的困难。③职业重建服务能让此位申请者找到工作，或能为其提供其他适当的服务资源。申请者的身心障碍状况相关数据若不齐全或没有最新数据，职业重建单位可提供评估服务。

（2）收集就业与障碍相关数据：依据收集的就业与障碍相关数据，选择及决定后续服务的方式，并需于 90 天内完成。

（3）拟订个体化就业计划：康复咨询师与患者共同拟定就业计划后，确立患者的就业目标、适宜职业重建的服务及可评估康复进展情况的项目等。此阶段期限可视患者不同情况调整，不以 90 天为限。

（4）就业与追踪：提供患者相关求职服务，并于患者被雇用后继续追踪患者的工作调节情况。此阶段期限可视患者不同情况调整，不以 90 天为限。

（5）结束服务：当患者符合就业条件或在患者同意的情况下可结束服务，患者如果有需要，可要求再立项。

美国康复服务输送体系及过程中强调：

（1）康复服务应是一种整体服务，康复服务范围应具有全面性及完整性。从医学、心理、个人、社会、文化、教育、职业和精神等不同层面了解患者，并依照患者的不同情况提供个体化康复服务。有效的康复通常需要多个专业团队的合作。

（2）康复服务是一种个体化的过程。每个人在技能、残余能力、功能限制、资源及人格特质等方面都不相同，因而会产生不同的康复需求，因此，应参考患者的需求与优势提供个体化康复服务。

（3）依照患者的不同情况，设计康复服务的类型与康复服务时长。所选择的康复服务必须能够排除、减轻或补偿患者的功能与社会限制，提供服务的同时考察环境调整及增进患者的调节力，以达到个体化康复服务计划的目标。

（4）康复服务的作用是发展及恢复患者的功能。康复是指重建或重新获得在受伤、疾病或创伤中失去的活动技巧或功能。

（5）康复服务的目标是提高身心障碍者的功能性独立（Functional independence）与生活质量。

二、英国作业治疗的发展

1913 年，美国作业治疗先驱者赫伯特·詹姆斯·霍尔（Herbert James Hall）认为医院的角色应扩展到职业训练，他建议波士顿的麻省总医院（Massachusetts General Hospital）设立工作坊，为出院患者重返工作做准备。1917 年，美国开始将职业重建当作治疗的工具或目标，同时创立作业治疗。1920 年《职业重建法案》（*The Vocational Rehabilitation Act*）通过，建立职业重建基础。

英国医生伊丽莎白·卡森（Elizabeth Casson）访问波士顿作业治疗学系之后，于 1929 年在英国开设作业治疗课程，并于 1939 年开设艾伦代尔疗养院，设立门诊治疗身体疾病或失能。第二次世界大战后，1944 年英国《失能者法案》（The Disabled Persons Act）通过，协助因战争而遭受伤病的退伍军人重返工作岗位。该法案包括四个协助方式：设立定额雇用系统（Quota system）、设立产业康复单位、提供再定居服务、设立庇护工场。

1944—1995 年没有其他法案影响英国的职业重建。在此时期，隶属于英国国家卫生服务部（National Health Services）的康复部门可提供职业重建，特别是作业治疗部门。这个阶段大部分出院患者会先转介到作业治疗部门，作业治疗师依据患者的状况给予不同强度及类型的职务，改善患者的身体及心理状况，达到重返工作岗位的目的。

20 世纪 50 年代，也有些患者会被转介到就业中心（Job center），中心内的伤残安置人员（Disablement resettlement officer）会安排患者到职业或产业重建中心（Employment or Industrial Rehabilitation Center）接受评估，拟定与执行康复计划以协助患者就业，患者在职业或产业重建中心会接受作业治疗师及职业心理师的协助，内容包括技巧训练、职业选择及工作寻找。此时，约有 75% 的患者可以重返职场，然而并不是所有患者都适合竞争激烈的职场，因此当时也设立庇护工场让失能患者能够在有保护及支持的环境下工作。1980—1990 年，由于支持性就业的兴起，庇护工场渐渐消失。20 世纪 70 年代，由于职业或产业重建中心的重返职场率下降到 50%，职业或产业重建中心开始改革其评估、就业及训练机制，并提供经济上的补助，同时，医院出于成本考量使职业重建退出医院。此时期没有人实际负责职业重建，渐渐地职业重建退出作业治疗部门，也退出了学校教育。

1990 年之后，由于给予身心障碍者的社会福利补助总额及失业率急剧增加，政府开始注意职业重建的益处，制订多个有关就业、健康和社会福利的法案，这些都影响着职业重建的推动、设计及执行。学校里除了作业治疗及职业心理，也开始传授职业重建相关课程。

20 世纪 90 年代末，因社会及法令政策对于障碍概念的转变，英国官方在职业重建方面的做法上也有了一些改变。在过去，职业重建指隔离式的职业训练，职业或产业重建中心提供的特殊职业能力评估与就业服务。随后，伤残安置人员被安置、评估及咨询团队（Placing、assessment and counseling team）所取代，职业重建则开始强调工作准备方案。工作准备方案指公立就业中心的身心障碍者就业服务人员，或协同社会的身心障碍者就业服务机构，共同运用政府的经费补助，给身心障碍者提供职业重建的相关服务，如职业辅导评估、工作试工。工作试工时，先与雇主谈好，让身心障碍者试工数天到数周，进行兼职或全职工作。在试工期间，身心障碍者可持续领取身心障碍生活津贴，雇主不必负担薪资，而身心障碍者可以依照其个体需求，在实际的工作环境中获得所需的各项职业重建服务。

三、我国作业治疗发展

1988 年，我国康复研究中心成立，建立作业治疗室（后改为作业治疗科）。

1989 年，卫生部（现国家卫生健康委员会）发布了《医院分级管理（试行草案）》，要求二、三级医院必须设立康复医学科并应设立作业治疗科/室。

1989 年，同济医科大学附属同济医院（现华中科技大学附属同济医院）组建 WHO 康复培训班，开设了比较系统的作业治疗课程。

1991 年，中国康复研究中心与首都医科大学联合办学。

2000 年，中国康复研究中心建立了康复医学院。

2003 年，中国康复医学会制定了《康复治疗师准入标准》，规定了"运动治疗、物理治疗合一"的康复治疗师应具备的条件。

2003 年，相关部门批准在大学内开设康复治疗学（包括物理治疗、作业治疗）专业。

2003 年，首都医科大学招收了首批 4 年制本科生，采用作业治疗与物理治疗分科培训的模式。

2006 年，首都医科大学的作业治疗课程正式得到了世界作业治疗师联合会（WFOT）认证。

2005 年 3 月，昆明医学院的康复治疗学专业获教育部批准，于 2005 年 9 月开始面向全国招生；2010 年 7 月 1 日，昆明医学院的康复治疗学专业获得 WFOT 认证证书。

1989 年华西临床医学院建立康复科；2007 年在医学技术系下开始招生（美国纽约中华医学基金会）；2001 年学科获硕士学位授予权，2005 年获博士学位授予权；2008 年成立独立康复医学系，开展本科作业治疗、物理治疗、假肢与康复以及假肢与矫形硕士研究生培养课程；2014 年作业治疗专业课程通过 WFOT 认证。

四、作业治疗实践早期发展

（一）专业筹备时期

1917 年，北美有一群人聚集在一起，成立了全国作业治疗促进协会。这一事件通常被认为是北美作业治疗的正式开始。事实上，在这次事件之前，部分医院和机构已经开始提供作业治疗服务，作业治疗师的培训也已经开始，并且一些学者已经出版了几本关于作业治疗的书籍并发表了许多文章。关于作业治疗的正规理论的建立和发展，标志着专业雏形的出现。

当人开始真实地工作时，他会发现，他在新的领域上找到了自己的人生道路。他从工作中获得了尊严和满足感，也建立了一种简单、有益健康的生活观念。同时开放的心态使其得以看到新的愿景、新的希望和信念。进行简单、有效的工作，可以使人成为真正意义上的创造者。许多孱弱的身体因此变得活力满满，这些变化都离不开新的活动开展（霍尔与巴克出版社，1915）。

正如上述，作业治疗是建立在这样一个理念上的：让患者从事作业有助于他们在生活中实现积极的改变。这一理念提示了从业者该如何看待和处理能力患者问题，并以新的和独特的方式开展工作。

接下来将讨论该领域的第一个范式，介绍它的起源及它是如何定义和塑造作业治疗的。

赫伯特·詹姆斯·霍尔

赫伯特·詹姆斯·霍尔出生于 1870 年，1895 年毕业于哈佛医学院。他一开始从事私人全科医疗工作，但很快就对各种形式的精神疾病患者的问题产生了兴趣。1904 年，霍尔和行会会员杰西·路德开办了一家名为"手工商店"的疗养院。1905 年，霍尔获得了哈佛大学的资助，研究作业的治疗作用。这项资助建立在霍尔治疗神经衰弱患者的工作基础上，霍尔认为部分患者的神经衰弱与现代人生活过度劳累有关，或是由不当的生活习惯造成的。通过研究，霍尔打算证明躯体、心理和道德健康可以通过作业（即参与健康的活动）来恢复和维持。1912 年，霍尔把他的疗养院搬到马萨诸塞州马布尔黑德的德弗雷克斯大厦，在那里，他用艺术和手工艺作为主要的治疗方法。霍尔认为艺术和手工艺可以提供恰到好处的身体和精神刺激，让患者参与进来，避免让他们无所事事和被孤立，同时防止产生沮丧情绪。他利用任务调整要求患者逐步完成难度越来越高的作业，最终实现了工作、娱乐和休息的交替周期。他开发了一个工艺品分类系统，根据任务的要求对工艺品制作进行分级。通过训练，患者在注意力广度、协调性和对工艺的掌握方面都有所改善。这种渐进式分级作业的方式使患者能够逐渐改善心理状况，而不会在这一过程中感到沮丧或厌烦。霍尔还坚持这样一种观点，即作业是一种有用的工具，可以将患者的思想从疾病中转移出来。他还提出，当患者经历了作业上的成功，他们的挫败感将被取代。霍尔出版了三本作业治疗书籍，其中两本是与另一位主编手工教师梅蒂斯·巴克（Mertice M. C. Buck）合著的。霍尔在《现代医院》杂志社创建了作业治疗和康复编辑部，以此作为促进作业治疗发展的有力工具。1918 年，霍尔成立了波士顿作业治疗学校。1921 年，霍尔被选为美国作业治疗协会（AOTA）主席。霍尔除了孜孜不倦地推进作业治疗，他还为该领域第一个范式的确定做出了巨大贡献。

（二）道德治疗范式时期（筹备阶段）

在 18 世纪和 19 世纪，首先在欧洲，然后在北美，出现了一种治疗精神患者的方法，称为早期模式，即道德治疗范式，将作业作为一种治疗方法的想法便源于此。对于作业治疗来说，道德治疗代表了一种早期作业治疗。早期作业治疗师的基本概念源于道德治疗著作，作业治疗的早期实践反映其治疗概念和实践。道德治疗受到人道主义哲学的启发。道德治疗的一个初衷是，参与日常生活中的各种任务和事件可以使人恢复到更健康、更满意的状态。道德治疗的支持者认为，人们之所以患上精神病，是因为他们被动接受了不完美的生活方式，脱离了生活的思想主流，从而承受了外部的压力。此外，他们认为，社会有义务帮助那些患有精神病的患者回到令其满意的生活模式。

道德治疗是基于这样的假设：精神病患者保留了一定程度的自我控制能力后，其症状改善程度很大程度上取决于患者自己的行为。因此，从事不同的作业被认为是患者控制自己疾病的一种方式。在道德治疗中，医院的物理环境、时间安排和社交计划都被用于纠正人们错误的生活习惯，这些被认为是影响精神病治疗的中心因素。因此，作业治疗师开始习惯于进行诸如教育、日常生活任务、工作和娱乐等活动训练，使人们恢复健康的生活习惯。19 世纪中叶，在美国，大量移民使人口快速增长，导致医院过度拥挤。达尔文的社会进化论及其"优胜劣汰"的观点，加上人们对精神病患者的偏见，降低了社会治疗精神病的热情。随着公立医院变得拥挤和资金匮乏，道德治疗变成了一种集中治疗模式，在这种模式下，人们主要是被禁锢起来进行治疗。尽管在欧洲影响道德治疗发展的原因有所不同，但道德治疗也差不多在同一时期结束了。

（三）作业治疗早期范式时期

在 20 世纪初，北美的部分医生、护士、建筑师和工匠开始在照顾患者（包括残障人士）的几个领域重新应用道德治疗的原则，他们的治疗方法后来被称为作业治疗。当这些人发展并描述了利用作业影响疾病康复和残疾适应的原则时，他们便创造了构成第一个范式的核心概念、核心观点和价值。

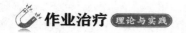

1. 核心概念

在该领域的正式期刊《作业治疗档案》的创刊号中，梅耶尔写道：人类是一种有机体，他们通过积极生活和环境利用，在现实世界中保持和平衡自身状态，即利用工具、参与生活和安排时间，使之与周围环境相协调。

Meyer 认为人类是具有作业性的，他们通过所做的事情来塑造他们的思想和身体。这是作业治疗范式时期的第一个核心概念。

小威廉·拉什·邓顿（William Rush Dunton，Jr）和 Meyer 阐述了第二个核心概念，认为作业是生活、思想和行动模式之间的交替。早期的研究者认为，在创造力、休闲和娱乐活动、审美兴趣、庆祝活动和严肃工作之间取得平衡，对健康至关重要。因此，健康的生活方式主要指人们建立了对日常时间合理使用的习惯，习惯控制着生活的基本节奏和平衡。这些习惯则是通过持续从事日常工作而得以保持的。

第三个核心概念认为精神和身体有着密不可分的联系。身心统一的观点与作业有维持健康的巨大作用的观点交织在一起，也就是说，当个体工作时，他的注意力也集中在手头工作的创造性和实践性方面。因此，身体能力、精神动力和意志都是通过从事作业来维持的。动力是从道德治疗范式时期沿用来的一个概念，指的是以浓厚兴趣和强烈的期望来看待现在和未来的能力。意志指基于明确的价值和愿望做出决定的能力。

第四个核心概念是关于当参与作业被限制时会发生什么，因为作业维持健康，限制活动可能对患者的心灵和身体造成损害。限制活动（或缺乏作业）会导致情绪低落、生活崩溃和身体退化，同时丧失从事日常生活活动的能力，以下举例说明了这一观点。

机体发生某种功能紊乱时，如疼痛、贫血、循环障碍，以及感觉障碍和情绪障碍，如焦虑和抑郁，都会传递给大脑。在制动时，肌肉的张力会受到影响，因此它们实际上收缩得不再像以往那么强烈，能够产生的力量也会减弱。在抑郁症状态中，通常情况下大多数功能，尤其是心脏的功能，会受到影响。病态的反馈会产生恶性循环，因为持续的注意力集中在身体的任何一个出现功能紊乱的部位时实际上都可能会增加这个部位的功能紊乱程度。

第五个核心概念断言，由于作业维持着身体和精神，它特别适合作为再生那些已丧失功能患者的治疗工具。作业被认为提供了一种能够从身体和精神上转移痛苦的方法，鼓励患者使用精神和身体功能。以下 1941 年埃莉诺·克拉克·斯莱格尔（Eleanor Clarke Slagle）和罗伯逊（Robeson）的陈述说明了这一观点：让我们的思绪沉浸在有趣和竞争性的游戏中，让我们的肌肉、神经和器官在没有刻意思考的情况下继续发挥功能，我们的训练将更为有益，我们很容易想象得到积极的锻炼对那些郁郁不乐的患者会带来怎样的好处，积极参与活动后弥漫在身体里的舒畅愉悦感受是持久的。这一时期纺织和缝纫作为治疗性作业经常被用来培养能力和生产力。

阿道夫·迈耶

阿道夫·迈耶是美国精神病学和作业治疗发展的关键人物。他在瑞士获得医学博士学位，主攻神经病学方向。1892 年移居芝加哥后，他成为病理学家。受母亲精神疾病的影响，迈耶逐渐对精神疾病相关问题产生越来越大的兴趣。他开始在新英格兰从事相关工作，后来来到约翰·霍普金斯大学任职，在那里他成为亨利·菲普斯精神病诊所主任，并与斯莱格尔合作开展作业治疗服务。迈耶强调精神和躯体、思维、行动的联系，以及培养健康生活方式的重要性。除此之外，迈耶还强调环境的作用，并认为一个人的信念对身体的影响就像身体对信念的影响一样大。迈耶将精神疾病视为一种活动、功能和信念的范式，这种范式取决于一个人的身体情况和生活经历。迈耶没有把重点放在精神病理学上，而是重点关注患者身上可以改变的部分，如习惯范式、解决问题的能力和消极思维的范式。迈耶还强调了每个患者独特的生活经历的重要性，以及它是如何反映个人态度、行为和生活状况的。迈耶认为，精神疾病发生的很大一部分原因与不良习惯的养成有关，可以通过帮助患者认识和改变这些习惯来帮助他们克服精神疾病。他认为对精神疾病患者护理的一个重要部分是支持他们工作、休息、娱乐和社交，同时，患者需要做对他们自己有意义的工作。迈耶的想法在很大程度上塑造了作业治疗的第一个范式。

小威廉·拉什·邓顿

小威廉·拉什·邓顿 1868 年出生于费城。在获得医学学位后，他开始在马里兰州的雪柏街精神病院工作，这是一家治疗精神疾病的私立医院。随着对精神病学研究的逐步深入，邓顿开始接触到道德治疗专家、英国约克疗养所的创始人图克的著作，以及他的祖辈本杰明·拉什的著作，本杰明·拉什是美国精神病学之父，也是道德治疗的早期倡导者。道德治疗的相关著作为邓顿进行早期作业治疗研究提供了基础。1912 年，他被任命为雪柏街精神病院的作业治疗主管，此后他投入了大量时间和精力来阐释作业是一种治疗剂。

1915 年，邓顿出版了《作业疗法：护士手册》（*Occupational Therapy：A Manual for Nurses*），1919 年出版了《重建疗法》（*Reconstruction Therapy*），概述了作业治疗的基本原则。邓顿是第一个提出并最初使用"作业治疗"一词的人。1917 年，他成为美国作业治疗促进会的创始人之一，一年后当选主席。邓顿后来开了一家小型私人医院——哈林区工作室，在那里他将作业治疗作为治疗的一个关键要素。1939 年，他离开临床工作，专注于编辑出版《作业治疗和康复杂志》，这是作业治疗专业的第一本杂志。1950 年，他与西德尼·利希特合作出版了《作业治疗：原则与实践》（*Occupational Therapy：Principles and Practice*），将许多道德治疗著作重新引入该领域。总之，邓顿在该领域的早期发展中起到了重要的作用。他还详细介绍了道德治疗原则，并以此作为作业治疗第一个范式的重要基础。

埃莉诺·克拉克·斯莱格尔

埃莉诺·克拉克·斯莱格尔出生于纽约。致力于残疾人相关服务的初衷可能与她的生活经历有关：她的父亲在美国内战经历枪伤回到家乡，她的哥哥曾患有结核病和深陷药物滥用问题，她的侄子患有小儿麻痹症，她本人后来也经历了情感问题。1911 年，斯莱格尔被芝加哥公民学院的赫尔学院休闲和作业治疗专业录取。斯莱格尔对社会上普遍存在的对残疾人的消极态度感到痛心，并对国家机构如何对待精神疾病患者产生关注。斯莱格尔在完成了她在赫尔学院的学业后，开始在密歇根和纽约的精神卫生机构组织类似的训练项目，后来作为教员回到芝加哥赫尔学院。随后，斯莱格尔在巴尔的摩的约翰·霍普金斯医院与迈耶合作，在那里她创立并指导了一个作业治疗部门。1915年，她回到芝加哥，担任赫尔市亨利·法维尔作业学院院长、豪斯和伊利诺伊州精神病院作业治疗主任。基于迈耶的观点，即精神疾病的特征是没有条理的习惯，斯莱格尔制订了习惯训练计划。这些项目是为慢性和严重精神疾病患者设计的，包括24小时的自我照顾、散步、小组用餐、娱乐活动和体育锻炼等。斯莱格尔后来被伊利诺伊州州长任命为伊利诺伊州公共福利部作业治疗的总负责人，监管整个州立机构的作业治疗服务。1922年，斯莱格尔成为纽约州心理卫生部的作业治疗主任，在那里她继续在教育中推广习惯训练。此后，她担任这一职务直到1942年去世。在第一次世界大战爆发时，斯莱格尔受芝加哥红十字会分会指派，指导制定了为期6周的作业治疗志愿者（重建助手）培训课程，以满足回国伤病员的迫切需要。斯莱格尔和邓顿向美国陆军服务部提供了关于作业治疗对军人康复的积极影响的证据。美国卫生部部长任命斯莱格尔为美国陆军顾问，负责培训重建助手，6个月内，斯莱格尔走访了20家军事医院，并指导培训了4000名治疗师。

1917年，斯莱格尔和纽约克利夫顿斯普林斯的其他相关研究者一起创立了美国作业治疗促进协会。斯莱格尔于1919年被选为该协会的第一任副主席，并于1920年成为主席。作为美国作业治疗协会（前身为美国作业治疗促进协会）的执行秘书，斯莱格尔在建立该协会的理论基础，以及设计作业治疗教育和治疗项目的标准方面发挥了重要作用。1933年，她出版了《作业治疗护士培训大纲》。20世纪30年代中期，她与美国医学会合作，制定了作业治疗项目认证指南及注册准入从业人员的相关制度。总之，斯莱格尔对作业治疗的影响是多层次的，她帮助塑造了第一个范式的概念，她开发了新的实践方法，特别是习惯训练，她不断地促进作业治疗机构发展和在军队中推广作业治疗。她是发展作业治疗专业协会和机制的极具影响力的领导人之一，确保了作业治疗师的优质教育和资格认证。

2. 核心观点

早期作业治疗的核心观点集中于心理、身体和环境，以及它们的相互关系。心理是关键的关注领域，主要的作用是激励人、影响态度和动力，以及通过思想活动参与激发身体活动。在对心理如何激励人参与活动的解释中，1912年苏珊·伊丽莎白·特蕾西发表了相关文章：一个人找到他能做的事往往比找到他愿意做的事更容易。一件事对一个人有吸引力也不会一定就对另一个人有吸引力，这种差异在精神病患者中更为明显。如果找不到有吸引力的活动，可以通过表扬、激励、竞争、奖励来设计活动，比如做的事情可以使人感受到美的享受或成为有用的人的感觉；做的事情可以帮助家属、是家庭所需要的；帮助其他患者，或者为特殊意义的娱乐活动做准备；制作节日礼物和装饰品；为了孩子们工作。

对于早期的作业治疗师来说，动机不仅被视为评估接受作业治疗患者的内容，而且也是康复的必要组成部分。良好的医疗实践不仅需要身体或器官的治疗，也需要心理的治疗。因此，治疗的目的是在治疗患者的病症时，也能使患者对某些事情产生有益的兴趣并且能够调整好他的心理状态，以便他在出院后能够适应正常的生活需求和环境。人体被视为一个动态的实体，应该融入日常生活和环境的更大格局中。

我们的身体不只是由肌肉、骨头、抽象的思想或灵魂组成的机器。作业治疗师不仅应试图了解身体是如何应用于各种任务的，而且还应试图了解它需要怎样有规律的工作、休息、娱乐和睡眠。当身体因疾病或受伤而受到损害时，作业治疗师最关心的问题是通过让身体以任何可能的方式从事作业来防止身体功能进一步的退化。让患者从事作业需要创造力，有时必须对任务进行调整，以便患者能够使用剩余的身体功能来完成从事作业。托马斯·贝塞尔·基德（Thomas B. Kidner）概述了在整个治疗过程中，作业必须根据个人能力进行分级的原则。

与道德治疗的支持者一样，早期的作业治疗师认为环境是治疗过程的一个重要因素，他们认为环境包括以下内容。

（1）社会对残疾人参与作业的态度（例如，残疾人的工匠精神和残疾人的体育精神、工作的价值）。

（2）从事与日常生活有关的作业。作业被视为一个精心构建的环境，在这个环境中，人们可以发掘潜力，以有效和令人满意的方式参与日常生活。

作业治疗师试图在医院提供一个便利的环境。合理安排时间以符合自然节律被认为是人们习惯再生的必要条件。此外，一个环境要成为作业治疗环境，就需要提供具有创造性和挑战性的机会，以及提供对作业治疗有兴趣和拥有高水平能力的人（通常是作业治疗师）。

作业治疗室非常重要，在那里有各种各样有趣和有用的机会。人们可以编织地毯、编造篮子、装订书籍和使用黏土模型。更为幸运的是，这里有一位优秀的主管（作业治疗师），受过教学训练，熟悉所从事的各种工作，并且乐在其中。房间每天定时开放，但在其他时间，如果条件允许，在没有作业治疗师在场的情况下进行作业也是被允许的。大家兴致勃勃地进行着作业，这些作业可以改变想法，燃起希望，同时小组模式提供了在进行作业时进行社交的机会。在某些情况下，为了培养健康的习惯，需要对环境进行高度管制。这种针对严重精神病患者的高度管制采用了高度有组织的日常作业治疗计划。

环境也可以被设定为满足各种活动需要的场所，能进行简单的游戏、唱歌，营造丰富多彩的氛围，以此来刺激退化的个体感觉。随着患者的进步，作业治疗师引导他们从事更高要求的作业，同时强调体育精神和工匠精神。职业回归治疗是作业治疗的最后阶段，使患者为工作做好准备。

总而言之，作业治疗师将每个个体视为与环境中的生活任务相互作用的一个完整的人。尽管作业治疗师意识到身体机能的发挥是必需的，但相比环境和心理问题，他们对身体的动作细节不怎么重视。这并不是说作业治疗师没有考虑如何利用作业活动来实现特定的运动改善。相反，作业治疗师的基本看法是，作业是一种动态的力量，能够通过运用身体、心理与环境的相互作用，获取维持、改善功能的能力。这一核心观点既具有整体性又具有动态性。

苏珊·伊丽莎白·特蕾西

苏珊·伊丽莎白·特蕾西出生于马萨诸塞州。她在马萨诸塞顺势疗法医院学习护

理，1898 年毕业。在那里，她观察到在住院期间从事活动的患者比那些无所事事的患者表现更好。因此，当特蕾西成为一名私人护士时，她开始在治疗中尝试使用作业治疗。在 1905 年学习了医院经济学和手工艺术之后，她成为马萨诸塞州牙买加平原亚当斯神经精神病院护士培训学校的管理人。特蕾西最初在自己家里为患者举办作业治疗培训班，随后在有专门作业治疗设施的地方开展培训，并将实习护士纳入作业治疗培训班。不久，作业治疗培训班的护理课程延长为全年制。1912 年，特蕾西在牙买加平原建立了自己的研究残疾人的作业治疗实验站。在那里，她指导患者、公共卫生人员和毕业护士进行作业治疗的相关训练和研究。虽然受到邀请，特蕾西仍未能参加 1917 年的美国作业治疗促进协会的创建大会，尽管如此，特蕾西还是被列为协会创办人之一，并被选为管理委员会的一名管理者。

特蕾西的第一本书《残疾人作业的研究》出版于 1910 年，成为美国第一本关于作业治疗的书。直到 1940 年左右，它都一直被广泛用作该领域的教科书。特蕾西强调应正确地将活动与兴趣相匹配，并根据能力对作业进行分级。她强调，治疗性作业需要让患者拥有一定的尊严，并且对患者有意义。总之，特蕾西为作业治疗的发展做出了贡献，她发展了一些最早的实习教育，她对作业治疗相关概念和实践的发展都做出了卓越贡献。

托马斯·贝塞尔·基德

托马斯·贝塞尔·基德出生于英国，曾在布里斯托尔商业合营技术学院（Merchant Venturer's College）学习建筑学，因此他擅长设计医院和其他康复机构。1900 年，他移居加拿大，继续担任多个职位。1915 年，基德被任命为加拿大军事医院委员会的职业秘书。由于具备加拿大军人职业康复的相关经验，1918 年，加拿大政府把基德指派到美国，让他成为美国陆军卫生局局长的特别顾问，负责残疾退伍军人的职业康复。直到 1932 年去世，他一直在美国担任多种政府和私人职位，为患有肺结核的人群和残疾人群服务，曾作为一名外科医生在公共卫生局和退伍军人局工作，1919—1926 年担任国家结核病协会秘书。鉴于基德在作业治疗的早期发展中发挥的重要作用，巴顿邀请他担任美国作业治疗促进会的创始人之一。1922—1928 年，他担任美国作业治疗协会主席。在他 1930 年出版的图书中，基德概述了他对各种住院和门诊环境中作业治疗的范围和结构的设想，包括精神病院、综合医院、骨科医院、儿科医院、长期康复机构和社区机构。基德出版了许多图书，讨论了作业治疗性质和作业康复治疗的结构和方法。他在一篇文章中指出，作业治疗提供了一种方法，可以保护和发挥患者的功能，帮助患者调动身体、心理和精神资源来克服障碍，减轻了因功能障碍被迫无所事事所造成的烦闷和随之而来的抑郁和痛苦，减少了患者的护理和管理困难，加快了康复进程，减少了复发、残障和死亡的风险。因此，他认为作业治疗在康复中起着核心作用。另外，基德还讨论了让患者从事治疗性作业的方法，并强调了渐进主义（根据患者需要的参与程度和身体需求对任务进行分级）作为首要原则。基德建议作业治疗师从床边习惯训练开始，让患者参与到简单的病房消遣作业（如阅读或手工艺）中，然后把他们转介到治疗性作业治疗室。在作业治疗的范式和实践的形成过程中，基德同样发挥了重要作用。

3. 价值

早期的作业治疗延续了道德治疗的理念，即应该肯定每个个体都有其个人价值并且每个人都有享有人道关怀的权利。这种信念交织在一起产生了以下价值。

（1）个人在日常工作中获得尊严。

（2）意义是在生产性成就中实现的，在创造性和审美追求中实现的。

作业因其在人类生活中具有重要作用而应当受到重视。早期的作业治疗师看到了有意义的作业的重要性，如进行作业治疗的患者通过在温室照顾植物可以培养责任感和务实意识。

手工艺、运动、娱乐和工作都应该受到重视，因为它们体现了诸如工匠精神、体育精神和文艺精神等重要的人类精神文明。人是天生的实干家和创造者，每个人都应当享有平等从事职业的权利。总之，作业治疗师重视整体观，重新审视身心之间的联系，并通过引导人们参与作业来分析人与环境的联系。

作业治疗范式时期的成果是将作业治疗定位为一个能够认识到作业在人类生活中的重要性、能够解决作业受限问题，并将职业作为治疗方式的学科。

4. 总结

早期的作业治疗范式聚焦于作业在人类生活和健康中的作用，以及它作为治疗工具的潜力。这种范式的核心概念、核心观点和价值（表1-2-1）塑造了早期作业治疗实践的范式。这种范式主要从人们的动机出发，强调作业（如手工艺、舞蹈、音乐、游戏、体育和职业活动）作为媒介的重要性。

表1-2-1 早期的作业治疗范式

核心概念	（1）作业是生活、思想的行动模式之间的交替，在日常生活中需要这三方面的平衡。 （2）精神和身体是密不可分的。 （3）限制活动（缺乏作业）会导致身心受损。 （4）作业可以用来恢复丧失的功能。
核心观点	（1）环境、心理和身体，关注活动中的动机和环境因素。 （2）在活动中实现人的尊严。
价值	（1）作业对健康十分重要。 （2）将个体的所有方面纳入分析的整体观。

（四）中世纪作业治疗实践的发展：内在机制的新范式时期

前面描述了作业治疗领域第一个范式的出现和形成。范式可以改变，但这种改变并不是渐进式发展的。范式改变导致了作业治疗专业的巨大变化，被称为一场变革。接下来将介绍该领域的第二个范式，并讨论了这种变革为什么出现，以及它发生了哪些改变。

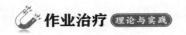

1. 范式变革的呼声

在 20 世纪 40 年代末和 50 年代，作业治疗受到来自临床医学的压力，以下是早期学者对这一专业的典型批评。

1957 年梅尔森指出，毋庸置疑，任何一个看过一个好的作业治疗项目实施的人都相信，作业治疗对一些患者有着很大的帮助，对许多群体也有一些帮助。但是无论如何，似乎没有严格和全面的理论来解释什么样的患者能够得到帮助、怎样起作用、通过何种具体方式或为什么能起作用。

临床医学对作业治疗的批判有其独特的观点。在 20 世纪，临床医学越来越多地寻求通过细致评估和分析人类心理和身体的内部联系来了解健康和疾病（莱利，1977）。这种框架下的医疗干预旨在通过手术、药物治疗和心理治疗等手段来诊断和治疗这些内在相互影响的问题（布勒，1962）。这些医学观点和干预措施与以道德治疗范式为基础的作业治疗的观点和实践有很大的不同。随着一些学者批评作业治疗在理论和研究上缺乏足够的基础，许多作业治疗师开始认为他们以往遵循的模式不适合用来解释和证明该专业。同时，一些学者建议用来自临床医学的新概念取代这种范式。

例如，有人提出，精神科医生使用的心理动力学概念在精神健康实践中比作业治疗概念更重要。根据 1959 年阿齐马（Azima）的观点，作业既不是目标，也不是这个专业运作的核心机制，如果用心理动力学的理论来解释和定义，那么这个专业是无法阐释清楚的。精神分析学家认为，患者参与作业的唯一价值是它作为一种工具让患者无意间宣泄了情绪。来自身体残疾训练领域的专家呼吁重新关注围绕神经肌肉结构开展治疗。1958 年吉恩·艾尔斯（Jean Ayres）提出，使用工艺和游戏作为治疗媒介被普遍接受的一个理由是，有趣和创造性的体验可能对患者的情感体验存在价值。这种推测被认为是一种基本的、重要的假设，但没有科学的论证。虽然有趣和创造性体验可以引发兴趣和乐趣，但它们没有提供针对身体残疾作业治疗相应的证据概念。人们越来越重视神经生理机制在运动功能治疗中的重要性，对它们的研究增加了对神经肌肉系统如何在功能性方面运作的理解。

这个时期的作业治疗与临床医学建立了更紧密的联系，作业治疗领域开始越来越多地从临床医学的角度来解释其实践操作。当时作为代表的作业治疗师，如吉恩·艾尔斯（Jean Ayres）、盖尔·菲德勒（Gail Fidler），提出了一种关于治疗原理的新观点，包括从神经学、解剖学和心理机制分别解释治疗原理。他们认为，作业治疗的价值在于减少患者肌肉骨骼、神经控制或精神系统相关的损伤。

2. 机械论范式

随着新范式的支持者占了上风，作业治疗师开始相信，这将使人们认识到作业治疗是一种有效的医疗服务，并提高其在科学界的声望。虽然这种专注于内在机制的转变是渐进而微妙的，但到 20 世纪 50 年代末，它极大地改变了作业治疗师看待他们的实践和他们提供的服务的方式。1958 年麦克纳利提出，当我们谈论专业技术时，我们会思考潜在的原理，并在科学事实的基础上建立程序化操作流程。作业治疗的循证依据体现在了心理学、神经学和生物力学的基本概念上，比如患者在进行一系列舞蹈动作练习时，作业治疗师帮助他们正确放置手和手臂，以最大限度地发挥锻炼的治疗价值。

这种新范式的采用，意味着作业治疗师重新制定了他们的核心观点、核心概念和价值。

（1）核心观点：新范式的核心观点集中在内部的心理学、神经学和生物力学机制上，如下所述。

很多时候，感知觉和心理治疗都是在处理半意识或无意识的体验。心理治疗师根据患者潜意识的心理综合分析和动态表现进行思考，感知觉整合治疗师在他的思考和治疗计划中加入了许多大脑皮质下脑神经的整合机制。一位心理治疗师在考虑俄狄浦斯情结，另一位则在考虑脑干整合过程。在这两种情况下，潜在的机制都得到了理解，都分析出了它们各自对行为的影响，并得出了处理它们的方法。这种核心观点的转变意味着治疗师不再关注作业的广泛益处，以及身体、心理和环境是如何相互作用这一主题。新的研究重点是理解和处理与肌肉骨骼、神经控制和精神系统相关的损伤。然后，练习的重点转移到观察人体内那些被破坏和需要修复的结构机制。

（2）核心概念：这一新范式所给出的思考方向主要表现在以下几个方面。

1）所有的执行能力直接由神经控制能力、肌肉骨骼结构完整程度和精神功能水平决定。

2）功能障碍或损害的原因可追溯到结构损害或发育异常的神经控制能力、肌肉骨骼或精神功能。

3）可以通过解决肌肉骨骼、神经控制或精神系统相关的损伤来改善行为表现。

（3）价值：新范式的价值反映了它对科学循证的关注。作业治疗师开始强调问题识别和评估的客观性和准确性。作业治疗师还改变了他们的价值取向，前一时期的治疗更侧重于治疗期间患者参与活动，作业治疗师认为作业是人类的一种自然需求，同时也是具有治疗性的。这一时期作业治疗师则开始关注单纯以加强肌力、影响神经系统和改善表达无意识欲望为目标的活动。

吉恩·艾尔斯

吉恩·艾尔斯出生于1920年，1988年在加利福尼亚去世。她在南加利福尼亚大学取得了作业治疗学士和硕士学位，并获得了教育心理学博士学位，也参与过儿童发展和神经科学的博士后培训。作为一名治疗师，艾尔斯的工作对象是儿童，她对学习障碍儿童的研究激发了人们对探索感知觉和运动觉对儿童学习能力重要性的兴趣。艾尔斯致力于解释神经功能、感觉运动功能和她早期学术学习内容之间的关系。她确定了感觉运动功能障碍的各种分型和范式，并为它们制定了特定的干预策略。她是第一个识别和描述感觉整合障碍的人，这些功能障碍以前被认为是一个广泛的无关联性和无法解释的认知、知觉和运动问题。为了更好地理解儿童的问题，她开发了标准化测试。为此，艾尔斯制订了一个严格的研究计划，以验证她的标准化测试，并测试她的理论论点和临床方法。

1976年，艾尔斯创立了艾尔斯诊所，这是她的私人诊所，也是一个培训机构，教育治疗师在这里学习感觉整合原则和治疗方法。她的理论建设和研究始终以提高具体治疗服务质量为目标。艾尔斯编写了大量的书籍和文章阐述她的理论和临床应用技术。她在感觉整合理论方面极具权威的著作分别是 1972 年出版的《感觉整合与学习障碍》和 1979 年出版的《儿童感觉统合》。

总而言之，艾尔斯影响了作业治疗领域第二个范式的发展。她的工作着重于围绕实践进行研究并产生相关理论，开发工具以检验理论及其应用。她建立的感觉整合理论及相关研究和实践是首个被称为概念性实践模式的成熟例子。

3. 内在机制在活动中的作用

内在机制在活动中的作用研究主要集中在内在机制如何影响行为表现。例如，作业治疗师认识到任务需要协调的运动，并强调影响运动的神经控制和肌肉骨骼损伤问题应该在实践中直接和系统地被解决（史密斯，1978）。强调对与任务表现有关的神经肌肉特征进行详细分析，如指深屈肌肌腱穿过不止一个关节，可以作用于它穿过的每个关节；如果手腕伸肌没有协同收缩来防止动作变形，那么用力地抓握工具将导致手腕弯曲。患者可以从事桌面训练活动来为他的手指提供适当的锻炼，同样患者可以在固定板上操作拉链、纽扣和领带来练习精细的运动技能。

心理动力学的观点强调无意识过程与行为之间的关系，以及这种关系在性心理成熟过程中的发展。从这个角度来看，充分的行为表现需要一个正常的性心理成熟过程。

4. 理解肌肉骨骼、神经控制或精神系统相关的损伤

在这一时期，作业治疗师越来越关注理解肌肉骨骼、神经系统和精神系统相关损伤的本质，以及它们是如何影响一个活动的表现的。

例如，作业治疗师试图了解运动能力不足与肌肉和关节疾病或创伤之间的关系。作业治疗师分析活动，以确定它需要的特定动作成分，这样他们就可以找出患者的动作能力所欠缺的部分和代偿这些活动需求之间的差距。

从心理动力学的角度来看，功能活动障碍被看作内心紧张（即焦虑）或早期限制需求的结果，影响了自我心理发育的成熟。作业治疗师试图找出影响功能的潜在问题或患者未被满足的需求，因为这些是治疗中需要改变的因素。通常作业治疗师使用活动分析来了解患者隐藏的感受和无意识的动机，通过解释患者创作的颜色、主题和其他特征找到潜意识里产生的意义。

5. 解决肌肉骨骼、神经控制或精神系统相关损伤问题

在这个新范式中，作业治疗师试图找出潜在的无法执行、改变或代偿的具体原因和问题。在神经控制损伤病例中，新范式强调使用能识别异常的运动模式并且通过抑制它们来促进正常运动的方法。这些方法通过使用活动和专门的设备来刺激瘫痪的肌肉，如感觉刺激是通过皮肤与手工工具、织布机的拍子或抛光机的手柄等接触而产生的，大的伸展动作和投掷活动可以刺激运动觉和位置觉等本体感觉，使用附着在前臂上的滑板进行定向范围的运动可以诱发上臂的主动运动。在新范式下，作业治疗师还开发了新的治疗肌肉骨骼损伤的方法，包括制作夹板保护和固定肢体以获得最佳运动表现，并提供锻

炼以恢复肌力。作业治疗师通过分析活动，以确定手工艺和其他作业活动所需的动作。他们制作或配备了适应性设备，以弥补人们有限的功能和他们必须执行的任务之间的差距。作业治疗师还教人们适应性技巧，让他们在损伤不可逆的情况下仍能实现良好的作业表现。

在精神病学影响下的作业治疗是基于这样一种信念：如果一个人能够重新满足童年时未被满足的需求，那么心理上的冲突就可以被消除，这个人就可以恢复健康的功能。因此，分析确定需要满足但一直未被满足的性心理发展阶段需求，并提供环境条件来从事相关作业活动，这在作业治疗中是很常见的。作业治疗可以提供训练机会，以表达和满足相关需求。

无意识的口欲期和肛欲期需要通过实际的或象征性的方式，包括吮吸、喝、吃、咀嚼、吹和那些使用排泄替代品的活动，如儿童进行涂抹作业、玩黏土、玩油漆或用泥土建造玩具。总的来说，精神病学影响下的作业治疗师将治疗概念转化为一种表现或升华情感的手段。另外，作业治疗师使用活动来建立治疗关系，这也使患者有机会朝着健康方向发展并以此来解决心理冲突和满足需求。活动本身不如作业治疗师对患者的治疗作用重要，在当下和未来的作业治疗中，有效的治疗方法是作业治疗师利用治疗工具作为媒介开展的。从治疗开始，他的个性就接管了一切。

通过三种机械学的治疗方法（心理、神经和生理），作业治疗师试图避开神经控制、肌肉骨骼或精神系统相关损伤对活动的特殊影响。通过这样做，他们寻求在治疗的预期效果中可以获得更多的特异性。

盖尔·菲德勒

盖尔·菲德勒出生于 1916 年，她的童年早期是在南达科他州度过的。后来她搬到了宾夕法尼亚州，在那里进入黎巴嫩谷学院完成学业，获得教育和心理学学士学位。菲德勒曾在进入医院工作之前短暂地承担过沃纳斯维尔州州立医院的护理工作。在那里，菲德勒接触了作业治疗，并对其治疗效果产生深刻印象。她随后被宾夕法尼亚大学录取并获得了作业治疗专业毕业证书。后来，菲德勒再次回到学校，加入了威廉·阿兰森·怀特精神病学和心理学研究所。在那里，她受到人际关系理论研究的影响，特别是关于自我发展、自尊和胜任力的理论。在超过 60 年的作业治疗生涯中，菲德勒担任过作业治疗实践的执行者、管理者，以及教育家和理论家。具体而言，菲德勒曾经担任过美国作业治疗协会的临时执行董事。菲德勒早期基于心理动力学理论的研究是该领域范式发展中极具影响力的。她的早期论著把作业治疗师视作心理动力学过程中不可分割的一部分。1963 年，菲德勒与她的丈夫——精神病学家杰伊·菲德勒合著出版了《道德治疗的交流技巧》，该书讨论了活动可以用于替代非语言行为表达思想和感情。菲德勒的研究认为通过活动产生的交流更有可能流露出无意识的情绪。在菲德勒的工作中，一个长久坚持的主题是活动分析。她建议，通过对活动进行分析，作业治疗师可以获得患者的具体需求、兴趣和能力等相关信息，并使用这些信息设计以行动为导向的计划，使患者受益。菲德勒关于活动分析的早期研究集中在活动的心理动力要素上。多年来，她将这个概念扩展到运动、感觉整合、心理、认知、社会文化和人际交往技能等方向。

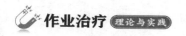

6. 总结

到了 20 世纪 60 年代，作业治疗范式已经彻底改变了（表1－2－2）。这种机械论范式引导该领域产生了重要进展，产生了大量促进损伤恢复的具体技术，使人们对身体结构有了更多认识、对疾病和损伤的发展如何促进或抑制表现有了更深入的了解，使设备、环境、适应运动障碍患者需求的技术得到了发展。同时，心理动力学的观点加深了人们对情绪问题可能影响胜任力表现的理解。

表 1－2－2　机械论范式的概括

核心概念	(1) 执行能力依赖肌肉骨骼、神经控制和精神系统的完整性。 (2) 内部系统的损伤或异常发育可能导致能力丧失。 (3) 功能/性能可以通过改善/弥补内部系统的限制来恢复。
核心观点	应当加深对内部（心理、神经和运动）运作的精确学习和理解。
价值	(1) 身体内部系统运作的价值。 (2) 作业作为一种减少失能手段的价值。

（五）当代艺术的出现：作业治疗早期范式的回归

机械论范式改变了该领域最初的使命，掩盖了该领域最具开创性的理念，即作业作为一种健康恢复措施而具有一定的重要性。

如前文所述，机械论范式在合理的医学和科学概念中实现了它对现行作业治疗的理论解释。尽管如此，它也产生了一些意想不到的不良后果。早期对作业的理解以及身心统一、通过作业自我维持、作业的动态节奏和平衡等思维被对人类心理和身体内部系统机械运作的重视所取代。早期的治疗原理，如通过建立意志力、习惯重建和刺激兴趣进行治疗被修复损伤所取代。这种新范式导致治疗性活动的原理无法被解释。

例如，一些作业治疗师一直让患者采用打磨木头的方式进行训练，但是患者仅仅使用打磨木头作为锻炼的方法而从未应用于木材工作项目。当然，这些活动也具有治疗目的，如堆叠锥体改善运动范围和力量、使用钉板改善精细运动，但缺乏有真正意义的能够联系患者日常生活的作业。这种做法因为忽视了患者作业需求而被批判。甚至有些作业治疗师完全放弃让患者参与有意义的活动，在他们的治疗方案中，作业仅仅被看作一些治疗作用后实现的结果，一些人甚至得出作业根本不是真正必要的结论。同样的，利用作业来获得更大的力量也越来越多地被单纯的运动所取代。

20 世纪 60、70 年代，玛丽·雷莉（Mary Reilly）等人开始呼吁坚持初心，即这个领域的第一个范式。玛丽·雷莉（Mary Reilly）发起了重新关注作业的呼吁，由此产生被称为作业治疗专业的定义，介绍了作业治疗的主题，通过习惯和角色及环境在支持或阻碍适应方面的重要性解释作业治疗。

韦斯特（West）呼吁恢复作业治疗的初衷和信念，并得到很多人的响应。例如，1979 年维默尔（Wiemer）认为：作业治疗师的理论知识必须基于作业治疗自身的基本知识。这种认知使作业治疗师得以用独特的方式看待日常生活中的活动，从而决定如何更好地促进患者实现目标。作业治疗师的工作内容主要是作业，必须对它进行精炼、研究和系统化，使它变得明显、明确、站得住脚和受欢迎。作业对人类的影响是显而易见的，只要作业治疗师将它作为核心观点和工作方向，它就会给作业治疗师提供巨大的潜在力量，这也是1917年作业治疗专业的创始人对作业治疗师的唯一要求。

1. 第三种范式的出现

在该领域许多专家的努力下，作业治疗逐渐发展，成为以作业为中心的学科。这种转变要求该学科重新定位，同时也应保留在机械论范式中积累的重要技术，但应解决在机械论范式中出现的一些问题。本节将讨论这一新范式的核心观点、核心概念和价值。新范式的核心观点不仅代表了对作业的重视，也反映了对影响作业活动的相关因素的具体思考范式。这一观点旨在纠正机械论范式对患者损伤恢复的过分强调，由此产生了两个新的、重要的、影响作业治疗的体系/理论：残疾人社会援助体系和系统理论。

残疾人社会援助体系的研究学者强调，残疾不仅仅是损伤的结果。他们认为，残疾是由环境造成的身体、心理、社会交往和参与障碍。此外，他们指出，如果提供足够的环境支持，有残疾的人可以与没有残疾的同龄人以相同的方式参与生活。

站在不同的角度，系统理论的研究学者也提出了类似的观点。他们指出人类不同的思想、感觉和行动不仅受个体内部因素的影响，也受所处环境的影响，包括个体所从事的任何任务性质的活动。

2. 人、环境和作业因素

如前所述，第三个范式的核心观点结合了早期范式的元素，以及残疾人社会援助体系和系统理论的观点，它专注于人、环境和作业的相互作用。这个观点强调所有的作业表现都是人、环境和作业因素相互作用的结果。

一般认为，人的因素包括潜在的感觉、运动和认知能力、技能、价值、兴趣、生活经历及任何疾病和损伤。环境因素包括物质、文化、社会、经济、政治。而对于作业因素，当这个学科回归到对作业的关注时，与机械论范式时期不同的定义就出现了。例如，1990年耶尔和她的同事将作业定义为在人类文明影响下持续进行的有人类特征的人类行为。1995年克里斯汀森（Christiansen），克拉克（Clark），基霍夫纳（Kielhofner）和罗杰斯（Rogers）将作业简单地定义为人们每天做的普通和熟悉的事情。2008年基霍夫纳将作业定义为在一个时间、物理和社会文化背景下的工作、娱乐或日常生活活动。1997年加拿大作业治疗协会指出，作业指日常生活的任务和活动，是被个人和文化组织赋予了一定价值和意义的活动。这个定义指出，作业是一切人们为了让自己有事可做而参与的活动，包括自我照顾、休闲和娱乐活动，以及对其社会和经济结构做出贡献（生产活动）。

上面大多数定义都赞同作业包括休闲和娱乐活动、日常生活活动和工作和生产性活动。休闲和娱乐活动指的是为愉悦自己而进行的活动，如探索、表演、参与游戏或运

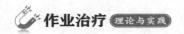

动、追求爱好等。日常生活活动是维持自我健康和生活方式的任务性活动，它们构成了日常生活的大部分内容，包括自我照顾、规划生活空间（如家务卫生）及获取资源（如旅游和购物）。工作和生产性活动包括为他人提供一些服务或商品的活动（包括有偿和无偿），以及参加提高个人生产能力的教育或培训。

环境因素会影响作业的各种机会和时间计划。作业指的是一个人正在做的具体任务或活动。作业表现是人、环境和作业因素相互作用的结果。克里斯蒂安森认为，个人因素不能单独解释一个人的作业表现，因为作业表现也反映了这个人试图做出的活动选择和它发生的环境背景。这一观点提醒作业治疗师不要仅仅关注患者个人因素，也要关注环境等外部因素。它还指示作业治疗师恢复损伤结构的同时应考虑如何消除环境障碍和调整作业方式，使人们更充分地参与必要和被期望的作业。

3. 作业在健康和幸福感中的作用

人们逐渐认识到作业在健康和幸福感方面是十分重要的存在。人类有强烈的动力去做事情，并通过从事实际的、有成效的和有趣的作业而让自己充满活力，通过作业，人们填补了他们空闲的时间，创造了他们每天生存的环境，并在现实世界里有了角色。这些作业有助于使身体和精神功能得到利用，并将人们与其社会和文化环境联系起来。此外，参与作业创造并肯定了生命的意义。

4. 作业与治疗动力学

第三个范式的核心内容涉及治疗的手段和目标。在那个时代，利用作业改善健康状况再次被认为是作业治疗的核心。相应地，作业治疗师通过四个主要技能胜任作业治疗岗位：
（1）为患者提供直接从事作业的机会。
（2）改变工作任务或工作环境，包括消除建筑和社会障碍，使患者能够从事工作。
（3）为患者提供各种辅助设备的使用培训服务，以改善患者下降的能力或补偿丧失的能力。
（4）提供咨询和解决问题的方案，以促进患者回归职业。

在经历几次发展变革后，人们最终认识到作业参与是作业治疗的核心。作业参与不仅涉及个体所做的事情，还包括他们获取的主观经验。

因此，患者必须在构成治疗的作业中找到意义，这一意义通常来自患者的经历背景。任何疾病损害对患者既往经验的影响都是真实存在的，必须重视作业治疗师和患者之间协商的作业的重要性。

治疗过程中体验的意义决定了该作业对患者的影响。作业治疗对患者的意义在于它与患者人生轨迹的相关性和对其的影响。此外，在作业治疗中，作业治疗师可以帮助患者继续或重新创造生活故事。因此，新的生命意义可以在作业治疗过程中被发现。

（林　洋）

五、作业治疗国际认证

（一）世界作业治疗师联合会与世界作业治疗日

世界作业治疗师联合会（WFOT）始于 1951 年 6 月在英国举行的作业治疗师会议，来自不同国家的 28 名代表参加了会议。WFOT 是作业治疗专业的"国际代言人"，现由全球 105 个成员机构组成，代表了约 580000 位作业治疗师。WFOT 由 5 个主要项目组成：教育和研究、促进和发展、标准和质量、国际合作及执行项目。世界作业治疗日于 2010 年 10 月 27 日首次启动，旨在提高作业治疗的知名度和帮助 WFOT 在当地及国际上的活动举办。

WFOT 旨在长期可持续支持全球作业治疗的不断发展，并提出了以下发展目标：

（1）制定和完善作业治疗师教育标准。

（2）帮助世界各地的作业治疗行业建立战略合作关系。

（3）帮助尚未开展作业治疗的国家和地区进行专业建设。

（4）支持各地作业治疗专业的发展和宣传。

（5）做好劳动力数据和人口数据统计。

（6）通过沟通支持各地作业治疗协会的发展。

（7）发展实践，扩大作业治疗服务的影响，完善评价作业治疗结果的质量指标。

（8）促进合作，促使作业治疗成为多学科治疗的一部分。

（9）创新与学习，举办学术会议，建立灾害管理在线模块。

（10）与 WHO 合作，提高相关水平，以确保该专业的可持续性。

（二）认识目标

作业治疗在我国的发展仍处于过渡阶段。我们希望通过以下几点促使本行业快速发展。

1. 完善专业教育体系

需要对作业治疗专业的教育模式进行进一步的规范，建立成熟的教育体系，以便为学生提供一些成熟的培养方案。应分别设立物理治疗（PT）和作业治疗（OT）专业，并符合国际标准。此外，应以更有效的方式培训教师，设立培训班，鼓励教师在国内外深造学习，提高作业治疗教师队伍的专业水平。

2. 建立作业治疗质量管理体系

以完善的管理体系为医院、学校或康复机构提供评估或质量保证。进一步建设全国性的康复治疗协会、作业治疗协会或作业治疗工会等机构，以协助专业发展，并帮助政府进行监管、指导和质量控制。

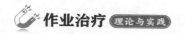

3. 加大作业治疗科普力度

作业治疗科普工作要融合现代化、信息化、智能化，兼顾创新性和原创性，帮助大众了解作业治疗，提高大众对作业治疗的接受度，促进作业治疗不断蓬勃发展。

（贺加贝）

第三节　作业治疗的领域

作业治疗的领域包含作业范畴、表现技能、个人因素、作业范式、背景五个方面的内容。每个方面都具有同等的价值，并且是动态关联的，它们共同影响和促进着作业认同、健康、幸福和生活参与。

作业治疗师评估作业治疗领域的各个方面及这些方面的相互关系，另外还要兼顾处在特定背景中的患者，重视患者身体、心理、精神三者的联系对日常生活参与的影响，使得有意义的作业既可以是作业治疗的干预手段，也可以是作业治疗所要达成的结果。

上述观念将作业治疗专业与其他专业区分开来，使其成为一门有独特价值的专业。在作业治疗实践中，作业治疗师更注重对整体的关注。

一、作业范畴

作业治疗关注患者的方方面面，但是由于内容太多以致无法在临床中对所有内容进行指导实践。因此，把作业进行简单的分类和规范后决定作业范畴是个明智的决定。作业范畴是根据患者个人需要、进行作业时的环境及当时特殊的生活背景来决定的，对患者的健康、认同感和效能感极为重要，并且对患者来说具有特殊的意义和价值。现有的作业范畴的内涵只是展示了目前作业治疗专业研究整理的分类，并非固定了作业治疗的服务范围。随着研究的不断深入，作业范畴也将不断被优化、规范，会有更多及更科学的作业范畴出现。

作业范畴包括日常生活活动、工作和生产性活动、休闲和娱乐活动、社会参与、健康管理等，每一类都包含多种具体作业，如图1-3-1所示。

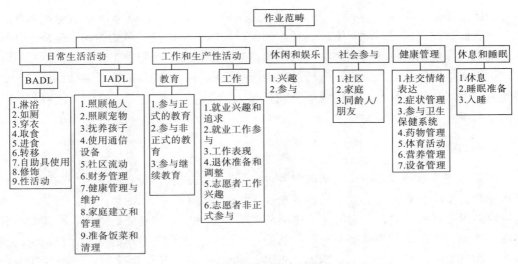

图 1-3-1　作业范畴

注：BADL，基础性日常生活活动；IADL，工具性日常生活活动。

1. 日常生活活动

日常生活活动（Activities of daily living，ADL）是个体独立生活的基本需要。日常生活活动的独立性不仅展示人类的尊严感，也是生活质量的重要体现。对于不同的个体其独立性是不一样的，这与文化及环境息息相关。例如，一个患者在医院里由妻子帮助其洗澡，如果患者在结婚前都是自己洗澡，结婚后就一直由妻子帮忙洗澡，这也许是其夫妻关系的一种体现，不应定性患者洗澡这一活动为完全依赖。这体现了日常生活活动的独立性是由患者自我指导、自我决定的。独立性的最佳体现是根据患者的参与能力、是否能表现出最合适的行为、特定时间背景、患者自我满意度决定的。

我们也常把日常生活活动称为自我照顾（Self-care），以自我照顾为导向的活动是个体生存和健康所必需的，包括基础性日常生活活动（Basic activities of daily living，BADL）和工具性日常生活活动（Instrumental activities of daily living，IADL）。BADL 被总结为淋浴、如厕、穿衣、取食、进食、转移、修饰、性活动、自助具使用等。IADL 在临床上常被简称为工具性活动，是指那些在家里或社区进行的、比 BADL 更复杂的支持日常生活的活动，包括照顾他人、照顾宠物、抚养孩子、使用通信设备、社区流动、财务管理、健康管理与维护、家庭建立和管理、准备饭菜和清理等。

2. 工作和生产性活动

工作和生产性活动（Work and productive activities）包括教育及工作，属于成果导向型活动。此类活动是为了向自我、家庭和社会提供支持，隐含着患者对目标的追求，且与学习、作业技巧发展相关。

教育包括正式或非正式地参与教育及参与继续教育。正式的教育指学术性的、非学术性的、课外的、职业训练的教育。非正式的教育指一些自己有兴趣的培训班或团队活动。

工作指就业或职业，包括识别、挑选、获取工作信息；维持及获得职业，如找工作、准备面试、面试等活动；工作表现，如工作习惯、维持与同事的关系、完成工作任务、服从工作规章制度等；退休准备和调整；有兴趣及参与志愿者工作。

工作和生产性活动是人们在生活过程中所想要做的、被期望或被要求做的活动，是需要通过学习并努力参与才能完成的活动，是人们相互交流、相互支持，并获得尊重、认可、理解及幸福感的活动。

3. 休闲和娱乐活动

休闲是在非劳动及非工作时间内以各种"玩"的方式获得身心的调节与放松，达到生命保健、体能恢复、身心愉悦目的的业余生活活动。科学文明的休闲可以有效地促进能量的储蓄和释放，它包括对智能、体能的调节和生理、心理功能的锻炼。休闲是一种心灵的体验，从本质上来说是一种有目的的、有用的、无利益驱动的活动，包括主动式休闲（如打太极、茶道、体操、跑步、散步、钓鱼、游泳等）和被动式休闲（如看电视、听广播等）。娱乐可被看作一种通过表现喜怒哀乐或自己和他人的技巧而给予受者喜悦、放松，并带有一定启发性的活动，是指有组织或无组织地提供娱乐的活动，包括交际（如参加舞会、朋友聚会等）和艺术（如听音乐会、看画展等）。

休闲和娱乐活动（Leisure and play）中很重要的部分是兴趣和参与。兴趣指在活动的识别、选择、准备、学习等方面具备一定技能技巧。参与不仅仅是指能融入活动，还包括能合理运用时间、维持工作中其他领域与休闲和娱乐活动的平衡。

4. 社会参与

社会参与（Social participation）指在某个特定的社会体系内，与他人（家属、朋友、同辈、社区成员）进行社交互动，增强彼此依存感的活动。在此过程中，个体会对社会多个方面，如经济、政治、文化、社会工作等活动进行意识层面与行为层面的参与。社会参与是在一定政治、经济、文化等框架因素下进行的活动，社会参与让人们作为推动社会发展的主体，增强和扩大人们在社会中的自主意识和自主空间，进一步体现社会价值。例如，人们可以参与社区的各种活动，在家庭中作为不同角色参与家庭活动，和不同亲密程度的同龄人/朋友进行各种互动活动。

5. 健康管理

健康管理（Health management）包括自我管理，指与促进、维持健康有关的活动，目的是改善或保持健康，以支持其他作业的参与。健康管理与临床的慢性病管理既有交叉，也有不同，作业治疗的健康管理包括社交情绪表达、症状管理、参与卫生保健系统、药物管理、体育活动、营养管理、设备管理7个方面。

6. 休息与睡眠

人一生中有约三分之一的时间是在睡眠中度过的，睡眠是生命维持的需要，人不能没有睡眠，睡眠质量对于人体健康起着至关重要的作用。良好的睡眠质量可以让个体以更加健康、积极的状态参与其他作业。

作业治疗关注患者的生活，休息与睡眠是其中一个非常重要的内容，在作业治疗中休息与睡眠（Rest and sleep）分为休息、睡眠准备和入睡三个阶段。

（1）休息：在需要休息的时候停止身心剧烈的活动，进行安静和轻松的活动；减少繁重的身体、精神或社会活动，进入放松的状态；利用放松活动恢复精力和平静状态，重新获得参与活动的兴趣。

（2）睡眠准备：在休息前进行常规活动（包括梳洗、脱衣、阅读、听音乐、与他人道晚安等），为舒适的睡眠做好准备；确定所需的睡眠时长和醒来的时间；建立健康的睡眠模式（通常由个人和文化决定）；准备睡眠的物理环境（如铺床或准备睡眠空间），设定适宜的睡眠温度，确认环境安全（如锁门、关闭窗户或窗帘），设置睡眠支持设备，关闭电子设备和照明灯。

（3）入睡：是满足个人睡眠需求的过程，包括停止活动进入睡眠、小睡和做梦；维持睡眠状态不受干扰；满足夜间特殊需求，包括如厕和饮水，为需要者提供夜间照料并保证其他睡眠者的舒适度和安全性。

二、表现技能

表现技能是可观察到的、以目标为导向的活动技能，直接影响患者参与作业的质量。评估和分析表现技能必须在实践中完成，从而使作业治疗师了解患者在其个人背景下完成某项作业的能力。个人背景可以帮助改善表现技能，即使有些患者的表现技能不佳，在调整个人背景后，患者也可能成功地完成作业。合理进行一些个人背景调整，可以使患者取得更好的表现技能。所有作业的表现技能都可以进行分析，无论患者接受作业治疗时的年龄、能力及所处的环境。表现技能包括运动技能、过程技能和社交技能。

1. 运动技能

运动技能指个体在进行作业时可以被观察到的移动自身或物体的能力，这些物体包括工具、衣物、食物、电子设备、植物等。运动技能具体包括维持姿势的技能、获取和握持的技能、自身转移或移动物体的技能、持续能力，每一项都涉及不同的具体技能。

（1）维持姿势的技能。

1）稳定：患者在任务环境中移动和与物体进行互动时不需要支撑，不会失去平衡。

2）直立：患者与物体互动时，不需要持续的支撑，不会倾斜。

3）安置：与物体保持合适的距离，患者不会放错手臂或其他身体部分的位置。

（2）获取和握持的技能。

1）够取：患者能够自如地伸展手臂，并在适当的时候弯曲身体，拿起或放置触手可及范围之外的物品。

2）弯腰：坐下或弯腰拿起、放置物品时，能够适当屈曲或旋转躯干。

3）抓握：捏紧或抓住物体，不会滑落，包括从指间、齿间、手与支撑面之间滑落。

4）操控：手指灵巧，操控物体时没有笨拙的表现。

5）协调：使用两个或更多个身体部位共同操控物体时没有笨拙的表现，物体不会滑落。

（3）自身转移或移动物体的技能。

1）移动：沿着支撑表面推动或拉动物体，如拉开或关闭门和抽屉、驱动轮椅。

2）托举：无须过度费力地举起或托起物体。

3）行走：在水平面走路时不会拖动双脚，身体稳定，不需要支撑或使用辅助设备。

4）运送：步行或驱动轮椅，将物体从一个地方带到另一个地方。

5）控制力度：能使用合适的力度和速度控制物体（如不过度用力捏碎物品，用合适的力度关门而不是摔门）。

6）灵活：与物体互动时手臂和手腕的动作流畅。

（4）持续能力。

1）耐力：持续完成任务，没有明显的身体疲劳感，不需要暂停休息或调整呼吸。

2）保持节奏：在整个任务过程中保持有效且一致的执行速度或节律。

2. 过程技能

过程技能也是一组可观察到的表现技能，与患者选择、互动和使用物体（工具、衣物、食物、电子设备、植物）等的情况有关。过程技能指有效组织时间、空间和物体的能力，以及分别进行各个行动和步骤的能力，并在患者进行与个人或生态相关的日常活动时防止作业表现问题的发生和再次发生。过程技能包括持续相关能力、应用信息能力、组织时间能力、组织空间和物件能力、应变能力，每一项都涉及不同的具体能力。

（1）持续相关能力。

1）保持节奏：在整个任务过程中保持有效且一致的执行速度或节律。

2）专注：执行任务时不分心，保持任务持续进行。

3）定向任务：执行并完成最初同意或由他人指定的任务。

（2）应用信息能力。

1）选择：选择必要数量和适当种类的物体，包括自己选择的或被指定使用的物品。

2）使用：以安全卫生的、符合预期目的的方式使用物品。

3）握持：适当地支撑或稳定物品，防止其损坏、滑落、移动或掉落。

4）查询：通过提问或阅读说明来寻求所需的口头或书面信息，以及在完全适应任务和环境或已经得到答案的情况下不再询问信息。

（3）组织时间能力。

1）启动任务：开始或继续某个动作或步骤时毫不迟疑。

2）持续任务：不间断地执行单个动作或步骤，一旦某个动作或步骤启动，就可以没有停顿和延搁地持续进行，直到完成。

3）有序任务：以有效的、符合逻辑的顺序执行每个步骤，整个过程不是随机进行的，没有不必要的重复。

4）终止任务：适时完成各个动作或步骤，没有不恰当的延迟或提前停止。

（4）组织空间和物件能力。

1）搜索/定位：以符合逻辑的方式定位、查找任务对象。

2）收集：将相关的物品收集到统一的工作场所，重新收集散开、掉落或放错位置的物品。

3）组织：在一个或多个工作场所有条理地布置各种物品，使得物品不会过于分散或空间过于拥挤。

4）复原：将任务需要的物品放在适当的位置，确保工作空间恢复到初始状态。

5）移动：在任务环境中移动或与任务对象互动时，身体或轮椅不会撞到障碍物。

（5）应变能力。

1）注意/反应：意识到与任务相关的非语言提示，如温度、物品的移动、物品之间的空间位置关系，以及在任务执行过程中敞开的柜门或抽屉。

2）调整：通过进入新的工作区，将物品移出当前工作区以及调节旋钮、转盘、开关或水龙头，以有效地解决任务中出现的问题。

3）防范：防范各种因运动技能或过程技能导致的无效表现，只在适当或需要的时候寻求帮助。

4）修正：修正各种因运动技能或过程技能导致的无效表现，不会任其持续存在或反复出现。

3. 社交技能

社交技能是一组涉及与他人进行社会交往的表现技能，涉及患者在与个人或生态相关的日常生活活动中使用语言和非语言技能进行交流的能力，以及与他人交流和互动时可观察到的细微动作。社交技能包括发起和终止社交的技能、互动的技能、身体动作的技能、传达内容的技能、维持交流的技能、口头表达的技能、调节的技能，每一项都涉及不同的具体技能。

（1）发起和终止社交的技能。

1）接近/发起：以恰当的方式接近社交伙伴或发起互动。

2）结束/离开：恰当地终止对话或社交互动，结束正在讨论的话题，离开时说再见。

（2）互动的技能。

1）传达信息：通过口头、书写或辅助器具产生可听见的、表达清晰的信息。

2）肢体语言：使用合适的姿势来传达或支持信息。

3）流畅度：讲话流畅且连续，速度均匀恰当，没有暂停或延迟。

（3）身体动作的技能。

1）身体朝向：主动将身体和脸部转向社交伙伴。

2）注视：与社交伙伴保持眼神接触。

3）保持距离：将身体摆放在与社交伙伴距离合适的位置上。

4）身体接触：以适当的方式与社交伙伴进行身体接触。

5）控制冲动：在社交互动中没有无关、重复或冲动的行为。

（4）传达内容的技能。

1）提问：提出与社交目的相关的问题，请求得到相关的事实和信息。

2）答复：适当地答复建议、意见、问题和评论来保持对话持续进行。

3）披露信息：以恰当的方式公开自己或他人的意见、感受和个人信息。

4）表达情感和情绪：以恰当的方式表达情感和情绪。

5）表达分歧：以恰当的方式表达不同的观点。

6）表达感谢：使用恰当的言语和手势对服务、礼物或称赞表达感谢。

（5）维持交流的技能。

1）话题过渡：在话题过渡时，不干扰正常的对话。

2）时间反应：答复他人时没有延迟或犹豫，不会打断社交伙伴的发言。

3）把握长度：根据信息的复杂性，进行合适长度的发言。

4）依次发言：与社交伙伴轮流发言。

（6）口头表达的技能。

1）语言得体：语气、发言符合社交需要，容易理解。

2）解释：使用手势或话语来解释社交伙伴不理解的信息，确保社交伙伴能够理解对话。

3）回应并示意：回应收到的消息，示意社交伙伴继续进行交流，并鼓励所有社交伙伴参与互动。

4）共情：通过同意、同情或理解，表达对社交伙伴的支持。

（7）调节的技能。

1）目标导向：进行以目标为导向的社交互动，专注达到社交的预期目的。

2）行为得当：没有无效或不恰当的社交互动。

3）修正问题：防止无效或不恰当的社交问题持续存在或重复出现。

综上，当患者（使用物品）进行作业时，可以观察其运动技能和过程技能，当患者在与他人互动交流时，可以观察其社交技能。当患者可以有效地运用运动技能和过程技能时，就能高效、安全、轻松、无需其他帮助地完成一项作业。当患者可以有效地运用社交技能时，就能以符合社交情景的方式与他人互动。当患者不能有效地使用上述表现技能时，在作业中就可能需要帮助和支持。

三、个人因素

个人因素包括价值观、信念和精神，身体功能，身体结构三部分。其中，身体结构和身体功能是相互关联的。身体功能或身体结构的缺失或受限程度并不与患者完成作业的能力相一致。个人因素属于患者的内部条件，会影响患者的作业表现。个人因素受到健康状况、经济状况及生活阶段和经历等因素的影响，同时影响患者表现技能。此外，个人因素也会受作业范畴、背景、作业范式和表现技能的影响。例如，患者在可控、安静的环境中能够解决某个作业中遇到的问题，但是当处于喧闹、混乱的环境中时，做计划和处理问题的能力下降，无法再解决相同的问题。由此可见，可以设计并实施针对作业的支持性干预措施来影响个人因素，反之个人因素也可以用来干预作业。

1. 价值观、信念和精神

价值观、信念和精神会影响患者参与作业的动机，并为他们的存在和生活赋予意义。

（1）价值观是患者从文化中习得并认定的原则、标准和品质，体现在患者认为哪些事情是好的、正确的和重要的。

（2）信念是患者所接受、持有，以及患者对于什么是真实存在的事物的观点。

（3）精神是动态的和不断发展的，是患者在合适的背景中参与符合个人价值观、信念、思想、意图的作业时，所获得的深层次意义体验。

2. 身体功能

身体功能指患者身体各系统的功能，基于国际功能、残疾和健康分类（ICF）的身体功能分类被业内广泛应用。身体功能主要包括心理功能，感觉功能，神经、肌肉、骨骼和运动功能，心血管、血液、免疫和呼吸系统功能，其他相关功能等，具体内容如下。

（1）心理功能。

1）一般心理功能：

①意识，主要指意识和警觉状态，包括清醒状态的清晰度和连续性。

②定向力，指对人、地点、时间、自我的定位。

③社会心理，在年龄增长的过程中参与其他心理功能的理解和整合，建立双边社交互动所必需的人际交往关系和个人能力，可以实现社交的目的和意义。

④气质与个性，包括性格、情绪、自控力、表达力、自信程度、冲动控制等。

⑤能量，包括能量水平、动力、食欲、渴望、冲动等。

⑥睡眠，主要涉及睡眠质量。

2）特殊心理功能：

①高级认知，包括判断力、概念形成能力、元认知、执行功能、习惯、认知灵活性、洞察力等。

②注意力，需要考虑持续关注、转移和分散注意力的情况，涉及专注度、注意力分散度。

③记忆力，包括短期、长期和工作记忆等。

④感知，指的主要是感觉辨别能力，包括听觉、触觉、视觉、嗅觉、味觉、前庭觉、本体觉等。

⑤思想，包括对思想的控制、对现实与幻想的区分、思维逻辑和思维连贯性等。

⑥复杂运动排序的心理功能，调节运动产生的速度、反应、质量和时间的心理功能，如紧张时躁动不安、叩击脚趾或扭动手指等。

⑦情感：包括情绪调节和情绪范围。

⑧自我和时间的体验，对自我的身份（包括性别认同）、身体及在现实环境和时间中所处位置的意识。

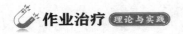

（2）感觉功能。

1）视觉功能：视觉质量、视敏度、视觉稳定性和视野，可在各种距离上发挥的视觉功能，能够增强对环境的视觉认知。

2）听觉功能：声音探测和辨别，感知声音的位置和距离。

3）前庭功能：与位置、平衡及对抗重力的运动有关的感觉。

4）味觉功能：酸、甜、苦、咸，以及联合味觉。

5）嗅觉功能：对气味的感知。

6）本体感觉功能：对身体位置和空间的感知。

7）触觉功能：被他人触摸或触摸各种质地物品的感觉，如麻木感、感觉减退、感觉过敏。

8）内感知：通过特定的感受器感受自身内部器官的变化，如对饥饿、口渴、消化、警觉状态的感知。

9）疼痛：表明某些身体结构存在潜在或实际损伤的不适感，包括全身或局部的疼痛感。

10）温度觉和压力觉：温度觉（冷热感觉）和皮肤受力感。

（3）神经、肌肉、骨骼和运动功能。

1）关节和骨骼的功能：

①关节运动，主要指关节活动范围。

②关节稳定性，主要指维持全身关节的结构完整性，以及与结构完整性相关的关节生理稳定性。

2）肌肉功能：包括肌力、肌张力和肌耐力。

3）运动功能：

①运动反射，由特定刺激所引发的肌肉非自主收缩。

②不自主运动反应，包括姿势反应、身体调整反应、支撑反应。

③自主运动控制，包括手眼协调、脚眼协调、躯体双侧整合、中线交叉、精细和粗大运动控制、动眼功能。

④步态模式，与日常生活活动有关的步态和活动能力，如不对称步态、僵硬步态、跨域步态、画圈步态等。

（4）心血管、血液、免疫和呼吸系统功能。

1）心血管系统功能：维持血压、心率和心律的功能。

2）血液和免疫系统功能：防止异物进入血液循环损伤机体，包括感染、过敏反应。

3）呼吸系统功能：主要指维持呼吸的频率、节奏和深度。

4）其他功能：包括身体耐力、有氧能力、持久度和易疲劳性。

（5）其他相关功能。包括声音和语音功能（言语流利度和说话节奏），消化、代谢和内分泌功能，泌尿生殖功能，皮肤和相关结构（皮肤、头发、指甲）的保护和修复功能。

3. 身体结构

身体结构指身体的解剖部位，如器官、四肢及其组成部分。身体结构的分类也是基于 ICF 的，包括神经系统的结构，与眼睛和耳朵有关的结构，涉及声音和语言的结构，心血管、免疫和呼吸系统结构，消化、代谢和内分泌系统结构，泌尿生殖系统结构及与运动功能有关的结构。作业治疗师深入了解身体结构，以及这些结构之间的相互作用，有助于帮助患者通过作业参与来促进健康、幸福和生活参与。

四、作业范式

作业范式是患者后天获得的、随时间发展起来的、在个人完成作业活动时所表现出来的习惯、常规、角色和遵循的仪式。其中习惯和常规是在角色的要求上建立起来的，并在背景和文化规范的影响下，于作业参与的过程中持续体现，可以促进或妨碍作业表现及技能。作业范式帮助塑造生活方式，实现作业平衡（如在生产性、恢复性和休闲性作业中花费的时间占比适宜）。作业范式受到作业治疗领域其他方面的影响，并会随着时间的推移不断发展。如果作业治疗师考虑患者过去和现在的作业范式，就能够更好地了解患者的作业表现和参与作业的频率和方式。

时间为作业范式提供有组织的结构或节奏。生物节律（睡眠－觉醒周期）、原生家庭的教育、工作和社交日程安排及文化中存在的特定周期范式、时间管理（患者组织、安排、确定作业优先级的方式）、时间使用（患者根据情况调整日程，安排每天、每周、每年如何渡过的方式）都可以影响人们看待和利用时间的方式。

1. 习惯

习惯是指在作业中表现出的特殊的、相对重复的、执行过程变化不大的自动性行为，可以是适应或适应不良的、健康或不健康的、高效或低效的、有益或有害的。

2. 常规

常规是指在日常生活中提供框架的，有规律、有次序的作业，可以促进或损害健康。共同常规由两个或更多人共同参与，不论参与者的个体差异，参与者总是以相似的方式进行，如同事之间以相似的方式进行邮件分类。共同常规可以嵌套在协同作业中，如孩子在母亲的帮助下洗漱，洗漱是孩子常规的一部分，同时为孩子提供协助也是母亲常规的一部分。

3. 角色

角色是社会所期望的、由文化和背景共同塑造的、一系列受到彼此认可的行为，具有一定的社会功能，在个人、团体或群体层面可以进一步对其进行概念化和定义。根据患者过去的作业经历和对未来的期望，角色帮助患者定义自己的身份，有助于患者建立自我认知和作业认同。同时，一些特殊的角色通常与特定的作业相关，如学生的角色通常与学习课堂知识相关。在实践中，作业治疗师需要考虑角色的复杂性，以及刻板印象下导致的局限性。同时，作业治疗师需要观察患者如何构建自己的作业范式，培养并形成支持性的习惯和常规，认同自我需要表达的角色和这些角色是否符合患者的需求。

4. 仪式

仪式是具有精神、文化或社会意义的象征性行动，具有强烈的情感成分，有助于增强患者的身份认同，强化患者的价值观和信仰。仪式由一系列的事件组成，在特定的时间进行。

五、背景

要使患者实现真正的完全参与，作业治疗师单纯地思考参与是不够的，要使患者在其特定的背景中舒适、充分地发挥功能，才能帮助患者找到生活的目标和意义。

背景是指患者所处的环境和不同时期的生活处境，一定程度上决定着作业表现模式，影响人的行为质量和满意度。同一种角色在不同的背景下，其作业表现模式和表现能力是不一样的。通过了解作业能够发生和已经发生的背景，作业治疗师可以更好地理解背景对作业表现模式的总体和潜在影响。背景包括环境背景、个人背景、精神背景和时间背景四个方面。

1. 环境背景

环境背景（Environment context）是人们生活的自然和社会环境，可能会对功能和残疾状况具有积极作用（促进因素）或消极作用（阻碍因素）。环境背景包括文化背景（Cultural context）、物理背景（Physical context）、社会背景（Social context）和虚拟背景（Virtual context）。

（1）文化背景：文化背景指患者以外的人持有的风俗、信仰、行为范式、行为准则、意识形态、价值观、道德规范，以及社会各部门为满足个人、团体和群体的需求而提供的福利、项目和业务规章。文化背景具体包括个人对直系亲属、朋友、同事、邻居、领导、下属及医疗保健人员和其他专业人员持有的态度；社会态度（包括社会歧视）；由地方、区域、国家、国际各级政府或其他权威机构建立的系统；由地方、区域、国家、国际各级政府或其他权威机构制定的规则、法规、公约、标准及其衍生政策等。

（2）物理背景：物理背景指物理环境中有生命和无生命的个体，包括但不限于建筑、自然环境、气候、地形、声音、空气、光线、产品、设备。

（3）社会背景：社会背景指对自己重要的人的利益和期望会影响自身作业表现模式，如照顾者、配偶、父母、亲密的朋友、领导、下属等的利益和期望。

（4）虚拟背景：虚拟背景指不在真实的物理背景中的环境，人们可以通过虚拟背景进行交流，如网上聊天室、论坛、网页等。

2. 个人背景

个人背景（Personal context）是一个人独有的特征，由每人特殊的生活背景塑造。个人背景没有积极或消极的区分，只反映某人是怎样的一个人。当患者提供人口统计学信息时，他们通常就是在描述个人背景。尽管一些人的个人背景会随着时间的推移而变化，但通常个人背景被认为是相对持久而稳定的属性。个人背景包括但不限于年龄、性别、性取向（性偏好、性身份）、种族和民族、社会背景、社会地位、经济情况、教育经历、专业和职业身份等。团体或群体通常是基于相同或相似的个人背景而形成的，这些相似性使得针对整体的作业评估和治疗成为可能。当然，团体或群体中的个人在某些个人背景上也会有所不同。

3. 精神背景

精神背景（Spiritual context）是指人的生活的基本定位，如文化认同和文化态度、宗教信仰、性情、品格、自我定义的背景或潜意识的隐藏背景等。

4. 时间背景

时间背景（Temporal context）也就是多维空间位置背景，如年代、时期、时段、成长经历、某个阶段的生活经历等背景。

六、作业治疗领域各个部分之间的关系

如图 1-3-2 所示，作业范畴、表现技能、个人因素、作业范式、背景之间是相互关联和相互影响的。

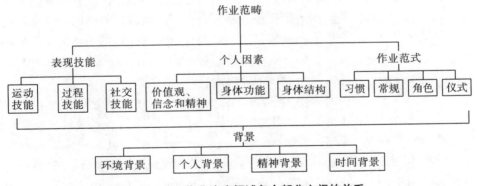

图 1-3-2　作业治疗领域各个部分之间的关系

对患者来说，有目的、有意义的作业在时间的推移中不断发生，这些作业本身可能是仅仅只有参与的人知道或可以被其他人观察到的。在不同的时间节点，患者参与各项作业的优先程度也会有所不同。当作业治疗师对患者进行治疗时，往往是由作业治疗师来决定患者所应该从事的作业类别，以及该项作业由患者单独完成还是与他人共同完成。需要两个或两个以上人员共同配合来完成的作业被称为协同作业，是社交作业中互动性最强的一种。在协同作业中，参与其中的每个个体一般具有相似的身体状况、情绪状况和心理状态。另外，协同作业可以是平行的，也可以是共享的，这种社交中的作业是互惠、互动和嵌套的。

一次作业可以涉及多项活动，产生的结果也可能是多种多样的。患者如何看待一项

作业治疗 理论与实践

作业的种类，会因他们的背景差异而有所不同。所有作业都在特定的背景中发生，并受到作业范式、表现技能、个人因素的影响。例如，坐在教室后排（环境背景）的学生患有近视（个人因素）并且不喜欢戴眼镜（习惯），从而在上课时（教育活动）无法抄写黑板上的笔记（运动技能和过程技能）。

作业既可以帮助患者实现一种平衡的生活方式，使功能得到充分发挥，也可以造成一种失衡的、功能失调的生活方式。值得注意的是，即使是患者认为有意义的作业，也可能会妨碍其他作业的表现，对健康产生负面影响。

（董怡悦）

第四节　《作业治疗实践框架：领域与过程》发展

1979 年，为了响应建立统一报告制度的要求，美国作业治疗协会（American Occupational Therapy Association，AOTA）对《作业治疗产品输出报告系统和作业治疗服务报告统一术语》（以下简称《作业治疗统一术语》）进行了严格审查，并由其代表大会发布了《作业治疗统一术语》（第一版）。1989 年，《作业治疗统一术语》（第二版）由 AOTA 代表大会通过并发布。但是此版本只对作业治疗实践过程中直接服务所涉及的作业表现相关领域和内容做出了明确定义和具体描述。1994 年，AOTA 代表大会通过了《作业治疗统一术语》（第三版），也是目前为止最新一版。此次修订对前两版中涉及的内容进行了补充和扩展，纳入了作业表现背景方面的内容，希望能反映作业治疗从业者的实践情况。以上三个版本，除提供了一致的专业术语外，都反映了作业治疗实践在相应时期发生的变化。并且，随着版本更新，《作业治疗统一术语》的目的渐渐转变为概括和描述作业治疗专业内各个领域的具体内容。

此后，AOTA 制定并出版的《作业治疗实践指南》概述了作业治疗专业的实践状态。综合《作业治疗实践指南》和《作业治疗统一术语》（第三版）修订过程中收集到的反馈意见，AOTA 实践委员会（Commission on Practice，COP）决定制定一份能够更加全面阐释作业治疗专业内容的文件，即《作业治疗实践框架：领域与过程》（Occupational Therapy Practice Framework：Domain and Process，OTPF）。OTPF 是 AOTA 制定的官方文件，初衷是阐明有意义的作业活动对提高服务对象健康和参与水平的独特作用。OTPF 对作业治疗的定义、目标人群和治疗方式进行了全面阐释。

OTPF 分为领域和过程两个主要部分。领域部分描述了作业治疗专业的范围，以及作业治疗从业者必须具备的知识和技能。过程部分描述了在提供作业治疗服务时使用的动态作业方法和以患者为中心的过程。作业治疗的领域和过程指导作业治疗从业者关注作业表现，尽管二者是分开描述的，但实际上，它们在治疗中是不可分割的。

OTPF 每 5 年左右由 AOTA 实践委员会进行一次严格审查，目的是评估 OTPF 的实用性，并进一步对文件内容进行必要的修改和完善。在审查期间，AOTA 实践委员会收集来自各个相关领域人员的反馈，包括但不限于 AOTA 会员、作业治疗学者、作业治疗从业者、AOTA 志愿者，以及其他利益相关者。AOT 实践委员会需要确保在修订和完善 OTPF 期间，接收来自外部和内部的反馈，在做出响应的同时保持 OTPF 内容的完整性。保证每次的修订内容能够反映作业治疗领域的最新进展，并且纳入新出现的概念。

第一版 OTPF（OTPF-1）发行于 2002 年，此后分别于 2008 年、2014 年和 2020年发行 OTPF-2、OTPF-3 和 OTPF-4。

一、OTPF 的起源：《作业治疗统一术语》的发展

（一）《作业治疗统一术语》（第一版）：初次制定作业治疗评估框架

《作业治疗统一术语》（第一版）是根据美国 1975 年的《全体残障儿童教育法案》（Education for All Handicapped Children Act）和 1977 年的《医疗保险、医疗补助反欺诈和滥用修正案》（Medicare Medicaid Anti-Fraud and Abuse Amendments of 1977）（以下简称《修正案》）制定的，《修正案》要求美国卫生和公众服务部（U. S. Department of Health and Human Services，DHHS）为医院的所有部门制定统一的报告系统，包括统一的术语，以此用作医疗报销的决定依据。

1979 年，AOTA 代表大会通过并发布了该文件，但由于涉及价格垄断的问题，美国卫生和公众服务部从未使用过其中的报告系统。与此同时，作业治疗师却逐渐开始使用该文件中的统一术语来讨论专业领域。

在《作业治疗统一术语》（第一版）中，对业内术语进行规范的是作业治疗统一评估检查表（Uniform occupational therapy evaluation checklist），用于收集服务对象的基线数据。作业治疗从业者可以通过观察、访谈、查阅记录等方式来获得服务对象的基本信息，然后使用标准化测试、问卷调查和令服务对象完成特定活动等方式来收集进一步的数据。

《作业治疗统一术语》（第一版）对服务对象的评估包含两个方面：个人背景信息（Demographic information）、技能表现领域（Skills and performance areas）。

1. 个人背景信息

（1）基本资料，包括姓名、地址、电话号码、生日、年龄、性别。

（2）诊疗信息，包括服务对象寻求治疗的日期、原因、转诊来源、临床诊断、症状体征、正在服用的药品等。

（3）个人史，包括成长史、教育史、职业史、用药史等。

2. 技能表现领域

（1）日常活动表现，包括日常生活活动能力、工作、休闲和娱乐活动能力等。

（2）感觉运动功能。

（3）认知功能。

（4）社会心理功能。

（5）治疗性适应能力，包括使用假肢、矫形器、辅助器具的能力。

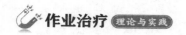

（6）预防损伤能力，包括保护关节、维持姿势、储备能量等能力。

该文件要求作业治疗从业者针对以上两个方面对服务对象进行全方位评估，对所有的子类别情况进行记录，明确需要进一步评估的方面，进一步进行必要的评估（如对于只存在感觉统合障碍的服务对象，不进行日常生活活动能力的评估）。

（二）《作业治疗统一术语》（第二版）：修订评估与治疗框架

尽管最初制定《作业治疗统一术语》（第一版）的目的是用于医疗报销的决策，但越来越多的作业治疗从业者将它用于推进行业内术语的统一。1985 年，AOTA 实践委员会成立了统一术语特别小组（Uniform terminology task force），收集来自各方的反馈意见，对《作业治疗统一术语》（第一版）进行审查修订。

《作业治疗统一术语》（第二版）于 1989 年由 AOTA 代表大会通过并发布，其中不再包括《作业治疗统一术语》（第一版）中的"产品输出报告系统"，只定义和描述作业治疗从业者对患者提供直接服务时的相关内容，不涉及间接服务的相关概念。该版文件的目的是反映当前的作业治疗实践情况，进一步促进行业内术语的统一。

《作业治疗统一术语》（第二版）移除了关于个人背景信息的说明，将评估内容分为作业表现范畴（Occupational performance areas）和作业表现成分（Occupational performance components）。作业表现范畴是服务对象需要完成的作业，作业表现成分是完成这些作业所需的各项基本能力。例如，一名工伤的服务对象想要重返工作岗位，工作内容就是作业表现范畴，而工作所需的肌力、肌耐力、时间管理等能力就是作业表现成分。作业治疗从业者的职责就是运用自己的专业能力帮助该服务对象重返工作岗位，可以为其进行运动功能训练、制作代偿辅助器具，或者建议其更换一份更容易完成的工作等。

1. 作业表现范畴

日常生活活动、工作、休闲和娱乐活动等。

2. 作业表现成分

感觉运动、认知整合、心理功能等。
在对服务对象实施评估和治疗时，都要在相应框架中进行。

（三）《作业治疗统一术语》（第三版）：纳入情景因素

《作业治疗统一术语》（第三版）于 1994 年由 AOTA 代表大会通过并发布，该文件的发行目的是为作业治疗关键领域提供通用纲要，创建通用术语，帮助人们理解作业治疗的本质。它在第二版的基础上进行了扩展，反映作业治疗专业当前的实践情况，并增添了情景方面的内容。在第二版以作业表现范畴和作业表现成分为主体的框架基础上，《作业治疗统一术语》（第三版）增加了作业表现情景（Occupational performance contests）作为第三方面的主体内容，指的是影响服务对象参与作业的各种境况或因素。作业表现情景分为两个方面。

1. 时间因素

实足年龄、发展年龄、关键生活阶段、健康状况等。

2. 环境因素

物理环境、社会环境、文化环境等。

作业治疗重视作业表现情景的一个原因是作业表现范畴、作业表现成分和作业表现情景三者相互影响，提高服务对象在理想作业中的表现是作业治疗的终极目标，治疗重点是如何提升各项作业表现成分，而服务对象所处的情景又会对其作业表现成分产生显著影响，因此作业治疗从业者不能孤立地考虑作业表现成分的问题，而应将作业表现成分放在服务对象独有的情景中进行综合考量，这也是作业治疗与物理治疗思维的显著差异之一。

例如，一名服务对象存在肌力下降的问题，物理治疗师的主要目标是促进肌力增强，治疗计划即围绕肌力增强这个总目标来制订。而作业治疗从业者只有在肌力下降影响了理想的作业表现范畴时，才会考虑肌力问题。如果服务对象需要进行家务劳动，作业治疗从业者可以设计一些厨房活动来增强肌力，如做饭和整理杂务；也可以针对环境进行适应性调整，如建议服务对象用重量较轻的工具替换沉重的厨具，减少安全隐患，使服务对象能够安全地进行作业。

作业治疗重视作业表现情景的另一个原因是尊重个体差异，在治疗中要观察、考虑并记录每个服务对象独特的生活模式，而不是将所谓的典型模式强加给服务对象。因为文化背景或成长经历不同，家务劳动对于一些服务对象来说属于必需的工作和生产性活动，而对于另一些服务对象来说也许只是一项减压放松的休闲和娱乐活动。对于需求不同的服务对象，作业治疗师在整个治疗过程中的关注重点，以及目标和计划的制订都会有所不同。

二、OTPF 的制定和发展

1998 年秋天，AOTA 实践委员会开始对《作业治疗统一术语》（第三版）进行审查，征求业内对文件的修订意见。自上次修订以来，作业治疗的实践环境已经发生了重大改变，人们对专业的理解及作业治疗从业者提供服务的方式也在不断变化，因此 AOTA 实践委员会决定制定一份不同的文件，即《作业治疗实践框架：领域与过程》（OTPF）。

（一）"作业"和"独立"的定义

第一版 OTPF（OTPF-1）首次对"作业"给出了清晰的定义：作业是由个体和文化命名、组织，并赋予价值和意义的一系列日常活动，是使人们感觉充实的一切活动，包括自我照料、享受生活、对其所在社区的社会和经济结构做出贡献等。

该文件同时对"作业"和"活动"二者的区别进行了说明：作业是一个人生活中具有独特意义和目的的活动，是一个人身份和能力的核心，它影响一个人如何做决定、如何度过时间；而活动是泛指的名词，指一般的、目标导向的人类活动。作业一定是活动，反之活动却不一定是作业，只有对服务对象来说有一定的重要性、有意义、能够从中体会到满足感和成就感的活动，才能称之为作业。使服务对象参与作业既是作业治疗的手段，也是通过治疗想要达成的结果。参与有意义的作业，能对服务对象的健康、幸福水平和生活满意度产生积极影响。

第二版 OTPF（OTPF-2）提出了协同作业（Co-occupations）的概念，指的是需要两个或两个以上人员共同完成的作业。协同作业是互惠、互动和嵌套的，例如照护需要照护者和被照护者双方的积极参与，养育孩子时吃饭、喂养、抚慰等涉及父母、伴侣、孩子等多方的参与。

OTPF-2 也对"独立"给出了新的定义。该文件指出，尽管提高服务对象的独立能力是作业治疗的目的之一，但并非身体必须与环境或物品接触才是独立，服务对象在经过改造的环境里行动、使用设备进行辅助，或是指使他人代为完成某项活动，只要对目前的状态感到满意，都可以算作独立。同样重要的是，并不是每个服务对象都将独立等同于成功，相互依赖、协同作业也是成功的一种形式。服务对象如何看待成功，受到个人因素（包括文化）的影响。

（二）作业治疗的实施层面

国外的作业治疗文件通常将受众称为"服务对象"（Client），之所以不用"患者"（Patient）这个词，是因为除了患者，作业治疗的受众还包括健康但有需求者、亚健康人群、患者的家属及其他利益相关者。

OTPF-2 将服务对象划分为三个层面：个人（Person）、团体（Group）、群体（Population）。个人即服务对象本人，也包括其照护者；团体是个人的小范围聚集，如家庭、班级；群体是拥有某种共同点的人群集合，如某校的所有学生、某社区的所有脑卒中幸存者。

第四版 OTPF（OTPF-4）更加关注团体和群体服务对象，对团体和群体层面实施治疗的方式提供了具体案例。在不同的层面，可以利用不同平台的资源来取得治疗效果。以患糖尿病的中学生为例：个人层面，对该学生进行医学知识教育，培养定期检测血糖的习惯；团体层面，以校内所有糖尿病患者为治疗对象，作业治疗从业者与校方合作，购置血糖监测设备，校方对所有患者进行统一的指标监控；群体层面，以所有在校人员为目标，向校方建议提供多样化的食物选择，满足不同的饮食需求。

医院内康复医学科开展的一般是针对个人的治疗；团体层面的介入需要作业治疗从业者找出团体面临的共性问题，提供通用的解决方案，提高效率的同时也能节省资源；群体层面是更宏观的介入角度，通常是通过推行某项政策、改造城市社区环境等，来为某个特定群体争取利益。

（三）OTPF 中作业治疗领域的发展

OTPF-1 对《作业治疗统一术语》（第三版）中的三大主体内容（作业表现范畴、作业表现成分和作业表现情景）进行了修订，使之匹配《国际功能、残疾和健康分类》

（ICF）中的相关概念。其中，"作业表现范畴"修改为"作业范畴"（Areas of occupation），"作业表现成分"修改为"表现技能"（Performance skills），"作业表现情景"修改为"情景"（Context or contexts），含义与《作业治疗统一术语》（第三版）基本一致，并加入了"表现模式"（Performance patterns）、"活动需求"（Activity demands）和"服务对象因素"（Client factors）三个方面的内容。在第三版 OTPF（OTPF-3）中，"作业范畴"又被修订为"作业"（Occupations），"活动需求"从作业治疗领域中移除，另在作业治疗过程的概述中进行说明。

OTPF-4 沿用了 OTPF-3 的作业治疗领域框架，因此 OTPF-4 中的作业治疗领域也包含 5 个方面的内容：作业、表现技能、情景、表现模式、服务对象因素，其中作业、表现技能和情景与《作业治疗统一术语》（第三版）中的作业表现范畴、作业表现成分和作业表现情景基本一致。

在新增的作业治疗领域内容中，表现模式指的是服务对象在日常作业中的习惯、常规和角色。习惯是特定的、自发的行为；常规是日常生活中既定的作业或活动序列，如每天的清洁、通勤；角色是一系列具有社会认同和公认准则的行为综合，如作为父母或子女的角色。表现模式随着时间的推移逐渐发展，且会受到情景的影响。作业表现不只由服务对象的能力决定，也会受到表现模式的影响，如果服务对象拥有完善的能力，但不在生活中充分应用，也有可能会导致参与受限。例如，一位营养师不为自己准备饭菜，而是每天吃快餐；一个小孩通过玩游戏来锻炼手眼协调功能，却过度沉溺游戏。这些不良的表现模式会影响健康状况或影响其他作业表现。作业治疗从业者除了要帮助服务对象提升各项能力，也要了解服务对象在生活中是否真的会使用在治疗中习得和提高的技能，花在各项作业上的时间是否合理，并帮助服务对象建立良好的习惯和常规，充分表达角色、履行职责，才能最大限度地促进健康、提高参与。

服务对象因素包括身体功能（包括心理功能）和身体结构，服务对象因素会影响作业表现，反之，作业表现也会影响服务对象因素。在实施治疗的过程中，身体功能和身体结构是作业治疗从业者需要考虑的因素，但不是作业治疗所关注的重点。

（四）OTPF 中作业治疗过程的发展

从 OTPF-1 到 OTPF-4，作业治疗过程均包含评估（Evaluation）、治疗（Intervention）和结果（Outcome）三个步骤。

评估包括作业简况和作业表现分析。作业简况指通过直接询问问题，获取服务对象与作业相关的历史信息，如服务对象曾经参与哪些作业、寻求作业治疗的目的和主要关心的问题是什么、价值观和兴趣如何等，以此来初步了解服务对象的情景、表现模式和服务对象因素。作业表现分析则指通过观察服务对象实际完成某项作业的过程，来判断表现技能的高低，并根据发现的问题选择合适的工具以进行更加细致的评估。

从 OTPF-3 起，"活动需求"被纳入作业治疗过程中。根据评估结果确定服务对象的活动需求，即完成一项作业所需的工具、时间、空间和身体功能等条件，制订满足这些条件的治疗计划，然后实施治疗。治疗的实施方式分为直接服务和间接服务。在直接服务中，作业治疗从业者直接接触服务对象，如在康复科治疗室进行日常生活活动能力

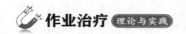

训练；在间接服务中，作业治疗从业者通过其他渠道为服务对象争取利益来间接达到有益的效果，如向市政规划部门提出倡议，在地铁站等公共场所修建更好的无障碍设施。治疗可以是对某个服务对象进行单独治疗，也可以开展团体治疗训练，如老年人通过在团体治疗中互相观察和交流，更有可能建立稳定的社会关系，有利于提高幸福感、自我效能感和独立性，培养良好的生活态度和行为方式。

在整个治疗过程中及治疗结束时需要对服务对象进行再评估，多方面衡量服务对象通过作业治疗取得的进展。

OTPF-4 引入了患者结果报告（Patient reported outcome，PRO）作为评估结果的方式之一。PRO 是指直接来自患者的、没有经过临床医生或其他人员描述及解释的所有健康报告，包括外貌、信心、幸福感、生活质量等方面。因为作业治疗从业者使用的评估量表所显示的治疗进展与服务对象主观认为取得的进展通常并不一致，因此需要使用 PRO 来了解服务对象经过治疗后的主观感受，这体现了作业治疗专业以服务对象为中心的特点。

（五）总结

作为目前作业治疗领域和过程的最新描述，OTPF-4 始终秉持 AOTA 自 1917 年成立以来的核心价值观，即治疗性的作业是弥补疾病和维持健康的一种方式。AOTA创始人强调与每位服务对象建立治疗性关系的重要性，并根据每位服务对象的环境、价值观、目标和愿望制订治疗计划，同时主张在系统观察和治疗的基础上进行科学实践。

OTPF-4 描述了作业治疗的核心概念，建立了针对该学科基本宗旨和愿景的共识。OTPF-4 需要结合专业知识和临床证据，在特定领域内指导作业治疗从业者对服务对象实施治疗。此外，OTPF-4 也可以用于学生的学术活动，帮助作业治疗从业者与公众和政策制定者进行沟通，并提供业内通用的规范术语。

（董怡悦　张佳熠　吴萍）

主要参考文献

[1] Aarts H, Dijksterhuis A. Habits as knowledge structures: automaticity in goal-directed behavior [J]. J Pers Soc Psychol, 2000, 78 (1): 53-63.

[2] The American Occupational Therapy Association. Uniform terminology for occupational therapy-Second Edition [J]. Am J Occup Ther, 1989, 43 (12): 808-815.

[3] The American Occupational Therapy Association. Uniform terminology for occupational therapy—third edition [J]. Am J Occup Ther, 1994, 48 (11): 1047-1054.

[4] Commission on Practice. Position paper. Broadening the construct of independence [J]. Am J Occup Ther, 2002, 56 (6): 660.

[5] The American Occupational Therapy Association. Occupational Therapy Practice Framework: domain and process [J]. Am J Occup Ther, 2002, 56 (6): 609-639.

［6］Occupational Therapy Code of Ethics（2015）［J］. Am J Occup Ther，2015，69 Suppl 3：6913410030p1－8.

［7］The American Occupational Therapy Association. Standards of practice for occupational therapy［J］. Am J Occup Ther，2021，75（Suppl 3）：7513410030.

［8］The American Occupational Therapy Association. Occupational therapy practice framework：domain and process－Fourth Edition［J］. Am J Occup Ther，2020，74（Supplement_2）：7412410010p1－7412410010p87.

［9］Bargh JA，Chartrand TL. The unbearable automaticity of being［J］. Am Psychol，1999，54（7）：462－479.

［10］Baum MC，Edwards D. Position paper：occupational performance：occupational therapy's definition of function. American Occupational Therapy Association［J］. Am J Occup Ther，1995，49（10）：1019－1020.

［11］Christiansen CH，Baum CM，Bass JD. Occupational therapy：performance，participation and well－being［M］. 4th ed. Thorofare，NJ：SLACK，2014.

［12］Anderson V，Beauchamp MH. Developmental social neuroscience and childhood brain insult：Theory and practice［M］. New York：The Guilford Press，2012.

［13］Breines EB. Understanding "occupation" as the founders did［J］. Br J Occup Ther，1995，58（11）：458－460.

［14］Carlson M，Dunlea A. Further thoughts on the pitfalls of partition：a response to Mosey［J］. Am J Occup Ther，1995，49（1）：73－81.

［15］Clark FA. Reflections on the human as an occupational being：Biological need，tempo and temporality［J］. J Occup Sci，1997，4（3）：86－92.

［16］Clark FA，Parham D，Carlson ME，et al. Occupational science：academic innovation in the service of occupational therapy's future［J］. Am J Occup Ther，1991，45（4）：300－310.

［17］Clark FA. The concepts of habit and routine：a preliminary theoretical synthesis［J］. OTJR－Occup Part Heal，2000，20（1 Suppl）：123S－137S.

［18］Cohn ES. Asserting Our competence and affirming the value of occupation with confidence［J］. Am J Occup Ther，2019，73（6）：7306150010p1－7306150010p10.

［19］Csikszentmihalyi M. Activity and happiness：toward a science of occupation［J］. J Occup Sci，1993，1（1）：38－42.

［20］Dunn WW. Habit：What's the brain got to do with it?［J］. OTJR－Occup Part Heal，2000，20（1Suppl）：6S－20S.

［21］Edgelow M. Krupa TM. Randomized controlled pilot study of an occupational time－use intervention for people with serious mental illness［J］. Am J Occup Ther，2011，65（3）：267－276.

［22］Eklund M，Orban K，Argentzell E，et al. The linkage between patterns of daily occupations and occupational balance：Applications within occupational science

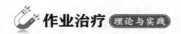

and occupational therapy practice [J]. Scand J Occup Ther, 2017, 24 (1): 41—56.

[23] Esdaile SA, Olson JA. Mothering occupations: Challenge, agency, and participation [M]. Philadelphia: F. A. Davis, 2004.

[24] Farnworth L. Doing, being, and boredom [J]. J Occup Sci, 1998, 5 (3), 140—146.

[25] Fidler GS, Fidler JW. Occupational therapy: A communication process in psychiatry [M]. New York, Collier—Macmillan, 1963.

[26] Fiese BH. Routines and rituals: opportunities for participation in family health [J]. OTJR—Occup Part Heal, 2007, 27 (1 Suppl): 41S—49S.

[27] Pendleton HM, Schultz—Krohn W. Pedretti's occupational therapy: Practice skills for physical dysfunction [M]. 6th ed. St. Louis: Mosby, 2006.

[28] Gallew HA, Mu K. An occupational look at temporal adaptation: night shift nurses [J]. J Occup Sci, 2004, 11 (1): 23—30.

[29] Hasselkus BR. The meaning of everyday occupation [M]. 2nd ed. Thorofare, NJ: SLACK, 2011.

[30] Hildenbrand WC, Lamb AJ. Occupational therapy in prevention and wellness: retaining relevance in a new health care world [J]. Am J Occup Ther, 2013, 67 (3): 266—271.

[31] Jackson J, Carlson M, Mandel D, et al. Occupation in lifestyle redesign: the well elderly study occupational therapy program [J]. Am J Occup Ther, 1998, 52 (5): 326—336.

[32] Jonsson H. A new direction in the conceptualization and categorization of occupation [J]. J Occup Sci, 2008, 15 (1): 3—8.

[33] Kielhofner GW, Burke JP. Occupational therapy after 60 years: an account of changing identity and knowledge [J]. Am J Occup Ther, 1977, 31 (10): 675—689.

[34] Kielhofner GW. Conceptual foundations of occupational therapy practice [M]. Philadelphia: F. A. Davis, 2009.

[35] Mhsc FK, Hocking C, Sutton D. Why routines matter: The nature and meaning of family routine in the context of adolescent mental illness [J]. J Occup Sci, 2012, 19 (4): 312—325.

[36] Crepeau EB, Cohn ES, Schell BAB. Willard & Spackman's occupational therapy [M]. 10th ed. Philadelphia: Lippincott Williams & Wilkins, 2004.

[37] Larson EA, Zemke R. Shaping the temporal patterns of our lives: The social coordination of occupation [J]. J Occup Sci, 2003, 10 (2): 80—89.

[38] Law M, Cooper B, Strong S, et al. The person—environment—occupation model: a transactive approach to occupational performance [J]. Can J Occup

Ther, 1996, 63 (1): 9—23.

[39] Law M, Baum MC, Dunn WW. Measuring occupational performance: Supporting best practice in occupational therapy [M]. Thorofare, NJ: SLACK, 2001.

[40] Molineux M. Occupation for occupational therapists [M]. Oxford: Blackwell, 2004.

[41] Magasi S. Social support and social network mobilization in older African American women who have experienced strokes [J]. Disabil Stud Q, 2004, 24 (4).

[42] McElroy T, Muyinda H, Atim S, et al. War, displacement and productive occupations in northern Uganda [J]. J Occup Sci, 2012, 19 (3): 198—212.

[43] Molke DK, Laliberte—Rudman D, Polatajko HJ. The promise of occupational science: a developmental assessment of an emerging academic discipline [J]. Can J Occup Ther, 2004, 71 (5): 269—280, 280—281.

[44] Moyers PA. The guide to occupational therapy practice. American Occupational Therapy Association [J]. Am J Occup Ther, 1999, 53 (3): 247—322.

[45] Nelson DL. Occupation: form and performance [J]. Am J Occup Ther, 1988, 42 (10): 633—641.

[46] Nelson DL. Why the profession of occupational therapy will flourish in the 21st century. The 1996 Eleanor Clarke Slagle Lecture [J]. Am J Occup Ther, 1997, 51 (1): 11—24.

[47] Nurit W, Michal AB. Rest: a qualitative exploration of the phenomenon [J]. Occup Ther Int, 2003, 10 (4): 227—238.

[48] Persson D, Eklund M, Isacsson Å. The experience of everyday occupations and its relation to sense of coherence: A methodological study [J]. J Occup Sci, 1999, 6 (1), 13—26.

[49] Pickens ND, Pizur—Barnekow K. Co—occupation: extending the dialogue [J]. J Occup Sci, 2009, 16 (3): 151—156.

[50] Pierce D. Untangling occupation and activity [J]. Am J Occup Ther, 2001, 55 (2): 138—146.

[51] Primeau L. Divisions of household work, routines, and child occupations in families [J]. J Occup Sci, 2000, 7 (1), 19—28.

[52] Schell BAB, Gillen G. Willard and Spackman's occupational therapy [M]. 13th ed. Philadelphia: Wolters Kluwer, 2019.

[53] Scaffa ME, Reitz SM. Occupational therapy in community—based practice settings [M]. 2nd ed. Philadelphia: F. A. Davis, 2013.

[54] Kramer P, Hinojosa J, Royeen CB. Perspectives in human occupation: Participation in life [M]. Philadelphia: Lippincott Williams & Wilkins, 2003.

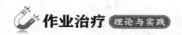

［55］ Segal R. Family routines and rituals: a context for occupational therapy interventions ［J］. Am J Occup Ther, 2004, 58 (5): 499−508.

［56］ Stanley M. An investigation into the relationship between engagement in valued occupations and life satisfaction for elderly South Australians ［J］. J Occup Sci, 1995, 2 (3), 100−114.

［57］ Taylor RR. Kielhofner's model of human occupation: theory and application ［M］. 5th ed. Philadelphia: Lippincott Williams& Wilkins, 2017.

［58］ Taylor RR. The intentional relationship: occupational therapy and use of self ［M］. 2nd ed. Philadelphia: F. A. Davis, 2020.

［59］ Trombly CA. Occupation: purposefulness and meaningfulness as therapeutic mechanisms. 1995 Eleanor Clarke Slagle Lecture ［J］. Am J Occup Ther, 1995, 49 (10): 960−972.

［60］ Unruh AM. Reflections on: "So... what do you do?" Occupation and the construction of identity ［J］. Can J Occup Ther, 2004, 71 (5): 290−295.

［61］ Simon UA, Collins CER. Lifestyle Redesign® for Chronic Pain Management: A Retrospective Clinical Efficacy Study ［J］. Am J Occup Ther, 2017, 71 (4): 7104190040p1−7104190040p7.

［62］ Vance DE, Wadley VG, Ball KK, et al. The effects of physical activity and sedentary behavior on cognitive health in older adults ［J］. J Aging Phys Act, 2005, 13 (3): 294−313.

［63］ Wagman P, Håkansson C, Jonsson H. Occupational balance: A scoping review of current research and identified knowledge gaps ［J］. J Occup Sci, 2015, 22 (2), 160−169.

［64］ Weinblatt N, Ziv N, Avrech−Bar M. The old lady from the supermarket − Categorization of occupation according to performance areas: Is it relevant for the elderly ［J］. J Occup Sci, 2000, 7 (2), 73−79.

［65］ Whiteford GE, Wilcock AA. Centralizing occupation in occupational therapy curricula: Imperative of a new millennium ［J］. Occup Ther Int, 2001, 8 (2), 81−85.

［66］ Wilcock AA. Occupational science ［J］. Br J Occup Ther, 1991, 54 (8), 297−300.

［67］ Wilcock AA. A theory of the human need for occupation ［J］. J Occup Sci, 1993, 1 (1), 17−24.

［68］ Wilcock AA. The occupational brain: a theory of human nature ［J］. J Occup Sci: Australia, 1995, 2 (1), 68−73.

［69］ Wilcock AA. An occupational perspective of health ［M］. 2nd ed. Thorofare, NJ: SLACK, 2006.

［70］ Wilcock AA. Reflections on doing, being and becoming ［J］. Aust Occup Ther

J，1999，46（1），1—11.

[71] Wilcock AA. Occupational science：the key to broadening horizons [J]. Brit J Occup Ther，2001，64（8）：412—417.

[72] Wilcock AA. Occupational science：bridging occupation and health [J]. Can J Occup Ther. 2005，72（1）：5—12.

[73] Wood W，Quinn JM，Kashy DA. Habits in everyday life：thought，emotion，and action [J]. J Pers Soc Psychol，2002，83（6）：1281—1297.

[74] Yerxa EJ. Occupational science：A new source of power for participants in occupational therapy [J]. J Occup Sci，1993，1（1）：3—9.

[75] Yerxa EJ. An introduction to occupational science，a foundation for occupational therapy in the 21st century [J]. Occup Ther Heal Care，1990，6（4）：1—17.

[76] Johnson JA，Yerxa EJ. Occupational science：The foundation for new models of practice [M]. New York：Haworth Press，1989.

[77] Zuzanek J. Time use，time pressure，personal stress，mental health，and life satisfaction from a life cycle perspective [J]. J Occup Sci，1998，5（1）：26—39.

[78] Kielhofner G. Conceptual foundations of occupational therapy practice [M]. Philadelphia：F. A. Davis，2009.

第二章　作业治疗模型

作业治疗模型（Occupational therapy model，OTM）是作业治疗的哲学构架和专业框架，是作业治疗的专业核心和灵魂所在，是诠释作业治疗专业技术内在理论的源泉，是针对作业治疗完整、系统、整合的理论观点与实践方法。这些模型在作业治疗哲学假设的指引下，根据基础理论及案例的支持验证形成。根据这些模型，总结参考框架及方法，并应用于实践，然后通过不断证实哲学假设进一步丰富理论，再指导实践，如此反复升华，如图 2－0－1。

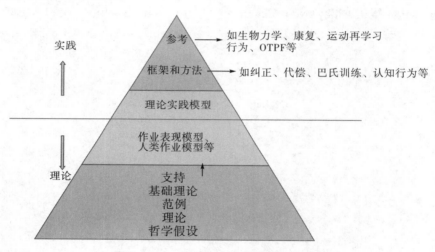

图 2－0－1　作业治疗模型的形式与发展

作业治疗师（Occupational therapist，OT）在不同作业治疗模型的理论和方法指引下为患者提供各种专业的技术服务，帮助患者提升个人生活、教育、工作、娱乐和休闲等各方面的能力，帮助其融入家庭、社会，展现自我，体现自我价值，重获新生。常用的作业治疗模型有作业表现模型（Occupational performance model，OP）、人类作业模型（Model of human occupation，MOHO）、人、环境与作业模型（Person－environment－occupation model，PEO）、河流模型（Kawa model）等。

第一节　作业表现模型

作业表现模型（Occupational performance model，OP）最早由 Reilly、Mosey 等人于 20 世纪 60 年代初提出，是最早发表的作业治疗模型，后来出现的很多新的模型都有作业表现模型的身影。《作业治疗统一术语》（第三版）将作业表现模型作为作业治疗的世界性蓝本，正式名称为作业治疗实践框架。最早的作业表现模型经过半个多世纪的发展，已成为 AOTA 的一份官方文件（OTPF-4）。作业表现模型不仅仅是一个简单的分类、理论或者作业治疗模型，而是必须和作业、作业治疗相关的知识及临床循证证据合并使用，帮助作业治疗从业者定义和指导作业治疗实践。

作业表现模型中的作业表现（Occupational performance）指个体从事某项作业时的表现，是作业治疗的根本目标。其关注的作业范畴包括日常生活活动、工作和生产性活动、休闲和娱乐活动、社会参与等。躯体功能是从事某项作业的基础，该模型也强调躯体功能的重要性，如肌力、耐力、关节活动度、灵活性等在作业中的作用。

"功能"为事物或者方法所发挥的有利的作用、效能，是人类一定活动的决定因素。然而，作业治疗所提到的作业表现，不仅仅是躯体结构本身的作用、效能等，更多的是把个体看作一个完整的人，尤其关注日常活动中作业的能力。"能力"为人们顺利完成某一活动所必需的主观条件。在诠释个体作业表现时能力与躯体功能并非成正比，如游泳可以不同时使用手脚，吃饭可以不使用右手，也并非一定要使用筷子的功能。所以在作业治疗领域中，对于个体的治疗干预，更多是以个体为中心，充分发掘其现有的主观条件，让其无论在何种文化和环境下都能很好地展现自我、实现自我。除此之外，我们也不能忽视躯体功能在特定时间、环境下对个体的作业表现的影响。

作业技能（Occupational skill）是作业的基本组成部分。作业技能不完全由躯体结构和功能决定，作业技能更多地体现于作业过程中的方式、方法，更倾向于作业过程中的策略。2014 年 Fisher and Griswold 把作业技能分为运动技能、过程技能及社交技能，是个体在活动中的各个环节所表现出来的能力，包括运动和实践技能、感觉和感知觉技能、情绪调控技能、认知技能、交流和社会技能、环境适应技能等，躯体结构和功能及其他因素（外界、他人影响等因素）对这些作业技能有着重要的影响。

个体的作业表现及作业技能的表达是非常复杂的。我们常根据常规模型应用效果来判断某一个体的模型是否应用正常，这样的惯性思维一直指导着我们，但应注意每一个个体都是独特的。随着人们对生命认识的不断加深，对曾经认为是"异常"的少数，也会有更加科学的认识。我们以个体为中心不断体现"全人"这一科学的命题，在不同的时间、环境等背景下帮助个体以不同的机体结构、功能及表现技能，展示个体的能力、表达自我、体现自我、推动社会文明的不断进步。

很长一段时间内人们普遍认为作业表现模型的要素包含运动、感觉整合、认知、心

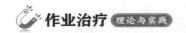

理、社会，现在将其修正为感觉运动、认知和社会心理这三个要素，并把时间、空间的影响也纳入其中，更加完善作业治疗的范围及其过程。

一、作业表现范畴（Occupational performance areas）

作业治疗所关注的领域包括个体的方方面面，但是太多的内容在临床中无法指导实践。在作业表现模式中，学者把作业治疗进行简单的分类和规范，相关内容在第一章第三节中有过介绍，这里不再赘述。

1. 基础性日常生活活动（Basic activities of daily living，BADL）

基础性日常生活活动是人独立生活的基本需求。基础性日常生活活动的独立性不仅展示人类的尊严感，也是生活质量的重要体现和幸福感的重要来源。

对于不同个体其独立性是不一样的，这与文化环境息息相关。例如某位患者在医院里完全由妻子帮助洗澡，这被理解为完全依赖。但是如果这位患者在结婚前都是自己洗澡，结婚后就一直由妻子帮忙洗澡，那么这一活动也许是其夫妻关系的一种体现，在这样的情况下我们不会认为洗澡这一活动为完全依赖。

基础性日常生活活动的独立性是个体自我指导、自我决定的。其最佳独立性是由个体的参与能力、是否能表现出最合适的行为以及特定的时间、环境背景等因素决定的，也是由个体自我满意度决定的。我们常把基础性日常生活活动称为自我照顾（Self-care），以自我照顾为导向的活动是个体生存和健康所必需的。

临床中我们用巴氏指数（Barthel Index，BI）或改良巴氏指数（Modified Barthel Index，MBI）将基础性日常生活活动总结成10项进行评估，即个人卫生、进食、穿衣、如厕、洗澡、床椅转移、步行（轮椅操控）、上下楼梯、膀胱控制（小便控制）、肛门控制（大便控制）。

2. 工具性日常生活活动（Instrumental activities of daily living，IADL）

工具性日常生活活动指基于居家或社区的需要，比基础性日常生活活动更复杂的活动，包括照顾他人、照顾宠物、抚养孩子、交流联系、社区流动、财务管理、健康管理和维持、家庭建设和管理、做饭和家务、安全步骤和紧急情况的处理、购物等。临床中我们常用中文版日常家居及社区活动能力量表（Chinese Lawton IADL Scale）进行评估。

3. 工作和生产性活动（Work and productive activities）

1）教育：包括正式或非正式地参与教育活动以及兴趣爱好的学习。正式的教育活动指学术性的、非学术性的、课外的、职业训练的教育活动。非正式的教育活动指参加一些自己有兴趣的培训班或者团队活动。

2）工作：指就业或职业，包括识别、挑选、获取工作信息以及获得职位，如找工作、准备面试、面试等活动，也包括工作表现，如工作习惯、与同事或上级的关系、完成工作任务、服从工作规章制度等，还包括退休准备和适应等，以及有兴趣参与的义务工作。工作是人们在生活过程中所想要做的、被期望或被要求做的作业活动。工作是需要通过学习并努力参与才能完成的作业活动，是人们相互交流、相互支持，并获得收获、尊重、认可、理解以及幸福感的活动过程。

4. 休闲和娱乐活动（Leisure and play）

休闲活动是在非劳动及非工作时间内以各种玩的方式求得身心的调节与放松（Adjustment and relaxation），以生命保健、体能恢复、身心愉悦为目的的业余生活活动。科学文明的休闲活动可以有效地促进能量的储蓄和释放，它包括对智能、体能的调节和生理、心理机能的锻炼。休闲活动从本质上来说是有目的、有用的、无利益驱动的活动，包括主动式休闲，如打太极、茶道、体操、跑步、散步、钓鱼、游泳等，也包括被动式休闲，如看电视、听广播等。

娱乐活动是一种通过使用自己和他人的某些技巧而使参与者喜悦且能表达自己情绪，并带有一定启发性的活动，指有组织或无组织地提供娱乐的活动，包括交际活动，如参加舞会、朋友会等，也包括艺术活动，如听音乐会、看画展等。

休闲和娱乐活动需要兴趣和参与。兴趣指对活动的识别、活动的准备、活动的学习等方面具备一定技能技巧。参与不仅仅是指能加入、融入活动，还指能合理运用时间，维持工作中其他领域与休闲的平衡。

5. 社会参与（Social participation）

社会参与是在某个特定的社会体系内，人们对社会的某个方面，如政治、经济、文化、社会工作等相关活动的意识参与和行为参与，如在社区中（邻居、组织、学校、工作系统等）的互动活动，在家庭中作为不同角色的互动活动，在和同伴、朋友等不同亲密层次中的互动活动。社会参与是在一定政治、经济、文化等框架因素下进行的活动，社会参与能提高和增加个体在社会中的自主意识和自主空间，进一步体现社会价值。

二、作业表现成分

作业表现成分（Performance components）是完成作业活动的因素，包括五项基本组成部分。

1. 运动

运动指骨骼肌肉方面的功能情况，如反射、关节活动度、肌张力、肌力、耐力、姿势控制、姿势摆放，以及软组织、骨骼、神经等处的结构完整性等。

2. 感觉

感觉指身体接受和反映来自环境的感觉输入的方式，如视觉、听觉、触觉、前庭觉等。

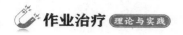

3. 认知

认知指知觉、记忆力、智力等。

4. 心理

心理指个人情绪和情感经历、心理状态，会带来自信表达、恐惧情感、妄想等。

5. 社会

社会指影响人与环境交互的因素。

三、作业表现模式

作业表现模式（Performance pattern）是在某人完成作业活动时所表现出来的习惯、常规和角色。习惯指在作业活动中表现出的特殊的自动性行为；常规指在日常生活中提供框架且有次序的作业活动的行为规范；角色指彼此认可的一套行为，具有一定的社会功能。作业表现模式是随时间发展起来的，习惯和常规是在角色的要求上建立起来的。作业活动通过这三个因素表现出个体的独特性，作业表现模式也在一定程度上影响个体的作业表现，并受作业表现成分的影响而不同。

四、作业表现背景

作业表现背景（Performance context）指影响人的表现行为的因素，包括下面四个方面。

1. 环境背景

环境背景（Environment context）包括文化背景（Cultural context），如风俗、信仰、行为模式、行为准则和期望接受或认可其个人的社会成员等；物理背景（Physical context），如建筑、自然环境、气候、地形等；社会背景（Social context），指对自己重要的人的利益和期望，会影响到自身的作业表现，如照顾者、配偶、父母、亲密朋友的利益和期望；虚拟背景（Virtual context），指通过网络或其他方式进行交流的环境（不在真实的物理环境中），如网上聊天室、网页等。

2. 个人背景

个人背景（Personal context）包括年龄、性别、社会背景及教育状态等。

3. 精神背景

精神背景（Spiritual context）指人对生活的基本定位，可以启发和激励个人的背景，如宗教、自我定义的背景或潜意识的隐藏背景等。

4. 时间背景

时间背景（Temporal context）指年代、时期、时段、阶段的生活经历等背景。

　　作业表现背景在一定程度上决定着作业表现模式，同一种角色在不同的背景下，其作业表现模式和表现能力是不一样的。

五、作业表现的过程

　　人类社会角色表现的过程是非常复杂的，如图2-1-1所示。

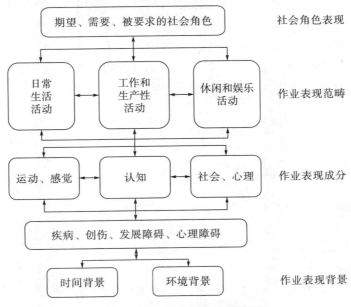

图2-1-1　社会角色表现过程

　　我们每个人都具有社会属性，都有期望、需要、被要求的社会角色，我们所有的作业活动都是在这样一个期望、需要或被要求的社会角色下进行的。当我们期望、需要或被要求成为一个社会角色时，为了表达或实现这一社会角色，我们的日常生活活动、工作和生产性活动、休闲和娱乐活动、社会参与等作业范畴都将围绕这个社会角色进行。我们的运动、感觉、认知、社会、心理等作业表现成分，以及我们的常规、习惯，在不同的时间或环境背景下，都将进行适当的角色表达。外在或自身发生改变时，如疾病、创伤等障碍，将影响社会角色的表达，自信心、存在感、成就感、幸福感等都将降低。如果社会角色驱使性非常强烈，那么我们将不停地运用各种表现技能来消除这些影响，尽可能去实现角色表达。我们在社会环境里面，很多时候都不只是一个社会角色，我们社会角色越多，作业活动也越多，我们在不同的社会角色下的体验就更加丰富，自信心、存在感、成就感、幸福感的获得也就越多，这也是人生意义所在。在疾病或创伤后，看似疾病影响了我们的躯体功能，但是背后真正影响的却是角色的表达障碍，社会角色表达质量降低或是社会角色数量减少，才是影响我们生活、工作、学习、交流的真正原因。作业表现模型展示了这种思维，也是作业治疗的一个独特内涵，为作业治疗提供了深层次的临床指引，这启示我们，对于社会角色的恢复是作业治疗的方向。很多临床上认为不能治愈的患者，我们仍然可以提供诸多帮助，仍然可以通过不同的作业表现技能去帮助患者实现社会角色的表达，或是创造新的社会角色，丰富自己，体现人生价值，进而让每个人都有权利过自己想过的生活。

例如，一位父亲此前通过带孩子去玩耍、和孩子一起学习、帮助孩子穿衣、带孩子去买玩具等作业活动来表达父亲这一角色，但当其中枢神经系统损伤且不能恢复后，仍想继续成为称职的父亲，而他生病后的功能障碍使其不能用以前的作业活动方式来表达父亲这一角色，我们可以通过改变其作业活动的方式，运用不同的作业活动技巧，如为孩子网购玩具、教会孩子自己穿衣、鼓励孩子独立学习、为孩子寻找自我玩耍的方式等来表达父亲这一角色。或者，在以前表达角色的作业活动中加强或是放大能做的作业活动，如教育孩子如何自理、学习等，去促进父亲这个角色的表达。于是我们在临床中，可以围绕角色恢复这一主线展开治疗，如图2-1-2。

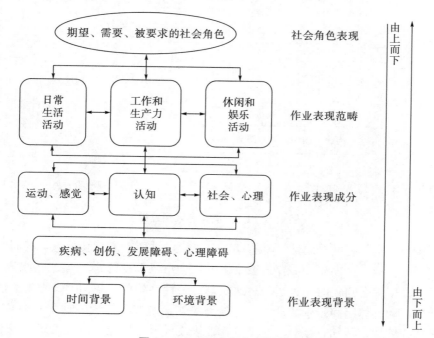

图2-1-2　社会角色表现策略

通过社会角色表现策略可以由上而下、由下而上地评估、分析患者，再根据这些指导干预患者，运用不同社会角色表现策略，促进患者的角色表达和丰富角色。当然，这并非要放弃三级康复的过程，进行作业治疗干预的时候，仍然要先从恢复患者以前的作业活动方式开始思考；如果有困难，再考虑用存有的作业活动方式去干预；如果还有困难，才考虑用其他技能或是其他作业活动方式去干预。

由上而下的干预方式需要作业治疗师从患者的社会角色入手，通过访谈和评估了解患者最重要或最想要恢复的社会角色，然后通过结合该患者特定的作业表现背景分析该社会角色所需要完成的作业活动，针对需要完成的作业活动进行活动分析，寻找该患者缺失的作业表现成分。利用作业治疗专业知识和技能针对患者缺失的作业表现成分进行训练、适应和环境辅助器具改造等来协助患者完成该社会角色所要承担的作业活动。

　　由下而上的干预方式一般更加适用于肌肉骨骼系统疾病的患者，通过访谈和评估了解患者缺失的作业表现成分，然后从患者缺失的作业表现成分入手进行相关训练，如关节受限的患者直接训练关节活动、肌力不足患者训练相关肌力，然后关注由该作业表现成分缺失引起的作业活动障碍，再进行相关的作业活动训练，从而恢复表达患者的社会角色。

　　作业表现的过程中每一个环节都环环相扣、相互支持、相互影响，并非"受伤，造成关节不能运动，进而影响活动，从而不能社会参与"这样的惯性思维方式。20 世纪80 年代，世界卫生组织（WHO）推出"国际残损、残疾和残障分类"（International Classification of Impairments，Disabilities and Handicaps，ICIDH）；2001 年 WHO 发表"国际功能、残疾和健康分类"（ICF），2002 年 3 月推出中文版并全球推广。通过ICF 我们对康复的认识也不断加深，但是带给我们的惯性思维仍在影响国内作业治疗从业者的专业角色。同时，我们发现 20 世纪 60 年代的作业表现模型，其框架与 20 世纪80 年代提出的 ICF 框架极度相似，甚至比后者表达得更深刻、更富有作业治疗专业特征，具体对此如图 2-1-3。

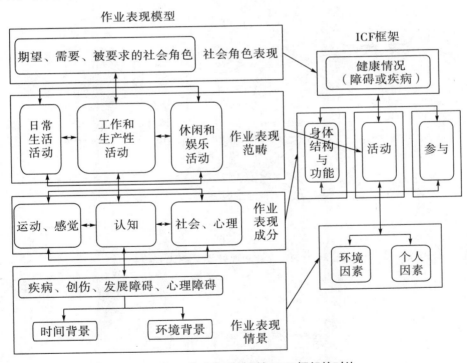

图 2-1-3　作业表现模型与 ICF 框架的对比

　　虽然 ICF 中的疾病编码才是其核心内容，其框架结构并没有给予作业治疗领域更多解读，但是这个国际框架理念，在 OTPF-2 开始被植入。ICF 使用一种积极的、全面的语言，强调技能、能力和个人的长处，而不仅仅是个人的缺陷和障碍，这与作业治疗学科的核心理念是一致的，能够帮助作业治疗从业者多角度地认识本学科，更好地运

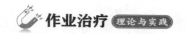

用专业知识为患者提供作业治疗。虽然 ICF 是一个国际框架，但因缺少作业治疗领域的专业描述，所以对于作业治疗从业者来说，还是应该使用专业的词汇及框架，运用专业的概念来指导工作。

1986 年，Christine Chapparo 博士和 Judy Ranka 博士在澳大利亚悉尼大学提出了一种作业表现模型［The occupational performance model (Australia)，OPM (A)］。2014 年推出了新的框架（图 2-1-4）。这个框架从另一角度阐述了作业表现模型的复杂性。在政治、经济、社会、心理、文化、认知、感觉、物理（气候、地形、建筑等）等多因素作用下，不同的作业活动中，各种作业技能与身体结构、思维方式、精神领域等方面相互支持、相互影响，呈现出多交叉、多路径、多方法、多策略、多行为、多色彩的社会角色。一个个生动活泼、有血有肉、有声有色、有时空、有因果的独特的人和事组成一个绚丽多彩的世界，为人类社会留下丰富的物质与文化资源，不断推进社会文明的发展。

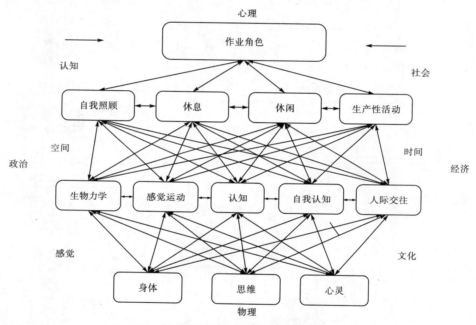

图 2-1-4　作业表现模型框架图（2014）

（李定昆　张仁刚）

第二节　人类作业模型

一、概述

人类作业模型（Model of human occupation，MOHO）是美国盖瑞·凯尔霍夫纳（Gary Kielhofner）教授于 20 世纪 80 年代提出的。最初，这一概念在 1980 年发表于

《美国作业治疗杂志》（*The American Journal of Occupational Therapy*）。过去几十年，MOHO 在作业治疗领域中蓬勃发展，累积了相当丰硕的研究成果，不仅影响了作业治疗，还影响了精神、小儿及生理等领域的研究。因为 MOHO 在临床上运用的便利性及有效性，瑞典、冰岛、英国等国家纷纷建立了人类作业模型中心，我国台湾地区也建立了台湾人类作业模型研究与应用发展中心。各地区的研究成果除成为 MOHO 的发展动力外，也显示了 MOHO 在跨地区文化间的有效及可信性，成为国际上广为使用的作业治疗模型。研究显示，约有 80％的作业治疗师表示在进行临床工作时会使用 MOHO 作为实践指导框架。

（一）MOHO 的优点

（1）支持以作业为焦点的临床实践。
（2）能帮助作业治疗师对患者需求进行优先排序。
（3）对患者提供全人观点。
（4）提供以患者为中心的处理策略。
（5）建立基础稳固的治疗目标。
（6）提供干预时的基本原理。
（7）MOHO 已在很多地区被使用及验证，MOHO 的评估工具及出版物已被翻译成 20 多种语言。
（8）实务导向：MOHO 提供评估、患者讨论、干预及计划等各方面的指南，并且 MOHO 在发展的过程中一直强调不脱离患者真实状况的干预范围。

（二）MOHO 临床干预

MOHO 在临床应用时，常从以下三个方面进行干预。

1. 作业焦点

（1）作业如何影响日常生活。
（2）当面临会造成作业问题的疾病、伤残等时会发生什么。
（3）作业治疗是如何改善人的生理及心理健康的。

2. 患者导向

MOHO 通过采用两种重要的方法做到患者导向：
（1）重视患者的独特性及个人价值，并且需要作业治疗师与患者保持良好的关系。
（2）重视患者的主观思考及想法。

3. 实证基础

目前 MOHO 相关的研究文章已有上百篇，主要围绕以下三点内容：
（1）支持 MOHO 的概念及架构是有效的。
（2）建立 MOHO 评估工具的信效度。

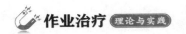

（3）医疗文书中以 MOHO 为干预方式记录医疗过程及结果。

MOHO 阐述个人内部特性与环境的相互作用如何影响个人动机、行动和表现。通过做某件事情，人们能维持或者改变他们的能力并且产生新的经验去肯定或重建他们的动机。作业治疗是一个过程，让人们在做事情时得到应有的帮助，从而促成他们的能力、自我概念和角色的肯定。这个模型考虑了推动作业活动的动机、保持作业活动的日常习惯、完成作业活动的熟练技巧及环境对作业的影响。

二、MOHO 理论

MOHO 把人分成三个组成部分，但在临床应用中要有整体观，并考虑环境的影响。三个组成部分包括意志力次系统、习惯性次系统、表现能力次系统。MOHO 和人、环境与作业模型一样，认为人是一个开放性系统，一个人的内在个性和他所处的外部环境是作为一个动态整体联系起来的。MOHO 解释了作业是怎样被赋予动机、习惯和表现的（图 2-2-1）。

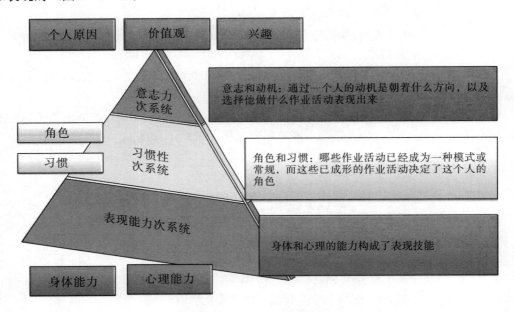

图 2-2-1　MOHO 理论

（一）意志力次系统 （Volitional subsystem）

意志力次系统是指意志的思考感知，是个人的动机朝向确定，以及个体选择活动或做决定的过程。人们都希望能探索和掌控环境，通过参与作业活动及学习前人的行为或个体曾经的行为来改变环境。意志力涉及我们对自我和目标的思考感知，主要表现在：当我们参与作业活动时，对我们要选择的行动的思考感知；当我们做出选择时，我们对自我选择（选择活动、工作、个人生活的方向）的思考感知；当我们通过更好地探索和掌控环境，找到我们所做事情的乐趣和价值。意志力包含个人原因、价值观、兴趣三方面。

1. 个人原因（Personal reasons）

个人原因是指对自己能力和效能的思考感知，自身的经历、对经历的诠释和对未来的期望都影响着这些思考感知。人类对自我的理解来自对自身能力（体力、智力和交际能力）的认识和对环境的要求和期望。在做某件事的时候，我们把关于自身能力的自信和不自信的思考感知结合起来，从而建立关于怎样顺从或抵抗生活来达到自我目的的知识体系。运用这个知识体系，我们会倾向选择那些适合自身能力的活动，避免那些超出我们能力范围的活动。不同的个体因为对自我的思考感知不同、对环境的要求和期望不同，也就形成了不同的个人原因，这些不同的个人原因强烈影响着我们要做什么或不做什么的动机。

2. 价值观（Value）

价值观是指对做什么事是好的、对的、重要的的思考感知，包括活动是否值得做、完成的方式是否合适、做这些事有什么意义等。同时价值观应建立在责任和承诺之上，价值观有强烈的情感因素，当我们表现出与价值观相违背的行为时，我们会觉得内疚、可耻或不自信。

3. 兴趣（Interests）

兴趣是指对怎样能使我们快乐和满足的思考感知。兴趣刚开始是天性，但通过那些带来快乐和满足的参与经历会逐渐发展成为固定的兴趣。兴趣是建立在利我的基础上的，是我们对做事能力的正性感觉，同时也为我们克服困难创造了条件。

意志力过程是一个整合及不断进行的过程。生活中从前的经历会影响我们的思考感知，如怎样诠释从前的经历及对未来的期盼等。这个过程通常被嵌入一个包括期盼、选择、经历、诠释的循环模式，这个循环模式里的每个阶段都会诱发或阻碍下一个阶段的发生和发展。例如，对于外出和朋友看场电影或待在家里看电视剧，如果对电影有所期盼或者是对这个朋友有所期盼，那么容易做出去看电影的选择，同时拥有看电影的经历。之后我们会对这个经历给予诠释，如这个电影太精彩了或是这个朋友太贴心了，就会放大下次和这个朋友看电影的期盼。意志力过程中，虽然每个阶段都相互影响，但选择是意志力过程中参与的前提条件，包括活动选择（Activity choices）和作业选择（Occupational choices）。活动选择是简短的考量，决定执行或停止作业活动，如决定是否外出和朋友看电影，此种选择构成我们大部分的生活。作业选择有较多的考量，如收集信息、反思、思考替代方案等，以决定是否投入一个作业角色、建立新的习惯或执行个人的计划，如决定工作。这样的有效循环有利于个体意志力的表现，循环中的任何阶段出现问题，都会影响个体意志力的表现。

（二）习惯性次系统（Habituation subsystem）

通过这个系统我们可以将自己的行为组织成为模式和常规，即一种半自动化的行为模式，这种模式受到习惯及角色的支配，并且契合日常生活中时序（Temporal）、物理

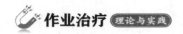

（Physical）及社会（Social）环境的特性。我们通过习惯将我们的行为输出并组织管理为通常的（习惯性）模式，通过在特定环境下的重复行为建立做事方式的习惯性模式。习惯性次系统指导我们在不同环境下活动时我们该如何表现，如固定地在白天工作、晚上睡觉等。行为有时是不需要主动选择的，而是来自重复的意志选择，如刷牙，因为我们每天都在做，也就自然不需要考虑刷牙的动作步骤、什么时候做等。在习惯性次系统中，我们的行为被习惯和角色所控制，是常规性的、可预见性的，同时我们日常生活的行为都表现出自动性。

1. 习惯（Habits）

习惯是指在熟悉的环境或状况中，倾向于以某种一致的方式来回应或表现，即个人行为中常规或典型的方式。作业活动需要通过学习并重复才能形成习惯，很多作业活动被认为是日常生活中习惯的事情，如男性进男厕所、女性进女厕所。在生活中我们也以自动的方式影响环境（时序、物理及社会的环境），当我们要强行改变习惯时，我们就会产生抵触心理。习惯可以影响我们如何进行作业活动、有效地控制时间、总结归纳不同的作业表现类型。

2. 角色（Roles）

角色是指由社会和（或）个人所定义的状态、态度及行为。社会化的过程塑造角色，而且个人通常扮演好几个角色。角色让我们明确自我身份（包括社会身份）并且赋予自身责任感，将特定的角色与行为联系起来。角色为我们提供标准的行为和能力要求，也在人的一生中随着时间的改变而改变。角色是要向其他人相互学习的，一旦内化了（成为主观的），这个角色就会塑造和指导我们建立行为框架，而角色行为的经历影响着个人未来角色扮演的成功与否。角色扮演的困难与失能是有关的，失能可能带来角色扮演的问题，而在无法符合数个角色的要求时，就会产生角色的变形。一般来讲，社会对待失能角色的态度多为无法接受或被动回避。社会认为失能的个体应恢复功能并暂停目前的角色，在功能恢复后再次扮演原本的角色，这一认知在很大程度上影响临床康复的治疗策略。

（三）表现能力次系统

表现能力次系统也称为心理－大脑－身体次系统（Mind－brain－body subsystem），指一个人做某件事的基本能力及在行为中怎样运用能力的过程。基本能力包括组织能力、领导能力、职业能力等，与才干、技能等相关。表现能力是由我们的体力、智力、精神能力等客观因素（可通过关节活动度、力量、认知等来测量），以及客观经历的主观经验等来决定的。MOHO特别强调主观经验，此经验会影响个体如何做事及如何运用做事策略。具体地讲，也就是当一个人在完成作业时如何运用运动技能、处理技能、交流/合作技能。

1. 运动技能（Motor skills）

运动技能是指在任务中移动身体或物品的能力，或在日常生活中需要某一运动技巧的任务，如发邮件、开车、购物、烧烤等。

2. 过程技能（Process skills）

处理技能是指从逻辑上安排动作执行的先后顺序，选择合适的工具和材料，当遇到问题时调整（选择、组织）行为，使行为更轻松且更有质量。例如，烧烤时安排先做什么、再做什么等。

3. 社交技能（Communication/interaction skills）

交流/合作技能是指为了和他人更好地相处而表现出来的合作的社交行为，以及意愿和要求的表达。例如，折中考虑约会或烧烤的场所等。

除此之外，MOHO还强调环境的重要性，因为所有作业都是在物理及社会环境中发生的，作业也受到环境影响，并由环境赋予作业意义。环境有社会环境和物理环境之分。社会环境包括邻里环境、家庭环境、学校或工作场所环境、集会环境、休闲娱乐环境、资源网站的虚拟环境等。物理环境的内容也非常广泛，有房子、地铁、人行道等人工环境，山、河流、湖泊、树、岩石、花朵、动物等自然环境。除此之外，还有如聊天这样在不同社会背景中完成的作业形式环境，既有社会环境也有物理环境。每一个环境都会提供挑战、机遇或资源，或者强迫个体以特定的方法去做某件事。挑战个体行为能力的环境往往能唤起个体的关注和参与，诱发出最好的表现。当要求的行为能力高于自身表现能力时，个体就会面临挑战，如果挑战过多，伴随太多令人焦虑不安的因素时，个体会由不堪重负逐步变为绝望。物理及社会环境中的这些机会、支持、要求及限制，对个体作业表现具有重要的影响。

三、作业表现

作业表现也是MOHO很重要的概念。作业表现受环境、表现技能、习惯、意志力等因素的影响，如果影响因素都是正向的，机体就能募集神经学的成分（如激素等递质），对作业活动进行良好的编程、计划制订，以及正性的行动引导，在行动中通过肌肉、骨骼及心肺等成分展现良好的作业表现，反之则抑制作业表现，如图2-2-2。

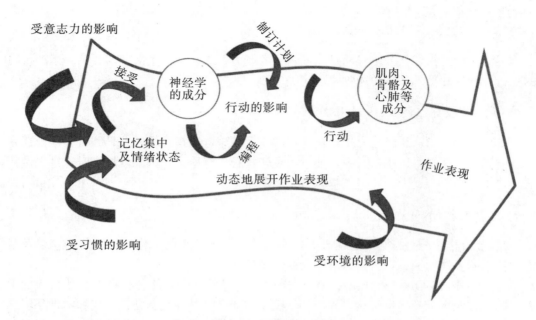

图2-2-2　人类作业表现模型（Kielhofner，1995）

在临床中一般同时有支持的因素（有利于活动的因素）和抑制的因素（不利于活动的因素），这些因素相互作用，且不断变化。因此在临床中，作业治疗师需要通过专业的评估找到支持和抑制因素，并且分析其影响作业表现的方式，进而制订针对性的治疗方案。

MOHO把人作为一个开放式的系统，包括输入、处理、输出、反馈四个环节。当个体接收外在环境及个人内在需要等信息的时候（输入），意志力、习惯性、表现能力三个次系统会对这些信息进行分析、组织和整合（处理），并且这个过程会受到个人的身体结构、功能状况、性格及客观经历的主观经验等因素的影响。信息经过适当的处理后成为作业表现，进而出现有关的结果（输出），如同意、否定、接受、拒绝、成功、失败、掌握、失控等，这些结果信息会进一步影响（支持或抑制）这个过程（反馈）。同时外在环境也会和人的作业表现形成互动，互动结果也会形成反馈，同样影响着互动过程，形成循环。三个次系统作为实现作业表现过程中最重要的环节，在循环过程中起重要的内在作用，同时外在环境是影响作业表现的外因。有利的内外循环可促进个人成长及环境发展形成良性循环，否则就形成恶性循环（图2-2-3）。

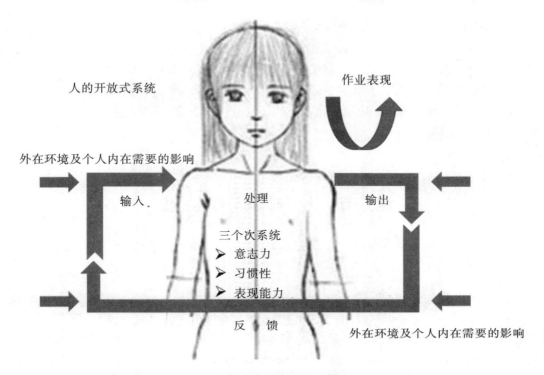

图 2-2-3　人类作业表现模型（Kielhofner，1984）

　　患者在选择作业的时候，都会自觉或不自觉地思考做什么事情是有效的、喜欢做什么事情、认为什么事情是有价值且有意义的、在特定环境当中对于做某些事情的期望是什么等。而患者具备的基本能力、作业本身的复杂程度、环境中可用来辅助完成作业的物品都影响着患者的作业表现。价值观、兴趣、个人因素、角色、习惯、表现能力和环境等因素在作业过程中会产生复杂的动态交互作用，部分因素会支持特定行为、想法和感受的产生，而部分因素则表现出抑制作用，但所有的结果都来自各因素对动态整体的共同影响。临床干预是通过改变可控参数，从而改变动态整体，并产生不同的行为、想法、情绪、感受的过程。人类是高度结构化的系统，并且是由基本的生理、心理、情绪和行为过程所维持的，人们如何随着时间发展和改变取决于他们持续进行的作业，并在持续执行作业活动的过程中不断塑造或重塑自己的形象。

　　因此，作业治疗师在临床上运用 MOHO 时，首先需要考虑患者的意志力、习惯、表现能力及环境是如何影响患者的。其目的是综合考虑所有因素是怎样形成动态整体过程并影响患者的思考及感受，进而影响其生活的。

　　其次要考虑各种治疗方案的可行性，当患者能力受损时，可通过治疗来恢复或改善、增强能力，但也可考虑其他方案。例如，针对损失的能力，方案可包括调整执行活动的方法来代偿，改变环境以支持作业，提供新的活动以代替那些无法再从事的活动。

　　再次是在可能的情况下，考虑并处理造成患者目前活动障碍的各种因素，在以患者为中心的前提下优先解决患者认为最重要的问题。

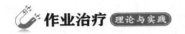

最后是在支持的环境下，维持患者的作业活动参与。

作业治疗应支持患者参与新形式的作业活动及以更多方式进行与参与相关的思考，以重新组织意志力、习惯、表现能力和环境，使其达到正向的动态整体平衡。

MOHO 在作业治疗科学领域已成为指导实践的重要模型，特别是在精神类疾病的作业治疗领域，被认为是必用模型，在其他领域也起到非常重要的指导作用，是作业治疗的一个经典模型。

（李定昆　张仁刚）

第三节　人、环境与作业模型

一、概述

人、环境与作业模型（Person－environment－occupation model，PEO）是加拿大的 Law 博士等人于 1994 年提出的，对 1991 年加拿大作业治疗学会提出的作业表现模型予以了较大幅度的修订，最新的版本名称是加拿大作业表现模型（修订版）（Canadian model of occupational performance and engagement，CMOP－E），但因 PEO 作为简称简法明了，临床中仍然将该模型称为 PEO。这一模型旨在阐述作业表现是人和环境、作业之间相互作用的结果，人、环境、作业在我们的每一个活动中相互影响、相互作用，从而影响人们的作业表现（图 2－3－1）。PEO 在我国的传统文化里面，运用天时、地利、人和的理论来理解甚为容易。

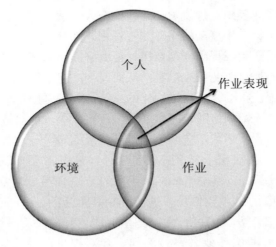

图 2－3－1　PEO

人的完整性包括心灵、情感、身体结构及认知能力四方面的完整性。心灵蕴含人的气质（而非性格）、欲望与本能，这里是指人找寻生存的意义及对生命的理解。情感是人对于客观事物的价值关系的一种主观反映，是人对于客观事物是否符合人的需要而产生的态度体验，这里是指人对人际交往及人与人个别关系的渴求。身体结构是指人的物质肉体，包括骨骼、肌肉、血管、神经、细胞、递质，这里是指人的肢体功能及精神健康状态。认知能力指人脑加工、储存和提取信息的能力，是人们对事物的构成、性能、与他物的关系、发展的动力、发展方向及基本规律的把握能力，认知能力是人们成功地完成作业活动的重要基础，这里是指记忆、注意、思维和想象等能力对日常生活活动的操控，如沟通、情绪发展和动机的形成、找寻个人及工作目标等。

　　作为心灵、情感、身体结构、认知能力及生活经验的完美组合体，每一个人都是独特的，在自我动态的时间、环境下承担多个社会角色，这些社会角色会随时间变化而改变其重要性、意义及目的，如图 2-3-2。

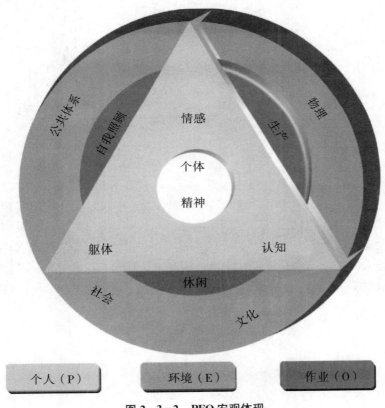

图 2-3-2　PEO 宏观体现

二、个人因素

　　人类的作业表现是在其个人因素、环境因素、作业因素的共同作用下而表达、维持、完成的。在 PEO 中，个人因素是指躯体、情感、认知等方面。躯体方面包括机体的活动度、感觉、反射、肌力、协调、体能耐力；情感方面包括主观感受、内部经验、价值观、动机、情绪；认知方面包括觉醒、注意、记忆、定向、思维、逻辑、计划，如图 2-3-3。

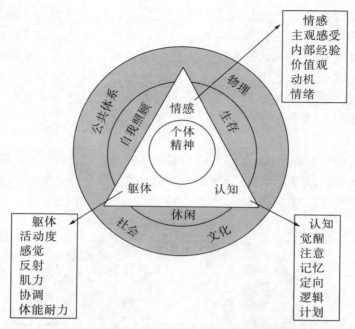

图 2-3-3 PEO 中的个人因素（三角形区域）

三、环境因素

环境因素是指能与环境发生相互作用的因素，这些因素可以有利于作业表现，也可以构成障碍，主要包括公共体系、物理、社会、文化等方面。公共体系包括法律、经济、政治等。物理方面包括气候、建筑、温度、地形、地貌等。社会方面包括人际/邻里、家庭、朋友、团队等。文化方面包括传统习俗、宗教、礼仪、饮食习惯等。环境因素不单包括非人类环境、文化、机构、个人的环境，还包括人在不同时代、年纪、发展阶段所处的情景等，如图 2-3-4。

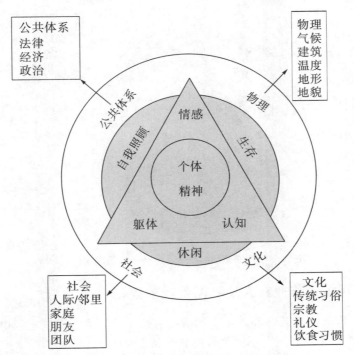

图 2-3-4 PEO 中的环境因素（外围圆形区域）

四、作业因素

作业在不同的个体中有其独立性，体现在生活、工作、学习的任务中。作业是日常生活中我们所做的一切事情，每件事情都是由无数个活动环环相扣完成的，而有意义的活动则是组成作业的单位，使个体完成作业的目的在于使个体在其所处环境中选择自认为有意义、有作用的作业，即通过促进、引导、教育、激励、倾听、鼓励个体，去掌握完成作业活动的手段和机会，并能与人们协同作业。

作业因素涉及自我照顾、生产性活动、休闲几方面。自我照顾包括沐浴、穿衣、进食、转移、修饰、性活动、睡眠、如厕等。生产性活动包括照顾他人、照顾宠物、抚养孩子、使用通信设备、社区移动、管理财务、管理与维护健康、建立及管理家庭、准备饭菜等。休闲包括兴趣爱好、社区参与，如图 2-3-5。

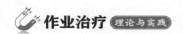

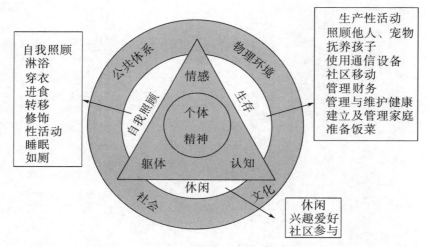

图 2-3-5　PEO 中的作业因素（中层圆形区域）

五、人、环境、作业在人生不同阶段的变化

人、环境、作业的重要性在人生不同阶段有所不同，人在发展进程中探索、控制及改变自己及环境。PEO 在三个不同阶段的转变如图 2-3-6 所示。

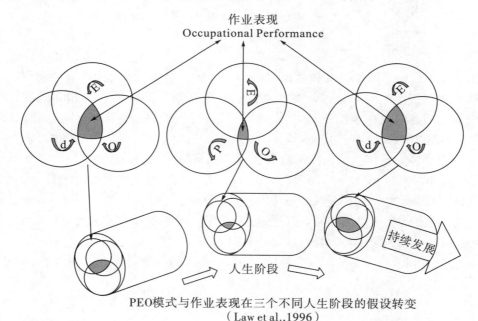

PEO 模式与作业表现在三个不同人生阶段的假设转变
（Law et al., 1996）

图 2-3-6　PEO 在三个不同阶段的转变

注：OP1，健康状态作业活动表现良好；OP2，因 P、E、O 任意因素受限，导致作业活动表现下降（PEO 交集面积减小），处于功能障碍状态；OP3，改变 P、E、O 任意因素提升作业活动表现后的状态（PEO 交集面积增加）。P：人；E：环境；O：作业。

76

对于婴幼儿、儿童、少年、青年，环境因素在 PEO 里面具有最大影响力，这时他们需要利用环境丰富自我，进行各种技能学习，形成独特的作业模式。而在成年期，环境因素的影响变得较小，但个人因素（包括情感、躯体及认知）的影响却逐渐扩大，作业能力因个人能力的增加而增强。这时个人会找寻自己的事业、工作、兴趣、娱乐、伴侣、朋友等，从而进一步肯定自我在家庭及社会中的角色，更多地认识自己的需要。相反，到了老年期，随着年龄渐增、器官功能下降，个人能力减弱，个人因素的影响会渐渐减少，家庭及社会角色减少，甚至角色的内容要求降低，环境因素再次成为影响作业能力的主要因素。这时老年人需要在一个安全的、对认知及躯体能力等各方面没有太高要求的环境下生活，甚至需要家属或照顾者监护，在相应的环境下找寻自我、回忆过去及寻求社会的认同感。PEO 在个人不同阶段的发展见图 2−3−7。

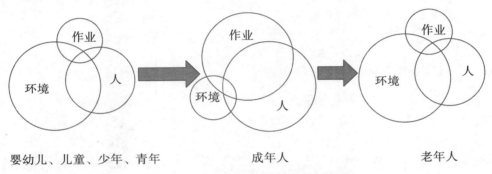

婴幼儿、儿童、少年、青年　　　　　成年人　　　　　老年人

图 2−3−7　PEO 在个人不同阶段的发展

六、人、环境、作业三者之间的关系

人、环境、作业三个因素的互动过程是动态的，不断因情况而改变，而且三者互相影响。三者相互支持越多、联系越紧密，交集就越多，资源利用也越充分，自我展示就越彻底，效能也就越显著，作业对个人及环境的影响也就越正性。只要个人出现作业表现障碍，就可以充分利用资源促进其作业表现的改善，如图 2−3−8。

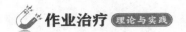

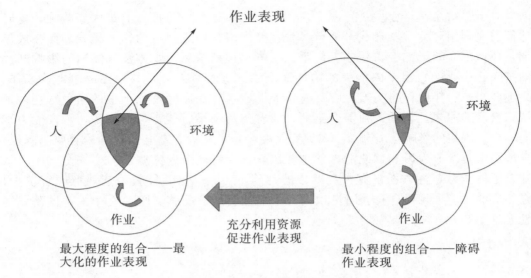

图 2-3-8　PEO模式交互作用

注：箭头提示各因素之间处于动态变化过程。

个人因素与环境因素可紧密联系、配合、相互支持，让环境更好地发挥辅助功能去帮助个人，让个人更好地适应环境；个人因素与作业因素可紧密联系、配合、相互支持，提高个人的功能能力，让作业完成得更为容易，可改良作业让其更适合个人；环境因素与作业因素可紧密联系、配合、相互支持，设计或改造环境让其更有利于作业完成，运用不同的作业策略在环境里面，让作业顺利进行，提高作业表现，如图2-3-9。

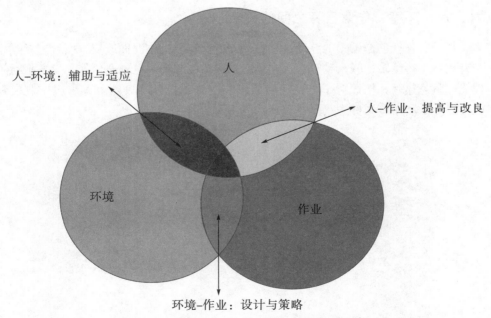

图 2-3-9　PEO交互干预策略

　　然而，人、环境、作业三者的关系是复杂的，也是微妙的，很多时候并不是人与环境、人与作业或环境与作业的独立的二维关系。人和作业无论何时何地都处在环境之中，而作业也伴随着人的一生，人通过作业使三个因素良好运转。由此万事万物形成千丝万缕的联系，其本身就是三维的、立体的，甚至是超越时代、时空的五维关系。也就是说，只要我们参与了活动，那么作业也就开始了，就一定会和环境互动，参与越多，互动就越多，联系、募集、利用的资源就越多，其结果就是产生越来越优质的作业表现，自然就可以快乐自己、惠及他人、造福社会。所以只要我们积极参与作业，其三者的互动自然就会紧密起来，作业表现的表达也自然越来越丰富。无论处于人生的什么阶段、什么状况，我们都可以通过 PEO 的理论指引让生命意义得到更多体现。

（张玉婷）

第四节　河流模型

　　河流模型（Kawa Model）也称河川模式，是岩间坚工博士提出的作业治疗实践模型，2003 年发表于《美国作业治疗杂志》（*The American Journal of Occupational Therapy*）上的一篇文章（The issue is toward culturally relevant epistemologies in occupational therapy）提出了有关河流模型的最初概念，2006 年出版的《河川模式：文化相关的作业治疗》（*The Kawa Model：Culturally Relevant Occupational Therapy*）一书，系统地介绍了河流模型。

　　河流模型阐述了人与社会、环境之间的生命体验，把人生喻为一条流动的河流。所有的元素，包括环境、社会和人被形容成一个不可分割的整体。生活幸福就如同河流强大平顺，生活不幸或身体不适就像河水遇到弯道或是流水不畅，停止流动正如生命终结，如图 2-4-1 所示。

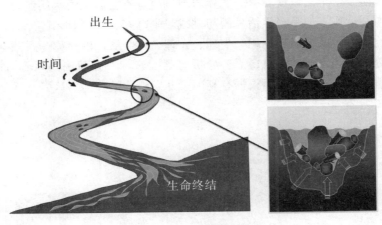

图 2-4-1　河流模型概述

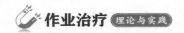

河流模型的要素有石头/岩石、木头/漂流木、河沙/河床、河水/河流。石头是阻碍因素，是生活中的障碍与挑战，是恶化生活状态的遭遇，是造成个体生活崩解/身体失能的各种因素；木头是支持因素，是个体的长处或个性特征，涉及性格、价值观、信念、态度、技巧、技能、经验及社会资产等；河沙是环境因素，包括家居环境、社会环境、文化环境、虚拟环境等；河水是生命本身与生命能量，是生活状态与整体日常活动，是指过去、现在、将来的生活状态、工作经历、患病历程、自我管理和休闲和娱乐活动等。我们需要通过分析这些因素之间的联系和相互影响来认识个体，如图2-4-2。

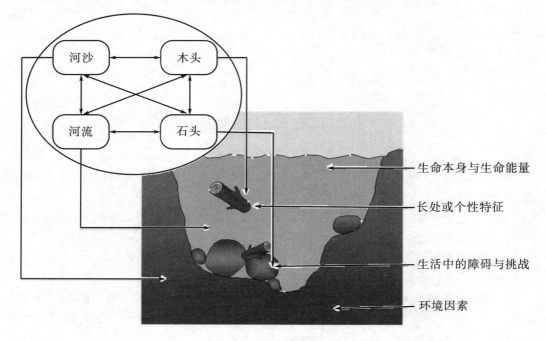

图2-4-2　河流模型要素

生活不可能十全十美，就算有一些障碍与挑战也不会影响河水的流动，这时我们的生活还可以顺利运作。但是当生活障碍与挑战越来越多、环境越来越差时，河水的流动就会受到影响，生活就会出现不顺，生理、心理、社会层面的障碍与挑战会相继显现出来。我们在分析不利因素的同时还需要分析有利因素，一方面找到障碍与挑战的所在，最大限度地消除影响，另一方面根据有利因素开发作业治疗潜力区，从而尽可能让河水顺畅流动，如图2-4-3。

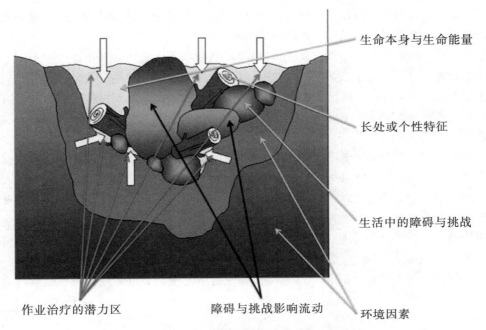

生命本身与生命能量

长处或个性特征

生活中的障碍与挑战

环境因素

作业治疗的潜力区　　　障碍与挑战影响流动

图 2-4-3　河流模型中要素对"河流"的影响

　　河流模型是西方作业治疗理论模型在东方文化环境中运用遇到障碍时，产生的东方作业治疗理论模型，在特定的文化背景下，该模型阐述了作业治疗的核心概念，近年来很多学者也大力推动河流模型在我国的运用。

（张玉婷）

第五节　其他模型介绍

　　很多作业治疗学者根据自己的文化背景、知识领域，从不同角度诠释作业治疗的核心概念，去引导作业治疗从业者更好地运用作业治疗，服务于临床、患者和社会。

　　美籍华人作业治疗师郑伟通过对数学领域欧拉公式（$e^{i\pi}+1=0$，也称欧拉恒等式，Euler's identity）的理解，提出躯体－智力－情绪－社会－精神的开放性系统模式（Physical－intellectual－emotional－social－spiritual open system model，$PIES^2$ open system model），从躯体、智力、情绪、社会、精神等领域与生命的二维空间、三维空间甚至多维空间的联系，去诠释人与生命空间、状态空间之间的关系，去理解我们开放的、动态的人生过程，提出作业治疗师应该是生活技能的教练、生活空间的构建师、生活方式的设计师，启发作业治疗师深层次地理解作业治疗，进而指导其多角度运用作业治疗帮助患者并推动专业发展。

　　康复是医学的第四方面，而作业治疗在康复领域又极为特殊，因为它与文化、环境等诸多背景相关。也就是说，在不同的人群、不同的地区，针对同样的问题可能出现不同的作业治疗模型，这成为作业治疗很难掌握的原因，因为很难用完全一样的作业治疗模型去

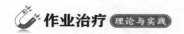

发展专业，所以营造地域作业治疗文化、形成作业治疗文化氛围是作业治疗发展的重要基础，这对于惠及患者、造福社会是必不可少的。

无论什么样的模型，在临床应用时都需要结合本土文化，这是作业治疗不同于其他专业的地方，所有模型都要求作业治疗师以患者为中心，尽可能多地分析患者相关的各类因素及其相互影响。当然，在临床应用时作业治疗师很难做到纵向、横向的全方位分析，但是作业治疗师的临床经验越丰富，其所分析的因素之间的联系就会越多，就能从更多角度去观察患者。

基于对作业治疗理论模型的理解，对于健康状态的认识也许应该更进一步，健康状态应该是人生活的一种平衡状态，这种平衡是角色、作业活动与环境的平衡，是人、作业与环境的平衡，是意志力、习惯和表现能力的平衡，是躯体、活动、社会参与和环境的平衡，身心疾病或社会功能障碍也许会一直伴随这一平衡状态，所以有身心疾病或社会功能障碍也许并非就不是一种健康状态。因此，作业治疗师所关注的应该是如何帮助患者进行身心疾病或社会功能障碍和日常生活、工作、娱乐休闲、社会参与之间的平衡调节，帮助患者无论在何时何地遇到何事都能有所表现，可以体现自我、展示自我。

（张玉婷　李定炅）

第六节　理论模型融合应用

一、概述

（一）作业治疗

作业治疗是指应用有目的的、经过选择的作业，对身体上、精神上、发育上有功能障碍或残疾，以致不同程度地丧失生活自理和劳动能力的患者，进行评价、治疗和训练的康复治疗过程。其主要目标是协助患者参与日常生活活动，作业治疗师通过与患者和社区的合作，或者通过活动调整或环境改造来提高患者的参与能力，支持他们更好地参与其想做的、必须做的或期望做的作业活动，实现治疗目标。作业治疗师以疾病的理论知识为干预基础，辅以循证支持来进行干预。

（二）理论

理论（Theory）是一些原则、概念、假说，用来预测和解释现象之间的关系，一般是通过直接观察，或推测现象之间的关联而发展出来的。作业治疗师需要非常重视理论，因为它是临床推理及进行有效干预所必需的，是提供实践的基础。Parham认为，理论是问题设定及问题解决的关键要素，它是一个让从业人员可以"命名（Name）"及"架构（Frame）"的工具。确认一个问题（命名）及计划改变状况的方法（架构）需要语言及逻辑。理论给予从业人员文字或概念来命名他们所观察到的，给他们提供详细的概念间的逻辑相关性的说明。理论让从业人员可以架构和组织自身的干预。作业治疗实践特有的理论源自以科学为基础的学科，如生物学、化学、物理学、心理学及作业科学。作业治疗师在干预时可以使用一些理论并结合其他理论的某些部分，为了达到目的，作业治疗师必须了解理论，以确保使用的理论是相容的。

（三）模型

模型（Model）指将一个专业常用的理论或概念转化为一套有结构、有组织的知识系统，常用图或表来表示重要概念及其相关性，可以认为是一个理论的简要说明或结构，可引导专业知识应用在临床实践上。理论通过模型及参考架构连接到临床实践，模型可以协助组织作业治疗师思考，而参考架构是引导干预的工具。

（四）参考架构

参考架构（Frames of reference，FOR）是将知识、原则、研究发现组织起来的系统，是形成特定实践领域的概念基础，其目的是帮助作业治疗师将理论结合到干预策略中，以及把临床推理应用在干预方法中。参考架构指导作业治疗师如何评估与干预患者。临床上，患者常包含许多方面的问题，而一个参考架构仅提供针对干预策略的某特定观点，所以一个作业治疗师可能需要从好几个参考架构中归纳整理干预策略，去满足患者的需要。另外，参考架构又有支持原则来引导评估与干预的研究。因此，使用参考架构引导实践对循证实践是很重要的。

（五）循证实践

循证实践（Evidence-based practice，EBP）是指以最佳的研究为基础，选择干预的技术。

二、理论模型与实践模型的融合

作业治疗的实践模型帮助作业治疗师围绕作业组织思考。作业是作业治疗专业的核心特色。实践模型提供描述实践的术语、专业的整体观点、评估的工具及干预的指引。

阅览及分析最新的文献资料，并使用实践模型引导作业治疗师发现文献资料的深度，让他们进一步了解实践及干预对患者的益处。利用实践模型能确保系统性地整合患者，也是一个提供循证实践的重要步骤。

（一）PEO 与 COPM

韩先生，39 岁，已婚，2020 年 7 月 27 日下午 4：00 左右因高处坠落出现意识丧失、二便失禁。送医后患者意识逐渐清醒，发现四肢无力、二便失禁，行胸部 CT 提示：颈椎骨折、右侧股骨骨折，行颈椎前路复位减压椎体次全切除固定融合术＋颈椎后路内固定术，目前主诉四肢无力、二便失禁。临床诊断：①C_7 不完全性脊髓损伤；②多发骨折固定术后。功能诊断：四肢运动感觉功能障碍。对于此患者，作业治疗师进行了如下操作。

首先，作业治疗师应用加拿大作业表现测量表（COPM）评估患者的作业活动、表现及满意度，明确患者最迫切希望完成的五项活动分别是进食、独立完成床上翻身坐起、使用电子产品（手机）、操作轮椅在社区进行社交活动、返回工作岗位。

其次，作业治疗师针对患者还进行了以下评估。

（1）脊髓损伤神经学分类国际标准（ASIA分级）：G_7不完全性脊髓损伤。

（2）日常生活活动能力评估（MBI）：患者日常生活活动过于依赖家属完成。

（3）肌力与肌张力评估：双上肢近端肌力3~5级，远端肌力0~2级。双侧肌张力正常。

观察和评估结果显示，患者在使用轮椅的情况下，日常生活活动中主动参与意识较差，自我照顾能力不足，对于各辅助器具的选择与使用有待指导。

然后，作业治疗师针对患者利用PEO模型进行进食活动分析（表2-6-1）。

表2-6-1　患者进食活动分析

PEO	不利因素	有利因素
人	（1）患者无法维持端坐位平衡，无法维持端坐位进食 （2）患者远端肌力较差，无法对勺子进行抓握 （3）患者手部精细活动差，无法进行动态三指使用筷子 （4）患者直立性低血压影响精神状态	（1）患者对参与进食活动积极性较大，努力配合中 （2）患者手部浅感觉较好，能判断食物温度
环境	（1）患者自带勺子过重，勺柄过细 （2）因治疗时间安排，患者进食时间/休息时间无法充分协调	（1）患者配备的轮椅可调节坐位角度，并配备小桌板，适合患者进行进食活动 （2）取得了家属的大力支持
作业	选择粉面类食物时，无法仅使用勺子完成，需要使用筷子	患者能积极主动参与选择餐点活动，并从活动中获得进步及成就感

（二）OP

王先生，52岁，9余年前无明显诱因出现左侧肢体无力，站立不稳，无头晕头痛，无恶心呕吐，无意识障碍等。紧急送往"Z县人民医院"，完善检查后考虑"脑梗死"，后经上海X医院介入手术治疗（具体不详）。患者病情稳定后出院，遗留左侧肢体活动不灵，后至上海Y医院行康复治疗，患者肢体运动功能好转后出院。之后多次住院行康复治疗，左侧肢体功能障碍未有明显改善。目前患者仍左侧肢体活动不灵。今为求进一步康复治疗来我院就诊，门诊以"脑梗死后遗症期"收入我科。另发现"颈内动脉瘤"9年余，行手术治疗（具体不详）。左手第二指肿胀畸形多年，无疼痛。患者主诉：左侧肢体活动不灵9年余。临床诊断：脑梗死后遗症期；高血压病3级，极高危；颈内动脉瘤术后。功能诊断：左侧肢体运动功能障碍。对于此患者，作业治疗师进行了如下操作。

首先，作业治疗师对患者进行访谈、观察及评估，得知患者最急于解决日常洗澡活动中无法自己完成擦背等问题。

其次，对问题完成以下评估。

（1）日常生活活动能力评估（MBI）：除洗澡活动外，患者可自行完成多项日常生活活动，部分活动时间消耗过多。

（2）香港偏瘫上肢功能七级评估测试（FTHUE-HK）：5/7级。

（3）Fugl-Meyer评估：进一步评估手臂和手的神经-肌肉-骨骼功能、感觉功能和运动技巧。

（4）左手及上肢肌张力稍高，Ashworth分级1级。

（5）患者坐位平衡三级，站位平衡二级。

然后，作业治疗师针对患者进行洗澡（擦背）活动的OP分析。

1）作业范畴：洗澡。

2）作业表现成分分析：

①患者端坐位时姿势控制良好，站位时无法达到动态平衡。

②上肢肌张力Ashworth分级1级，上肢肌力及耐力较好。

③拇指伸展不充分，无法较好地抓握、松开及调整毛巾。

④上肢分离动作不充分，无法充分擦背。

⑤患者对患手利用不足，双手合作意识差。

（3）作业情景。

①发展情景：患者52岁，领导批准可长时间带薪休病假，治疗无时间限制。

②文化环境：患者与家属同住，患者希望自理，不给家属带来负担。

（三）河流模型

胡先生，76岁，4年前从江西乡下搬去美国与儿子同住。胡先生不会普通话或英语，日常交流都是家乡话。此前临床诊断为骨关节炎，病历显示，在自我照料和完成日常生活活动方面需要部分帮助。X线片显示骨关节炎已经侵蚀腰椎和髋部。

治疗团队详细采集他的信息，评估其有意义的作业，制订治疗计划来恢复他在日常生活活动中的自信心。但患者仍然很沮丧，并时常逃避，不参加治疗组的任何活动，宁愿站在边上围观，偶尔会对要求进行的活动表示抵触。当被问及兴趣和在家经常做什么时，他更愿意让家属帮他回答。治疗团队认为他在以消极抵抗的方式表示对治疗的反对。但患者一直抱怨背痛，担心病情发展。另外，患者表示经常能听到去世多年的妻子的耳语。他也时常表示，如果我能好起来，我最想做的事就是和我孙子一起玩耍，当然，还有每天两次去公园遛狗。作业治疗师开始根据与患者的谈话，了解他过去及现状的情况，并一起描绘了河流图，同时制作了相应的图表（图2-6-1、表2-6-2）。

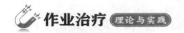

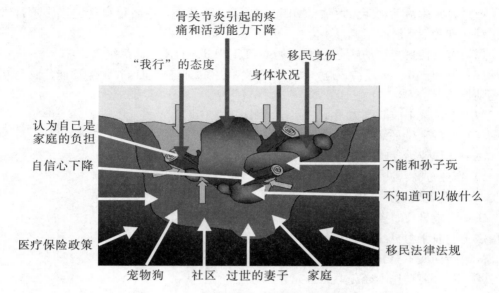

图 2−6−1　河流模型分析骨关节炎患者图

表 2−6−2　河流模型分析骨关节炎患者的要素

河流概念	定义	患者集中表现的问题
石头	独立环境中阻碍水、生命流程的流动，凭患者本身很难被除去	骨关节炎引起的疼痛和活动能力下降； 不能和孙子玩； 不能履行家庭职责； 不知道可以做什么
河沙	患者的外部环境，与河流的其他结构密不可分	微观：过世的妻子、宠物狗；社区；家庭 宏观：医疗保险政策；移民法律法规
木头	患者的个人属性和资源，可以双向影响患者的环境和河流，通常是短暂的	身体状况； "我行"的态度； 认为自己是家庭的负担； 自信心下降
水	生命能量、生命流程的载体	水继续在环境、骨关节炎和木头形成的缝隙中大量流动； 水仍然在微小流动，很大程度上被各种石头、木头所阻碍
空间和间隙	作业治疗	潜在作业治疗处理和干预点（在水仍能流动的地方），以及有河沙形成的独特区域

（四）MOHO

　　Raven 是一名 37 岁的女性，因脑部动脉瘤住院，在语言、右侧肢体及认知能力方面受到影响。Raven 无法维持长时间站立，坐姿活动也需要常常休息，同时存在记忆困难及专注力差等问题。作业治疗师在她开始康复的第一天就跟她会面，以下是利用

MOHO 进行的分析。

（1）意志力：Raven 喜爱参与家庭事务、唱歌。她与家属住在医院附近，Raven 每天可以看望她妈妈、三个孩子和其他家庭成员。此外，她的家属固定在周日上教堂，然后在她家聚餐（每人各带菜肴共享），她活跃于教会的唱诗班。

（2）习惯：Raven 在当地杂货店工作，担任杂货店副经理，每周上班 5 天，每天工作从早上 8 点至下午 5 点。此外，她会定期参加孙子的学校活动，并帮助女儿照顾及接送孙子，每周三晚和周日参与教会活动。

（3）表现能力：生病前，Raven 可以完成所有的作业活动，现在她无法使用右侧肢体，说话含糊不清，认知困难，很难维持一段对话。Raven 耐力有限，无法维持超过 20 分钟的活动，若超过 20 分钟会感到明显的疲劳。

（4）环境：Raven 与丈夫结婚 20 年，住在市区的公寓中。家住三楼，尽管有电梯，但是 Raven 不敢使用电梯。Raven 的其他家庭成员住在附近且经常探望她，并在她家举办家庭聚会。

以上案例的应用说明作业治疗理论模型可以提供独特的视角帮助作业治疗师协助患者参与日常生活活动，每个模型的作用类似，但有细微的差异，侧重点不尽相同。作业治疗师应了解模型中每一个术语的复杂性、定义及解释，以此更好地理解和分析作业，同时根据患者的情况合理选用一种或多种模型进行综合分析。此外，作业治疗师应该了解各种模型设计的对应评估工具，并将其应用于患者，为患者提供更好的服务。作业治疗师需要学会使用各种模型去进行临床实践，总结案例资料，进行循证分析。

三、参考架构

（一）常见参考架构及其要素

参考架构（Frames of reference）是一个应用理论并将原则付诸实践的系统，为作业治疗师提供关于如何对待特定患者的具体细节。Williamson 说过，参考架构是从专业知识衍生出来的，用于处理专业关注领域的特定层面。执行循证实践最有效率及最实用的方法之一是检验参考架构。一个参考架构包括的要素有族群、功能及失能、有关改变的理论、干预的原则、作业治疗师的角色及评估工具。具体要素内容及常见参考架构的使用将在下面段落中描述。

1. 族群

利用参考架构明确可从干预中获益的诊断类型或族群，它同时描述年龄、疾病类型及干预处理的失能，如患者的肌力及耐力降低，通常会使用生物力学参考架构治疗，研究支持使用重复性运动以增强肌力及耐力。作业治疗师使用生物力学参考架构时不需要进行如何增强肌力的研究，而是利用此参考架构的研究，其中描述的提供重复性的动作、增加重量及提供渐进式阻力，都是增强肌力的技巧。

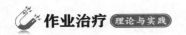

2. 功能及失能

参考架构依据现有研究来定义功能及失能的特征和行为，作业治疗师在评估程序中评估这些特征和行为。功能及失能的定义根据选用的参考架构而有所不同。例如，根据生物力学参考架构，功能包括足以执行作业的肌力、耐力及关节活动度；失能则是肌力、关节活动度及耐力的限制。而行为参考架构定义功能为没有异常行为；失能为出现妨碍功能的行为，依据行为参考架构，异常行为可能是社会无法接受的行为或任何其他由团队所定义的妨碍功能的行为。

3. 有关改变的理论

参考架构描述有关改变的理论及假设。例如，许多神经学的参考架构（如神经发展理论、感觉统合、动作控制）是以大脑可塑性（Brain plasticity）为理论基础的，大脑可塑性是有关大脑可以改变的现象，以及经由活动可以增进神经突触、轴突生长或增加路径的现象。因此，干预目的为增进神经活化，并因此促进大脑活动。根据参考架构了解有关改变的理论对提供干预很重要。

4. 干预的原则

参考架构定义引导评估及干预的基本原则，这些描述牵涉理论基础并陈述如何协助患者改变，以及从失能状态进步到功能状态。作业治疗师应了解参考架构原则，并利用临床推理以确认参考架构是否有益于患者（尽管一开始可能不是为此族群而设）。作业治疗师需要评估证据和理论以决定参考架构是否能支持其主张。

参考架构应该清楚地描述技术方面的原理，如增加肌力的原理是借由肌肉的重复收缩，越多的纤维被募集，肌肉收缩越多。作业治疗师会因为了解增强肌力的背后原理而受益。

5. 作业治疗师的角色

作业治疗师的角色是建立在参考架构的原则及理论上的，这些描述引导作业治疗师如何与患者及环境互动。以此研究证据为基础，支持"如果作业治疗师使用某项技术则患者的功能将进步"的预期，接着作业治疗从业者则可确信使用这个参考架构对他人有效。但仍需谨慎分析以决定该技术是否有充分的立论或支持。循证实践建议作业治疗从业者检验研究的严谨度，包括方法学、理论、结果及设计。检验参考架构的研究能协助作业治疗师充分了解参考架构的复杂性及作业治疗师的角色。

参考架构描述作业治疗师应如何与患者互动，如作业治疗师使用行为参考架构奖励正向行为及忽视负向行为；行为参考架构让作业治疗师深入了解可以提供给患者的线索类型；神经发展参考架构需要作业治疗师在动作中触摸患者及促进正常的动作模式。因此，对参考架构的了解及研究能为作业治疗师的临床实践提供丰富的资料。

6. 评估工具

参考架构还能给作业治疗师提供多种评估工具。例如，Allen 的认知层级（Allen's cognitive level）可以用来确认患者的认知功能程度，且可与认知失能参考架构一起使用。

感觉统合与运用测验（Sensory integration and praxis test）、米勒学龄前评估（Miller's assessment for preschoolers）、成人感觉剖面（Adult sensory profile）及临床观察都以感觉统合原则为基础，用来协助作业治疗师决定患者如何从参考架构中获益。作业自我评估、意志量表及人类作业模式审查测验也是一些评估工具，这些评估工具使 MOHO 理论与实践结合起来，具有可操作性。

（二）为何使用参考架构

很多与特定参考架构原则有关的评估工具已被发展出来用以检验患者的功能。作业治疗师在干预患者时总在使用参考架构。例如，渐进式牵伸以拉长肌肉纤维的原则是在生物力学参考架构下发展出来的，但作为作业治疗师实践的原则和依据常常不易被体现出来，所以作业治疗师也有可能忽略自己所使用的参考架构。现在对于许多标准的干预途径，很少作业治疗师会停下来思考其背后的理论。但如果干预没有进展，作业治疗师可能会发现回顾原则及先前的研究是有帮助的，这是批判性的分析研究及关于作业治疗师做什么的解释，且被视为循证实践所必需的。

（三）常见参考架构

临床上，患者常包含许多方面的问题，而一个参考架构只能提供某个特定的观点引导治疗，因此常需要数个参考架构综合协助患者达到各种不同的目标和成效。常见的参考架构包括行为（Behavioral）、生物力学（Biomechanical）、认知行为（Cognitive－behavioral）、发育理论（Developmental）、运动控制（Motor control）、神经发展（Neurodevelopmental）、知觉运动训练（Perceptual motor training）、感觉运动（Sensorimotor）、感觉统合（Sensory integration）、认知障碍（Cognitive disability）、心理动力学（Psychodynamic）、神经发育治疗系统（Neuro － developmental treatment）、康复理论（Rehabilitative）、动作学习（Motor Learning）等。

不同的参考架构可以按顺序使用，也可以平行使用，比如对于一个脑瘫患者，首先可能会用神经发展方面的参考架构，一段时间后，发现患者有认知方面的问题，此时我们会使用认知方面的参考架构，但是在这一过程中我们还会继续平行使用神经发展方面的参考架构，如果想提高患者运动能力，我们会加上生物力学参考架构。因此，一名作业治疗师可能需要综合使用几个参考架构，并从中归纳干预策略，以符合患者的情况和需要。

四、总结

实践模型可以帮助作业治疗师组织个人的思考，参考架构则告诉作业治疗师在实践

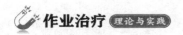

中做什么，作业治疗的专业核心是围绕着作业的概念组织患者的实践。因此，选择一个合适的实践模型是帮助作业治疗师"思考"如何成为一名合格作业治疗师的最佳依据。

参考架构对确保作业治疗师使用循证实践是重要的，借由选定的参考架构的效果研究，作业治疗师可以完整了解原则、干预程序及技术。这帮助作业治疗师在需要时为患者及一些尚未进行研究的诊断调整参考架构，进而使其他患者也可以受益。了解参考架构的细微差异能够让作业治疗师有技巧地服务患者，明确表达干预技巧背后的理论对当下的康复环境是重要的。此外，了解参考架构能协助作业治疗师提供更佳的服务给患者。

（张　莹　董安琴）

第三章　作业治疗标准流程

第一节　概述

掌握作业治疗标准流程可以为作业治疗提供有关服务的逻辑顺序及临床推理思维，可以指导作业治疗师获得有用信息，并用它来了解患者、作业治疗问题，做出临床应用决策。临床应用决策的做出需要思考以下几个方面：①问题解决；②理论基础（不同的模型、框架使用）；③数据和结果导向；④循证；⑤动态（评估及治疗）及周期性；⑥实施协作的过程。

作业治疗标准流程主要分为：①转介；②面谈评估；③问题识别；④目标设定；⑤制订干预计划；⑥干预实施；⑦结果评价；⑧文书书写。①～②主要是收集患者的信息，评估相关问题；③～⑤主要是找出患者的问题，指导治疗目标和干预计划；⑥～⑧主要是实施干预和结果评价并记录，进一步改善干预计划和患者功能，如图3-1-1所示。

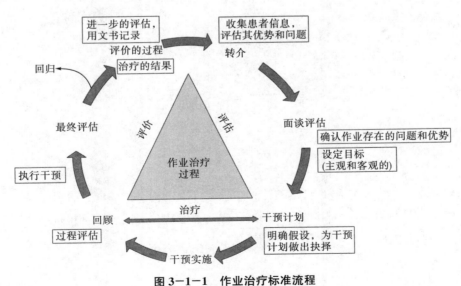

图3-1-1　作业治疗标准流程

在干预前我们应做好准备，依据作业表现模型考虑患者现在存在的问题和需要的

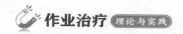

治疗方案。如图3-1-2所示：①收集信息，综合分析作业表现的信息，特别是作业范畴和环境部分。②评估，在作业活动中观察患者的行为表现，而不是关注行为技能和行为模式的有效性。适当地选择和使用评估工具来评估行为技能和行为模式，选择必需的评估量表以确认和评估影响行为技能和行为模式的背景或环境，了解活动要求和个人因素，确认对行为技能和行为模式来说什么是支持的、什么是妨碍的。③确认问题，确认患者作业技能和行为模式中的优势和问题。④设定目标，和患者一起谈论，设定目标。⑤治疗执行，基于实践和可行的证据选择治疗方法。⑥治疗回顾，应用选择的评估量表来明确治疗的效果。

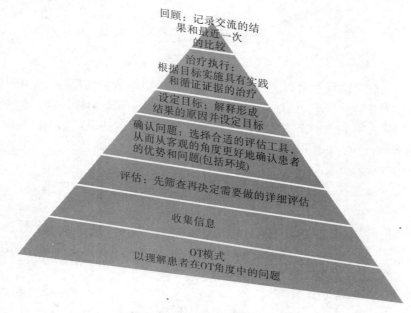

图3-1-2 作业治疗干预模型

第二节 标准流程

一、转介

一般来说，作业治疗服务起始于转介。患者可能由神经内外科、骨科、精神科、烧伤科、康复医学科等转介到作业治疗服务机构，也包括社区或残联等机构与作业治疗服务机构的双向转介。

二、面谈评估

面谈评估的重点是找出患者想要什么、需要做什么，确定其能做什么及已经做了什么，确定回归健康的障碍、活动参与水平及社会支持等。面谈评估发生在与患者的所有互动过程中。面谈评估的类型和重点因评估机构的设置不同而不同，但是都应评估每位患者个体化的问题和多方面的需要。面谈评估阶段可以筛查需要做哪些详细评估，然后通过专业知识和判断把信息综合起来，使评估具有一定的逻辑性，面谈评估主要可以分为以下几点。

（1）回顾：回顾最近的信息，信息主要源于书面或口头，主要目的是更好地帮助理解患者，以便在作业治疗过程中做出更好的临床决策。可以回顾医疗记录或病历，了解诊断、预后、医疗史、社会史、现在的治疗状态等；也可以回顾其他治疗信息，如护士的日常记录、病历小结等。收集信息是很重要的部分，可以由此判断患者的功能水平以提供精确的干预，并了解问题是什么及如何影响患者和他人、是否需要干预，以及帮助预测预后、建立干预计划。

（2）筛查：筛查主要是在医院、作业治疗服务机构、社区或患者家中进行的，目的是获得患者的整体印象，以便控制评估范围、进行详细的评估。筛查发生在与患者的初次互动后。

（3）评估：在评估中应坚持以患者为中心的原则，在进行任何评估前应征得患者同意，提供评估信息以供选择。为了做出有效的评估，作业治疗师应获取有关的信息，包括在医疗环境中个人的医疗状况（病因、过程、疾病或状况的预测）、功能和障碍、功能和障碍是怎样影响患者的活动参与和功能实现的。作业治疗师要熟悉大量评估工具的使用范围和使用技能；对患者的作业治疗方式要公开；要有优秀的观察技能，形成和谐治疗关系的能力；要有严谨的临床思考推理程序。

面谈评估后可能会形成一份简短的作业治疗文件，并就全面的作业治疗评估和干预提出建议。

三、问题识别

作业治疗师应同团队中其他成员一起讨论后确定作业治疗计划、患者的问题和优势。

作业治疗计划的确定有3个阶段。

（1）依据在不同的行为成分（自下而上）中收集到的信息，确认问题（功能障碍）和优势（自上而下）。

（2）确立治疗目标：建立短期目标（在第一阶段）和长期目标（在整个治疗阶段）。

（3）确立作业治疗计划。

问题和优势的确定有5个阶段：

（1）处理收集的信息（发散思考）。

（2）分析收集到的信息，仔细地解释评估结果，然后选择相关的信息。

（3）确认问题（集中思考），主要指与作业活动和生活中的角色功能有关的问题。

（4）确认优势（积极的方面），主要指患者的长处和有利的环境因素。

（5）确认优先问题（集中思考），主要指要先解决什么、为什么要先解决。

现举例如下，李先生的基本情况如表3-2-1所示：

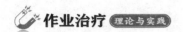

表 3-2-1　李先生的基本情况

面谈评估（回顾/筛查/评估）结果	团队成员报告	实际方面
行为成分 感觉运动/神经病学 　他右侧身体的感觉减退 　他的左侧肌力比较强（MMT＝5）、右侧非常薄弱（MMT＝0） 　他的右上肢功能级别是 1/7［依据偏瘫上肢功能评定表（7-level），肩、肘和手没有自主运动］ 　他有良好的坐姿平衡，但站立平衡一般 认知 　他的认知功能受到影响，MMSE 评分为 18/30，定向力减弱，延时记忆减退。他计算时注意力减弱，只能完成 1 个步骤的命令 心理 　他能很好地和别人相处，并参与治疗和社交活动中。他能够合作，但对自己的状况感到沮丧。他对不能很好地利用自己身体感到伤心和愤怒。他治疗后希望能够重返家庭 个人背景 　李先生是一位 66 岁的退休教师，于 2009 年 10 月诊断为右侧脑卒中	临床状况和预后 　磁共振显示脑卒中的性质、部位和扩散程度 　药物治疗 　身体稳定状况	治疗限制，如时间和可利用的资源 　康复黄金时间 　时间长度 　作业治疗机构的设备和治疗师的专业技能
行为领域 　他能独立用左手吃饭，刮胡子需要监督；床上转移需要轻微帮助，在穿上衣时需要中度帮助以维持坐姿平衡和右手举起；穿下肢的衣服、洗澡、如厕和所有的转移都需要最大量的帮助；使用轮椅要完全依赖别人	其他部门之前和现在的治疗 　药物 　PT：步行训练，平衡训练 　社工：安排日间照顾中心	模型的采用 　PEO 模型
环境 　目前：在医院 　以后：期待能重返家庭	过去的治疗和社会史 　共存病：没有 　李太太有点健忘，有时需要李先生提醒，如应诊	有利的治疗方法 　用神经病学的重建措施：神经发育参考框架 　补偿：暂时使用辅助器具，如轮椅，使用转移板来转移

注：MMT 为徒手肌力评定；MMSE 为简易精神状态检查；PT 为物理治疗。

可以使用 MOHO 建立作业治疗评估思维，如表 3-2-2，为李先生设计的 MOHO 评估信息。

表 3-2-2　MOHO 评估信息

MOHO	自我照顾	工作和生产性活动	休闲和娱乐活动
意志力	李先生是否知道在自我照顾上独立的重要性		
习惯	李先生是否习惯了使用"新的身体"来完成日常生活活动		
表现能力	李先生是否足够强壮以开始积极地参与到康复中。例如，独立地进行日常生活活动		

　　在处理收集的信息时应确认问题和优势，可以使用问题清单确认问题，准确地将问题排出优先次序，也可以使用加拿大作业表现测量表（COPM）来确认患者作业活动的重要性和表现（图3-2-1）。

作业治疗部 加拿大作业表现测量表　（COPM）

姓名_____　　性别/年龄_____　　床号_____　　住院号_____

诊断_____　　主治医生_____

项目	步骤1　P 作业表现方面的问题	步骤2　S 重要程度（1-10）
A：自理 个人自理 （如：穿衣、洗澡、进食、洗漱等）	_____ _____	_____ _____
功能性移动 （如：转移，室内/室外行走等）	_____ _____	_____ _____
社区活动 （如：交通工具使用、购物、理财等）	_____ _____	_____ _____
B：生产活动 有薪/无薪工作 （如：找工作/维持工作、义工等）	_____ _____	_____ _____
家务活动 （如：打扫卫生、洗衣、做饭）	_____ _____	_____ _____
玩耍/上学 （如：玩耍技巧，家庭作业）	_____ _____	_____ _____
C：休闲 安静娱乐 （如：各种爱好、手工艺、阅读）	_____ _____	_____ _____
动态娱乐 （如：体育活动、郊游、旅行）	_____ _____	_____ _____
社交活动 （如：探亲访友、电话联络、聚会、通信）	_____ _____	_____ _____

步骤1
　　让患者列出自己不能完成的/自己认为有问题的作业活动。
步骤2

评估重要性。让患者就每个存在问题的作业活动的重要性进行评估 。"能从事这项活动对你来说有多重要？"重要的程度分为十个等级，从 1 分到 10 分。1 分为完全不重要，10 为极其重要。

步骤三和四：评分——初次评估和再评估

让顾客确定 5 个重要的有问题的活动并记录在下面的表格中，用评分准让顾客就每个问题对自己的表现和满意度进行打分，然后计算总分。总分的计算是把所有有问题的表现分或满意度分累加除以问题的总数。再评估的分数以同样的方法计算，同时计算两次评估的分数差值。

初次评估：			再评估：	
作业表现的问题：	表现 1	满意度 1	表现 2	满意度 2
1.				
2.				
3.				
4.				
5.				
评分：	表现 总分 1	满意度 总分 1	表现 总分 2	满意度 总分 2

总分 = 表现或满意度总分 / 问题数

表现总分差值 = 表现总分 2 _____ — 表现总分 1 _____ = _____

满意度总分差值 = 满意度总分 2 _____ — 满意度总分 1 _____ = _____

评估者：

日期：

图 3-2-1 加拿大作业表现测量表

在确定问题时，我们知道应该怎样、从哪里得知什么问题是优先的，优先问题一般指最紧迫需要解决的、与治疗过程时机一致且最适合的、患者最关心的、最容易的、结果预测最成功的问题。对此我们要建立治疗的优先次序，建立治疗或干预的频率、强度和（或）逻辑次序，要求先分散思考，再集中思考。

优势包括患者自身的优点、兴趣和动机，如好的记忆、有动机去学习、良好的恢复；有利的环境因素，如有利的家庭环境、住房的设施安置权利、资金支持等。

四、目标设定

设定目标可参考 SMART 原则，SMART 原则是目前经常使用的用来优化目标设定过程的原则，在 1981 年由 George Doran 首次提出，目前已经被广泛用于健康、教育及管理等领域，并被证明是有效的。根据 SMART 原则，设定的目标应该包括以下特征。

（1）Specific（具体的）：目标必须清晰易懂，不能让参与者特别是患者在康复过程中产生误解。

（2）Measurable（可测量的）：目标务必使用数字或量化指标来描述。

（3）Achievable（可达成的）：目标与康复预后有关，应该让人受到挑战，但是可以实现。

（4）Realistic/Relevant（相关的）：实现目标有利于功能的发挥，达到康复的目的。

（5）Timed（有时间性的）：完成目标所需的时间。

短期目标是长期目标的基础，必须是具体的、可测量的和可达成的，在一些患者中，长期目标和短期目标有时是可以交换的。长期目标和短期目标见表 3-2-3。

表 3-2-3　长期目标和短期目标

目标类型及时间	功能目标	活动目标	环境改造目标
长期目标：在治疗的最后	改善运动控制和平衡	日常生活活动能够在使用辅助器具的情况下独立完成	所有设施要合适地安置在家中
短期目标：在第2周的最后	改善上肢和下肢的控制（肌力等级为3），站位平衡	改善运动控制以减少在日常生活活动上的帮助，如起床、下床、如厕、穿衣、洗澡、功能性转移	患者意识到家中的设施需要改造
短期目标：在第3周的最后	进一步改善	进一步减少依赖	患者与设施代理商交流，从而做好改造设施的有关准备工作
短期目标：在第4周的最后	进一步改善	与回归家庭有关的要求或准备的独立性	在回家前患者已经做好使用设施的准备

五、制订干预计划

制订干预计划时需要考虑以下内容。

（1）活动/媒介：应与目标和作业治疗模式相一致，考虑可用的资源和限制，可以分级和调整。

（2）作业治疗的角色：建立和谐的关系，自我应用的意识，交流技能。

（3）环境：包括人类和非人类因素，应熟练操控以实现某些目标。

例如，某位患者的第1周的干预计划可以制订如下：

（1）提供日常生活活动的功能性训练（床上转移、轮椅训练），使用右上肢进食，改善运动控制和认知功能，提升独立管理日常生活水平。

（2）提供改善上肢控制能力的训练，作为完成功能性训练的先决条件。

（3）提供平衡训练，作为完成功能性训练的先决条件。

（4）提供与感觉缺失有关的安全性教育。

（5）鼓励患者回顾与训练相关的成功经历。

（6）给患者家属提供照顾者教育，改善患者在日常生活活动中的技能，如穿衣、转移、如厕、轮椅操控等。

（7）安排家居环境改良相关的回访：移走卧室中的架子以增大轮椅操控的空间，移走卫生间门口的障碍物以便更好地出入。

（8）提供辅助器具的信息，如轮椅和坐便椅。

六、干预实施

1. 具体操作

干预实施的具体操作即治疗执行，主要有以下几点：发展、调整/恢复、维持/稳定、改良、预防和增进。

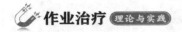
（1）发展：建立以前没有的能力、任务技能或习惯，如获得新的工作技能、使用新的辅助器具。

（2）调整/恢复：重建已经损失的能力。方法包括适应、补偿性活动、有目的的活动、治疗性训练或活动、功能性训练或活动。主要涉及以下几个方面：感觉运动，主要包括重建肌力、进行运动控制；认知，主要包括注意力、记忆力、计算等认知功能的改善；心理，主要包括压力管理、放松技巧；作业范畴，主要包括自我照顾、工作和生产性活动、休闲和娱乐活动。

治疗性训练或活动：对于患者来说，用胶泥来作为其增加抓握力量的热身运动，使用支具、压力衣等（图3-2-2）。神经促通技术：根据神经发育参考架构，作业治疗师利用神经促通技术来延长右侧躯干以增强脑卒中患者的躯干控制。功能性训练或活动如日常生活活动能力训练如图3-2-3所示。

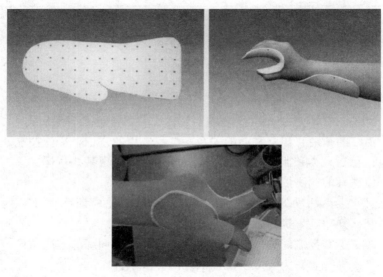

图3-2-2　支具、压力衣

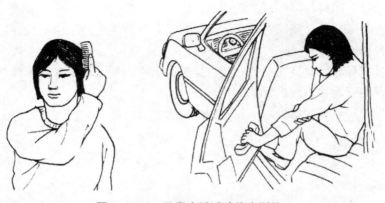

图3-2-3　日常生活活动能力训练

（3）维持/稳定：当整体的身体状况持续恶化时，干预治疗旨在尽可能长时间地稳定或维持身体状况。如果可以降低功能丧失的速度，患者功能将能长时间保持在相对高水平或维持行为表现能力。相反，功能的丧失将影响患者的健康和生活质量。

（4）改良：找到在自然环境中支持行为表现的方法，这样患者能表现得更好。主要包括，①环境改良，改变物理环境。②改良做任务的方法和/（或）使用辅助器具以适应患者的功能水平，也称为代偿途径。改良的主要目标是改善作业表现成分，如适应用不同的方法穿紧身短裤、用不同的方法打开罐头等。

（5）预防：针对那些有健康风险的、有（或没有）残疾的患者，有指导性地干预患者或环境。

（6）增进：为自然生活背景中的所有人改善健康提供丰富的经历，以健康评估/健康检查、专题讲座、工作坊的形式开展，在增进的同时也要考虑改变、干预的目的。

在整个治疗执行中，作业治疗师应作为顾问来管理计划，给予建议和监督，评估治疗是否达到应有预期并及时提供帮助，治疗应由团队中的所有成员共同执行。

2. 干预实施中需要考虑的因素

（1）注意事项：低血糖危象，如心悸、出汗、抽搐、肢体瘫痪、精神异常等；晕厥，如突然头昏、视物模糊、面色苍白、冷汗、二便失控等；脑血管意外，如突然出现的头痛、头晕、恶心、呕吐、偏瘫、失语、意识障碍等；其他，如腹痛、眩晕等。出现上述情形均应转诊至医院治疗。

（2）禁忌证：绝对禁忌证包括恶性肿瘤进展期、新鲜骨折、脑疝、支气管炎急性发作期、出血倾向及生命体征不稳定。相对禁忌证包括可疑的心血管疾病、癫痫、头晕、心悸、胸闷等。

（3）活动的升级、降级：在治疗过程中，要实时观察患者的活动表现，根据观察的结果及时针对活动的难度进行升级或降级调整。

3. 作业治疗质量控制

（1）强化操作规范：规范操作是保证作业治疗质量的基础，对每一项作业治疗技术进行深度解析，探讨其适应证及每个环节的具体操作方法等，并将研讨的结果制定成《作业治疗技能操作手册》，在手册中明确每一种康复治疗方法的规范操作规程，使其标准化，供作业治疗师阅览和学习。

（2）加强作业治疗师培训和考核：定期组织作业治疗师进行培训来提升作业治疗师的业务水平。聘请其他资历较深、水平较高的作业治疗师担任讲师，以"传统授课模式"（LBL）或"基于案例授课模式"（CBL）开展教学，以提升作业治疗师业务水平。同时，定期组织作业治疗师到其他康复治疗中心进行学习和参观，以借鉴和学习其他康复治疗中心的有益经验。每年组织作业治疗师进行理论考试和实践技能考试，以考促学。此外，定期对作业治疗师进行职业道德培训，旨在强化作业治疗师的责任心、职业道德，通过加强作业治疗师岗位精神、敬业精神、服务精神来促进作业治疗质量的提高。

（3）建立 PDCA 管理模式：①策划（Plan），对每位来接受作业治疗的患者均进行病例研讨，由数名作业治疗师共同制订治疗方案；②实施（Do），在对患者开展作业治疗期间，确保至少两名作业治疗师在场，一名作业治疗师负责实施治疗，另一名作业治疗师则主要负责记录治疗过程并完善相应病历资料，将治疗全过程记录在案，以备检索和查询；③检查（Check），根据规章检查各治疗工作是否到位，详细内容可以与该院制定的作业治疗相关操作规范进行比对；④处理（Act），针对上一环节中发现的问题展开研讨，分析问题产生的原因并找出改进方法，进一步提高作业治疗服务质量。然后不断地重复 PDCA 循环，实现作业治疗质量的持续改进。

（4）完善康复评估和报告书写：将康复评估和报告书写纳入质量管控范畴，强化作业治疗期间所有康复评估和报告的书写和保存工作，包括文字、符号、图表、影像资料等。强调康复评估和报告书写的客观、真实、准确、及时及完整，在此基础上严格按照相关规定、规范和技术指导来书写报告，充分强调医疗文书在作业治疗质量持续改进中的作用，以此加强医疗质量管理。

（5）完善考核制度：考核制度是检验作业治疗质量及作业治疗师业务水平的重要方式。考核分为例行考核和不定期考核。例行考核以月为单位定期展开，主要评价内容为作业治疗师专业水平是否达到临床服务需求、作业治疗师是否具备相应的人品、医德，具体可通过检查病历资料、收集患者意见来实现。不定期考核的主要目的在于检验作业治疗师专业技术及心理素质，可在作业治疗师进行治疗期间随机展开观摩和监督，由专业的评审小组进行打分和评价。根据考核结果组织作业治疗师培训或调动。

4. 沟通交流

沟通交流的目的是促进医患之间的相互了解，让患者明白作业治疗师能做什么、在做什么，作业治疗对他们有什么意义与好处；让作业治疗师了解患者的基础功能情况，同时发现一些隐含的、特殊的、可能对作业治疗产生影响的信息及患者和家属的治疗诉求等。沟通交流对作业治疗师十分重要，作业治疗强调患者的参与，如果没有良好的沟通，患者不了解甚至不理解所进行的治疗，治疗的积极性和效果将受到影响。相反，如果沟通良好，患者了解治疗的目的和意义，则对作业治疗师的信任就会增加，治疗的积极性加强，那么治疗效果也会相应提高。

5. 隐私保护

患者个人隐私权是指患者在就医及接受医疗服务的过程中涉及的个人信息、病史、隐私部位及病症等信息不被泄露的相应权利，同时还应当保护对于患者个人来说比较敏感的其他信息。临床教学中也要尊重和保护患者的知情权和决定权，进行临床教学时要征得患者同意，不应将患者当成"活教具"进行现场教学，这严重侵犯了患者的隐私权。患者的个人隐私遭到暴露，是对患者的人格和尊严的一种伤害，表示患者的知情权和决定权未得到应有的尊重。尊重和保护患者的个人隐私，不仅是社会对道德伦理的基本要求，也是医疗服务组织及相关医务人员应当遵守的法律义务。作业治疗师在整个医疗过程中都必须严格保护患者的个人隐私。

七、结果评价

客观的结果是可评估的，并且能够体现经过作业治疗后确切的进步。结果有时出自标准化的评估，可以通过具体的数字变化来体现，如首次评估改良巴氏指数（Modified Barthel index，MBI）分数是 30 分、末次是 60 分。评估结果的变化反映了患者对于作业治疗干预的反应。在作业治疗过程中，选择的结果评价方式要做到有效、可靠、对患者作业表现的变化比较灵敏、与设定目标时的结果评价方式一致、与患者的期望目标一致、能够预测患者的预后。

在临床实践的过程中，作业治疗师常常通过以下方式来评估治疗是否有进展、是否应该调整治疗目标及干预措施：比较治疗目标实现的进度和治疗预期，通过评估治疗的进展来决定未来干预的方向（例如，维持、修改、过渡、停止、提供跟踪、参考其他服务），以及衡量是否需要调整目标和干预方式。

在某些情况下，结果评价的重点是患者报告结局（Patient－reported outcomes，PROs）。PROs 是指任何直接反映患者健康状况的报告，不需要临床医生或其他人来解释患者对于治疗的反应。PROs 可以作为改善患者健康预期，恢复信心、希望、快乐、自我效能，减少疼痛，恢复对挫折的顺应性和感知幸福能力的主观衡量标准。

结果评价也可以为照顾者设计，例如，对接受家庭环境干预的痴呆患者的照顾者的研究发现，患者的职业表现下降较少、作业能力和技能的水平增强、自我效能感和幸福感提高，对照顾者的帮助需求减少。

对于接受群体教育患者的结果评价可以体现在群体社交技能的改善、个体自我意识的增强、社会支持网络的增大及员工健康和生产力的改善。例如，对员工群体进行的安全和工作场所健康教育干预已被证明可以减少工伤、提高员工生产力和满意度。

对于接受作业治疗患者的结果评价可能涉及健康促进、职业正义、健康知识普及、社区融合、社区生活改善和服务满意度获得。结果评价也应重视患者的职业表现和社会参与水平的变化。

八、文书书写

作业治疗相关文书包含知情同意书、记录文书等。

1. 知情同意书

知情同意书指整个作业治疗干预过程中，患者有权了解的声明、解释、注意事项等，以及其他治疗中可能涉及的、需要患者知悉的相关信息，如四川大学华西医院康复医学中心作业治疗部制作的治疗知情同意书（图 3-2-4）。

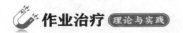

图 3-2-4 作业治疗部治疗知情同意书

作业治疗部治疗知情同意书

亲爱的病员同志：您好！为了尊重您的知情权和自主权，使您对所患疾病的特殊性、病因、诊疗方法、预后、可能发生的意外及安全要求知情并决定是否在作业治疗部（以下简称"我部"）治疗，请认真阅读以下内容：

1. 我部的治疗方式是通过活动训练进行的，为非侵入性治疗，无明显副作用，部分患者在治疗过程中可能会出现与训练剂量相关的心悸、无力、头昏、胸闷等，休息后多能缓解。不当的活动治疗可能致使疼痛加剧、再骨折、关节损伤、肌肉肌腱劳损或拉伤等。

2. 我部主要治疗中枢神经、周围神经损伤导致的运动、感觉、日常生活活动、休闲、工作及心理社交功能障碍（包括脑卒中后偏瘫、脑外伤后瘫痪、脊髓损伤后截瘫、小儿脑瘫及骨折、颈腰椎病等），其他危急重症、隐匿性疾病（如肿瘤等）、并存疾病（如心脏病、高血压、糖尿病等）和并发病症（如骨质疏松骨折、肺炎等）非本部治疗范围，一旦发生我们将转科治疗，或请相关部门、科室会诊处理。

3. 神经损伤、运动或感觉功能障碍，可导致皮肤感觉降低，可导致烫伤、溃疡等。

4. 偏瘫、截瘫等运动功能障碍者，长期卧床可能导致压疮、尿路感染、坠积性肺炎、深静脉血栓形成、继发性骨质疏松，脑损伤患者可能发生一些并发症如癫痫等，这些并发症有可能危及生命；脑卒中患者因脑栓塞、脑血栓形成、出血等可能导致再次脑卒中；截瘫患者因自主神经功能亢进可能出现偏头痛、血压增高、失明、脑血管意外等。以上情况均可能使患者病情加重或危及生命、死亡等。

5. 周围神经损伤及中枢神经损伤（脑卒中、脑外伤、截瘫等）患者因疾病本身原因可导致关节脱位、关节痉挛变形、疼痛等，长期卧床还可能导致肌肉萎缩。

6. 其他隐匿性疾病可能导致病情变化或死亡。

7. 由于慢性疾病可导致抑郁、绝望等悲观情绪，产生心理障碍，可能出现自残、自杀倾向或行为。

8. 1～7项的情况一旦发生，请立即告诉我们，我们将根据病情建议转科治疗或请相关部门、科室会诊处理。

9. 我院属于医教研一体化医院，我部有临床带教、教学及科研职责，在保护您个人隐私的前提下，您的病情资料可能会用于带教、教学或科学研究；您的治疗过程也会有进修老师、实习老师等的参与。为了保证您的治疗质量和人才培养，我部实行三级治疗师的组管理制。一级治疗师是直接与您见面，直接参与评估、治疗的治疗老师（包括进修生、实习生、低年资规培治疗师及初级治疗师等），执行治疗医嘱的一级治疗师根据工作安排可能会有调整或变动。二级治疗师是负责您的治疗方案制订和治疗指导的治疗老师（包括高年资规培治疗师、带组治疗师或组长治疗师等），在整个治疗过程期间，二级治疗师会依据规范化操作流程，结合您的疾病特点及耐受力制订个体化治疗方案。若出现治疗所致的异常反应会及时处理及调整治疗方案。三级治疗师是负责对二级治疗师制订方案的审核及对您的疑难问题进行治疗方案制订和治疗指导的治疗老师（包括组长治疗师、部门负责老师等）。二级和三级治疗师基本不会发生变动（除科室工作调整或其他特殊情况）。您的治疗均由三级治疗师团队组成，如果还有超出本部范围或更疑难的问题，三级治疗师团队会把问题提交科室治疗小组（包括您的主管医生、物理治疗师、作业治疗师、语言治疗师、假肢矫形师、护士老师等）进行讨论。请信任您的治疗团队，积极配合参与治疗。

10. 我部治疗室实行门禁管理系统。当您进入治疗室时，需要出示您的治疗卡，呼叫管理员开门；参与每一项治疗时也请您出示治疗卡给您的治疗老师记录您的治疗情况，您的治疗卡由您的治疗老师确认填写，请勿私自填写涂改；您的治疗卡也是您参与我部治疗的重要凭证，请妥善保管，自行承担遗失后果；如果您有跌倒风险或其他特殊情况，治疗老师会在您的治疗卡上标注，请您安排一名陪护不要擅自离开您，防止摔倒受伤，其余家属请在治疗室外面等候，探望人员请在治疗结束后在病房探望您；治疗室是为您的治疗服务的，每一个治疗活动都是由您的治疗团队讨论后安排的，请您积极参与治疗活动，听从老师的安排，并按质按量完成治疗老师指定的治疗任务，未经治疗老师允许请您不要擅自进行任何活动或治疗，如有疑问请与您的治疗老师充分沟通。请不要让陪护在治疗室使用治疗设备或帮助您做任何治疗！为保证其他患者的治疗，请不要将治疗设备带出治疗室！

11. 作业治疗（简称"OT"）是关注生活、休闲、工作能力的科学治疗，是作业治疗的主要内容，不同于其他治疗，有其特殊性；作业治疗的每一个治疗活动都需要在您的主动参与下才能发挥其治疗作用，您的反复主动参与是提高您生活、休闲、工作能力的重要基础。

12. 请确认您已经认真阅读以上须知并知情理解，且同意我部管理及实施我部的治疗方案。

患者或家属签名：

年　　月　　日

2. SOAP

SOAP 在作业治疗中有着非常重要的地位，其作用是全面了解患者的功能障碍并为治疗方案制订提供可靠的依据。利用 SOAP 可以较为全面准确地记录患者的情况、完整评估患者的功能障碍、制订个性化的康复治疗方案，能够展现疾病的临床诊治过程。SOAP 既是作业治疗常用的一种记录格式，也是发现、分析、解决问题的一种思路。所以，一份好的 SOAP 记录是临床思维及推理过程的展示。

主观资料（Subjective，S）：要求作业治疗师通过临床问诊来获取并整理出患者的个人资料，包括基本信息、主诉、现病史、既往史、个人史、家族史等。

客观资料（Objective，O）：要求作业治疗师通过视诊观察、检查报告、测量数据来发现患者的功能障碍及相关信息，并做好详细记录。

评估（Assessment，A）：要求作业治疗师在主客观资料的基础上，合理安排相应的评估项目。

计划（Plan，P）：要求作业治疗师针对患者存在的功能障碍及康复评估结果，制订合理、个性化治疗方案，拟订近期、中期及远期目标。在治疗一段时间后，需再次评估以调整治疗方案。

3. 记录文书

记录分为评估与治疗记录和统计学记录。

（1）评估与治疗记录：根据前面提到的 SOAP 原则进行。正式的记录文书包含患者的基本病历信息、已做的评估和结果，以及患者每天的治疗反应。整个治疗过程都应有详细的评估记录：入院或转介、评估、问题分析、制订计划、干预实施再评估及回归指导等。在写记录文书之前，应该组织好已经收集的主观信息、客观信息、评估及计划等信息。好的记录文书应有以下特点：①内容清晰易读，用黑色或蓝色墨水书写；②在记录文书上有专业资格认证治疗师的签字，学生签字要有有资格老师的联署签字；③写错的部分要用单线划掉，然后在原始数据后面改正，不要用涂改液；④用合适的缩写；⑤文件应该以先后顺序阅读，第一页结束，紧跟第二页；⑥所有的陈述应该是真实客观的，没有歧义；⑦所有记录文书应保存在安全的地方。

（2）统计学记录：指由作业治疗师工作单位收集和保存的有关作业治疗师提供的服务和花费的时间的统计学记录，包括质量与绩效考核、治疗患者的种类和数量、每位患者的治疗次数、可提供服务的种类和数量（如一对一治疗、团体治疗、咨询服务等的种类和数量）、其他工作记录（如作业治疗师之间的专业交流和培训等）。

4. 出院指导方案

针对患者疾病/受伤史、年龄、家居环境、文化环境、经济条件、照护条件等，为其量身制定回归家庭后的饮食、服药、并发症预防、功能训练、日常生活活动能力训练、压力管理、照护技巧、复查建议等全方位的出院指导方案。可以用口头方式，也可以给予书面资料，不管是以何种方式进行，都应该条理清楚、逻辑严密、通俗易懂、患

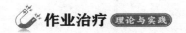

者或家属在家居环境中易于操作，保障安全，注意事项要非常清晰且着重强调。某患者作业治疗出院指导举例见表3－2－4。

表3－2－4　×××患者作业治疗出院指导

亲爱的×××：

　　首先祝贺您回归家庭！作为您的作业治疗师，为了让您回家后也能进步，我们通过综合评估您目前的情况，特给您如下训练建议：

种类	活动	时间	频率	所需物品	具体方式和注意要点	难度调整
治疗性活动	复述故事	20min	1次/天	小故事	为患者读短小有趣的故事，要求患者在听完后回忆故事情节，并用言语表达清楚	• 故事的长短 • 提醒次数的多少
	记扑克牌	15min	1次/天	扑克牌	每次训练从3张牌开始，呈现一定时间（可让患者做其他事情），一段时间后让其回忆所记扑克牌的具体内容	• 扑克牌数的多少 • 所记内容多少 • 间隔时间长短 • 提醒次数的多少
	记指令	15min	1次/天	—	给患者一个特定的指令（如让其帮忙拿一件物品），间隔一段时间后让其完成所描述指令	• 指令的复杂程度 • 间隔时间长短 • 提醒次数的多少
功能性活动	记路线	20min	1次/天	—	带患者散步，让其回忆路线，可画出简易路线图或下次让他带路散步。注意安全，需有人陪同	• 道路的熟悉程度 • 提醒次数的多少 • 道路的远近
	记电话	15min	1次/天	—	分段记忆亲戚朋友的电话号码	—
	图片记忆	15min	1次/天	—	用日常生活熟悉的物品图片（如人物面孔、日常生活用品、蔬菜、水果等的图片），随机向患者展示某几张图片，一定时间后让其回忆所看到的图片	• 所记图片的多少 • 间隔时间长短 • 提醒次数的多少
	设问回答	15min	1次/天	—	在患者休闲的时候（看电视、听广播等），询问患者问题，如假设迷路了应该怎么办？遇到危险了应该怎么办？	• 问题的复杂程度 • 提醒次数的多少
	随身卡片	15min	1次/天	—	随身携带有关患者喜爱的环境和相关人物、电话、地址的卡片，空闲时拿出来看，可由家属抽问	• 问题的复杂程度 • 提醒次数的多少

续表

<table>
<tr>
<td rowspan="3">功能性活动</td>
<td>日常活动</td>
<td>—</td>
<td>每天</td>
<td>—</td>
<td>每天让患者自行安排自己的生活（几点起床，起床后的活动安排等），家属作为监督者（询问其具体的安排），看其能否完成自己安排的活动</td>
<td>·活动的多少
·提醒次数的多少</td>
</tr>
<tr>
<td>家务</td>
<td>—</td>
<td>每天</td>
<td>—</td>
<td>所涉及的各项家务由患者自行安排（如做饭，患者告知家属需要提前准备什么材料，再一同外出购买），家属辅助一同完成</td>
<td>·活动的多少
·提醒次数的多少</td>
</tr>
<tr>
<td>社交及娱乐</td>
<td></td>
<td>每天</td>
<td></td>
<td>尽可能鼓励患者参与其他社交及休闲和娱乐活动，培养兴趣爱好</td>
<td>—</td>
</tr>
<tr>
<td colspan="6">
请特别注意：
· 活动过程中，安全第一。在安全的范围内，不可加量延时，注意提醒中途休息，少量多次活动。
· 注意关注患者疼痛的情况，若疼痛明显，则少做或不做以上治疗性活动，但继续做功能性活动。若疼痛进一步加重至难以承受，请马上就医。
· 活动时注意观察患者的状态，采取措施激发其治疗积极性，活动过程中保持轻松愉快的氛围，避免患者出现厌烦情绪。同时也切忌着急，康复是一个循序渐进、慢慢坚持的过程。
· 活动设计为短期训练方式，在活动过程中记录训练、生活中影响功能、能力的具体事项，记录训练进度，以便门诊调整计划。
· 鼓励患者在生活中多做简单家务，如整理小物品、擦桌子等；也可多出门做些保健运动和娱乐活动，保持身心健康。
· 尽量定期门诊复诊，资料携带齐全。门诊时间（以门诊当日公布为准）：
四川大学华西医院康复医学中心，××老师（周二）。
· 如有治疗活动疑问请随访您的作业治疗师（××老师）。
四川大学华西医院康复医学中心作业治疗部
</td>
</tr>
</table>

（张仁刚 许惊飞）

主要参考文献

[1] 陈倩，李令岭，陈茉弦，等. 脑卒中患者出院前家访及居家环境评估的研究进展 [J]. 中国康复医学杂志，2019，34（10）：1245-1248.

[2] 赵一瑾，刘锐芬，黄国志，等. 基于SOAP评估记录法的病例讨论教学模式在康复治疗专业临床实践教学中的应用 [J]. 中国康复医学杂志，2019，34（1）：76-78.

[3] 周朝生，唐维桢，许洁，等. 元认知结合SOAP评估法在康复治疗学专业学生临床实习中的应用 [J]. 中华医学教育杂志，2020，40（3）：225-228.

[4] 方丹妮. 基于"SMART"原则在运动损伤康复中目标设定手段的应用研究 [J]. 文体用品与科技，2020（7）：195-196.

[5] 谢艺婷. "SMART"康复目标对脑卒中患者日常生活活动能力的影响 [D]. 福州：福建中医药大学，2019.

[6] 张茂舒，蒋玮. 电话随访对脑卒中肢体功能障碍坚持康复训练依从性的影响 [J]. 现代医药卫生，2012，28（14）：2204-2205.

[7] 柴文娟. 康复科护理过程中患者隐私权保护的探讨 [J]. 中医药管理志，2019，27

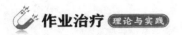

（3）：76-77.

[8] 张娜，周谋望，刘楠，等. 2016 年度全国脊髓损伤康复医疗质量控制调查报告 [J]. 中国康复医学杂志，2018，33 (10)：1137-1141.

[9] 李金东. 加强康复治疗团队建设促进质量管理的方法研究 [J]. 中国卫生产业，2019，16 (6)：61-62.

第四章　作业治疗工具

第一节　作业活动

作业活动所包含的种类和内容很多，其分类方式也不一样，OTPF-4 将其分为日常生活活动、工作和生产性活动、休闲和娱乐活动、手工艺活动、艺术活动、园艺活动、体育活动、社会参与性活动等。而不同类别活动中又包含各种小活动，如日常生活活动中包括了洗脸、刷牙、如厕、转移及行走等活动，工作和生产性活动则包括不同种类的工作及志愿活动等。

对个人而言，作业活动的分类是复杂的及多角度的，它取决于一个人看待作业活动的方式，而每个人看待作业活动的方式可能取决于其自身的需求和兴趣。比如，对有些人来说，洗衣、做饭是日常生活活动，但对另外一些人来说，其有可能是工作和生产性活动。

每个人参与的作业活动往往不是单一的，而是多种类且丰富的，其参与的作业活动通常与时间维度及角色需求相匹配。例如，一个成年人通常需要参与日常生活活动、工作和生产性活动、社会参与性活动、休闲和娱乐活动、休息及睡眠等，有些也参与学习性活动。若其参与的作业活动失衡，则可能使其在生活中面临一些问题，如过度工作而不注意休息及睡眠，可能导致其健康出现问题；若在工作或学习中不注意社会参与性活动，则可能出现人际交往的问题。

作业活动是作业治疗师临床上应用的重要工具，主要基于活动分析和作业分析。这些活动可以是个体活动，也可以是小组活动。个体活动在临床中应用比较广泛，需综合考虑个体本身的功能、障碍、需求等。小组活动则是另外一种高效而有趣的活动，其设计的目的是通过小组分享及互动的方式提高每个个体的作业表现，因而在设计小组活动时可以设定多个治疗目标以满足组内不同成员的治疗需求。

治疗目标设定时可以考虑：

（1）任务：发展个体的各种生活技能。

（2）社交：鼓励个体间进行分享与互动。

（3）沟通：分享经验与改善沟通技巧。

（4）心理治疗：促进表达和发泄。

如建立月饼制作小组，其治疗目标可能为增强个体手的精细功能和双手配合、改善个体的情绪等。

　　常见的小组活动的治疗目标为提高个体的功能性生活技巧、社交技巧、管理财务的能力等。小组活动可以分为：①活动小组，如工作小组、跳舞小组、游戏小组、现实导向小组、做饭小组等；②支持小组，如投影艺术小组、言语心理治疗小组、社交技巧小组等。

　　临床上基于不同的治疗目的，作业治疗师设计并使用的活动是多种多样且千变万化的，如通过体育活动进行运动平衡功能的训练，通过小组授课的形式让患者及其家属掌握疾病相关知识并预防并发症，通过小组角色扮演学习人际交往的技巧等。临床上常使用的活动种类有：①治疗性活动，这是为了改善或重建表现能力，同时也被认为是再赋予个体相应能力的活动；②功能性活动，这是为了改善及重建个体功能的活动，且这些活动是基于作业表现的。

（马锡超）

一、治疗性活动

　　一位曾经患有脑卒中的患者来寻求作业治疗师的帮助，他现在能熟练地打开壶盖，把水接到烧水壶中，盖上壶盖，把烧水壶提到灶台上，使用着燃气把水烧开。但他无法完成其他厨房活动，这让他很苦恼。作业治疗师经过评估发现，这位患者的双手协调能力与站立时间限制了他在厨房进行其他活动，所以为他准备了塑料菜刀与模拟食材，进行烹饪相关活动，同时进行站立和平衡功能训练。

　　上述案例中，作业治疗师为何没有让患者直接使用真实的工具和材料？为何选择进行烹饪相关的活动？如果患者能够完成站立和平衡功能训练，但是不能完成切菜、装盘和炒制活动，作业治疗师应该如何为患者修改活动内容？以上是设计治疗性活动时作业治疗师需要仔细考虑的问题。

　　治疗性活动是指精心挑选过的、具有针对性的、对于患者具有重要意义与治疗作用的作业活动。治疗性活动是提高患者作业表现的重要手段，其目的是维持和提高患者的功能、预防功能障碍或残疾的加重、提高患者的生活质量。

　　治疗性活动具备以下特点。

　　（1）治疗性活动具有针对性及目的性，它对于作业治疗师和患者都有一定的要求。在此活动中，患者可能需要掌握或学习一些技能，或者单纯地体会一些东西。治疗性活动不是漫无目的的、不是临时起意的，而是经过深思熟虑的。治疗性活动对患者的重要程度可随患者治疗的不同阶段而改变，但它的作用不可忽视，即使只有在治疗的后期才能体现价值。

　　（2）治疗性活动是针对患者的需求进行训练以促进作业表现提高的活动，是针对患者作业表现的拆解。因此每种治疗性活动都需要符合患者的需求，并需要能被患者所接受，这样才可能使患者积极主动地参加。

　　（3）治疗性活动不局限于治疗与提高，也可以用于代偿和维持。多数治疗性活动与患者的日常生活和工作有关，这将有助于患者维持基本生活和提高必要的工作技能。

　　（4）一般而言，患者对于治疗性活动会具有较强的意愿，但有时患者也会缺乏动力或对作业治疗师安排的治疗性活动不感兴趣，这需要作业治疗师精心加入趣味成分。

（5）治疗性活动的内容应该是可调节的，活动量可根据患者的功能情况和当前治疗目标进行必要的调整。

回到上述案例，作业治疗师选择站立和平衡功能训练的原因十分简单，因为患者需要维持足够的站立时间，以及站位平衡能力来满足厨房活动需求。患者不需要很强的站立和协调能力，如单腿平衡、跑跳等，他仅仅需要在厨房这个狭小的空间内可以熟练地步行、转身、伸手、踮脚或弯腰蹲下即可。

治疗性活动不同于其他的作业活动，治疗性活动专注于患者和作业治疗师的目标，专注于维持、改善和提高作业表现，而不是简单地体会与体验。对于上述案例，作业治疗师不会简单地仅帮助患者练习夹豆子、扫地、拖地等其他日常生活活动，即使这些对于患者来说也是有用的。患者的需求是提高在厨房内的作业表现，包括准备食材、烹饪、装盘、洗碗盘，作业治疗师需要根据患者的需求来设计治疗性活动，其他不符合患者需求的都不能称作治疗性活动。不是只要是作业治疗师设计的活动就是治疗性活动，而是被作业治疗师精心设计的、具有治疗意义的活动才能称作治疗性活动。

当然，如果这位患者没有那么愿意强调独立与自主，或者他的障碍对于提高作业表现暂时有很大阻碍，那么代偿和维持也是很好的选择。作业治疗师不会执着于治疗和提高，应注意不与患者的生活习惯、个人尊严等背道而驰。代偿和维持对于患者生活状态、心理状态等的作用常常被人忽视。

治疗性活动的目的在于帮助那些身体、精神、社会适应能力及情感等方面有障碍的个体恢复、养成并保持一种恰当的、能体现自身价值和提高生活质量的生活方式，并从中得到身心上的满足。其治疗作用归纳如下。

（1）躯体方面的治疗作用：可以改善患者的运动功能、感觉功能和日常生活活动能力，包括增强肌力和身体耐力、改善关节活动度和灵活性、减轻疼痛、改善平衡功能、促进感觉恢复及提高日常生活活动能力等。

（2）心理方面的治疗作用：可以调节情绪、消除抑郁、陶冶情操、振奋精神，同时能增强独立感，建立信心，提高成就感、满足感，转移注意力，以及改善认知、知觉功能等。

（3）职业方面的治疗作用：提高劳动技能、职业适应能力，改善薪资与职业评价，增强患者再就业的信心等。

（张天麒　许　阳）

二、功能性活动

功能性活动，从本质上说，指以目的为中心的活动，即个人自愿选择和主动参与的活动，并认为该活动的目的对自己有意义，这样的活动才可称为功能性活动。

功能性活动类型多样，几乎涵盖个体生活的各个方面，功能性活动需要综合考虑个体因素、心理因素、环境因素等方面。每个功能性活动都有其对应的目的，作业治疗师必须具备活动分析的能力，通过对个体的评估及期望，选择合适的功能性活动，这将有助于作业治疗的开展及促进功能的恢复或维持。合适的功能性活动的选择是复杂的，同时也是作业治疗的关键。若想要在作业治疗的过程中选出最佳的功能性活动，作业治疗师必须对该活动的一般需求、受限情况下的需求及任何可能对作业表现产生影响的因素进行综合分析。

临床作业治疗实践中常用的功能性活动主要包括日常生活活动（基础性日常生活活动和工具性日常生活活动）、工作和生产性活动、休闲和娱乐活动、手工艺活动、艺术活动等。

（一）日常生活活动

日常生活活动是个体日常生活过程中每天或经常参与的，以照顾自己身体或支持自身家庭及社区生活为导向的活动，主要包含基础性日常生活活动和工具性日常生活活动。

1. 基础性日常生活活动

基础性日常生活活动是一个人在社会中生活的基础，是一个人生存所需参与的基本活动，所以也可称为自我照顾活动，包括个人卫生、进食、穿戴衣物、如厕、洗澡、转移及大小便控制等。这些活动都属于广义的活动，里面包含多种不同类型且相关的活动、步骤及工具的使用。

（1）个人卫生主要是指洗脸、刷牙、剃须，也包括指甲护理、头发护理、化妆/卸妆及体毛管理等，同时也包括了对相应工具的使用及清洁。

（2）进食是指将食物或液体从盘子或杯子送入口中，并在口中保存、处理、吞咽的整个过程。

（3）穿戴衣物包括着装和佩戴个人用品。

1）着装的主要内容：①个体能够根据季节、天气、场合及一天中的时间等来选择合适的服装和配饰；②能自己从衣柜拿取衣物；③能自己穿脱内外衣裤及鞋袜；④能自己使用和移除个人设备、假肢或矫形器等。

2）佩戴个人用品则包括使用、清洁和维护个人用品，这些个人用品有助听器、眼镜、矫形器、假肢、适应性设备、避孕和性器械等。

（4）如厕是指自己转移到厕所及马桶、自己脱衣、自行拿取卫生用品、自己清洁（月经及造口等的管理）、穿衣、转移出厕所及马桶。

（5）洗澡则包括穿脱衣物、获取和使用洗头洗澡的用品、用肥皂给身体擦洗、保持洗澡位置、来回变换沐浴姿势、冲洗和擦干身体。

（6）转移是指个体在平时生活中从一个位置或地方移动到另一个位置或地方，如床椅转移、轮椅转移、汽车座位转移、浴缸转移等。

（7）大小便控制包括对肠道运动和膀胱运动的有意控制，如有必要，也包括使用设备或药物进行膀胱控制。

2. 工具性日常生活活动

工具性日常生活活动是指支持个体完成家庭和社区日常生活的活动，通常是比基础性日常生活活动更为复杂的活动，包含如下几方面。

（1）使用通信设备：接打电话，发送、接收和解释信息，使用书写工具、打字机、视听记录器、计算机、通信板、呼叫灯、应急系统、盲文书写器、聋人通信设备等通信相关设备。

（2）购物：制订购物清单，选择、购买和运输货物，付款等。

（3）准备饭菜和清理：包括准备和提供营养均衡的食物，并在饭后清理食物和餐具。

（4）照顾他人：安排、监督或自行照顾他人。

（5）照顾宠物：安排、监督或自行照顾宠物。

（6）抚养孩子：包括监督和照顾小孩，以支持孩子的发展需求。

（7）社区流动：在社区内移动，包括使用公共或私人交通工具，如开车、步行、骑自行车，或乘坐公共汽车、出租车及其他交通工具。

（8）财务管理：包括家庭财产的分配及使用，对资金的规划和制订短期及长期目标。

（9）健康管理与维护：完成管理、维护和促进健康的日常活动，如按时按量正确服用药物、适当的营养支持及减少健康风险行为等。

（10）家庭设施和设备的管理：维护家庭环境，包括维护家中电器、车辆、院子等，也包括维护家庭财产且知道如何寻求帮助。

（11）此外，也有专家将宗教参与及紧急情况处理纳入工具性日常生活活动。

1）宗教参与是指有宗教信仰的个体参与相关宗教组织的仪式及活动等。

2）紧急情况处理则是指为促进自身及环境的安全，了解预防突发或意外危险情况的重要性，并能够识别突发或意外危险情况，能根据实际情况采取紧急措施，以减少对健康和安全的威胁。

在临床中，基础性日常生活活动训练及工具性日常生活活动训练是比较常用且重要的训练。很多患者在生病或受伤后在日常生活活动方面面临不同程度的功能障碍，尤其是慢性病患者，进行日常生活活动相关训练，有助于提高患者参与治疗的积极性、增加他们的自尊感和满足感，同时提高其生活独立性，为其回归家庭做准备。

（二）工作和生产性活动

工作和生产性活动包括有报酬的就业或无报酬的志愿活动。不同工作或志愿活动涉及的具体活动会有所差异。

对于就业而言，可能涉及的活动如下。

（1）就业兴趣探寻：根据个人喜好、能力、资产等探寻并选择合适的工作机会。

（2）就业获取：获取就业及招聘信息，完成并提交合适的申请材料。

（3）准备面试。

（4）工作技能及工作模式的掌握。

（5）工作时间管理。

（6）人际关系建立：建立同事之间的关系、上下级之间的关系等。

（7）工作的开始及维持。

（8）遵守职业操守及纪律。

（9）退休前的准备：提前发展兴趣爱好，退休后的日常生活安排等。

对于志愿活动而言，可能涉及的活动如下。

（1）志愿活动探索：通过社区、单位、组织的通知，或网上寻找与个人的技能及兴趣等相关的志愿活动机会。

（2）志愿活动的参与：明确选定的志愿活动，并为选定的组织及单位提供无偿的工作。

在临床中，针对工作和生产性活动的训练往往是基于职业分析的，作业治疗师应根据个体的职业需求（包括技巧及技能等）进行训练设计。

（三）休闲和娱乐活动

休闲活动是指在自己自由支配的时间内自发选择并参与的活动，是一种非强制性的、自愿选择的活动。而娱乐活动则更加强调活动是否能给个体带来享受性及娱乐性的感受，且这些活动可以是自发的活动，也可以是有组织的活动。休闲和娱乐活动的种类也是丰富多彩的，且有显著的个体差异性。所涉及的活动过程如下。

（1）活动探索：根据自身的兴趣爱好、时间安排、场地等寻找并探索活动。

（2）活动参与：根据自身的兴趣爱好、时间安排、场地等计划并参与适当的活动，同生活中其他活动保持平衡稳定关系，包括学习使用相关的技能及工具。

在临床中，休闲和娱乐活动的设计应参考个体本身的兴趣爱好及生活习惯。

（四）手工艺活动

手工艺活动是指手工制作具有一定艺术风格的工艺美术作品的活动。它强调个体或小组通过自身进行手工制作而得到工艺美术作品。可以纯手工制作，也可以购买半成品进行简单加工。工艺美术作品往往具有实用、美观的特点，同时也具备一定的艺术性和创新性。手工艺活动的种类很多，可以根据个体兴趣爱好、活动目标、职业等进行设计。常见的手工艺活动有折纸、剪纸、彩塑、拉花、十字绣、插花等。

（五）艺术活动

艺术活动是指综合性的文化活动，它强调活动的艺术性。艺术活动可以是多种多样的，并可以根据个体的兴趣爱好、职业等来设计，如唱歌、画画、话剧等。艺术活动可以改善个体的情绪、增加活动的艺术性及趣味性。

（六）园艺活动

园艺活动是指园林艺术活动，如种植或装扮花草树木等。参与园艺活动可以给个体带来许多好处，如促进个体保持稳定的情绪、培养忍耐力及注意力、增强行动执行力及计划能力、增加责任感，同时植物等的气味可以刺激感官，提高个体的运动功能等。园艺活动在设计时应参考个体的兴趣爱好及职业等信息。

（七）体育活动

体育活动是指有意识地针对个体身体素质进行的锻炼活动，其目的主要是强身健体，也有一定的娱乐性。体育活动可以采取多种形式，如快步走、跑、跳等。其种类也非常丰富，如游泳、健身操、田径运动、球类运动、赛车、滑雪等。这些活动不仅可以达到强身健体的目的，也能培养个体顽强拼搏、迎难而上、挑战自我的精神，还能促进个体获得精神方面的享受。体育活动在设计时应参考个体的兴趣爱好、生活习惯和职业等信息。

（马锡超　金雪明　董安琴）

三、小组活动

小组活动一直是作业治疗中比较重要的内容。首先，当需要解决一些患者的问题或需求时，以小组活动的形式提供某些类型的治疗可能会有明显的优势。例如，小组可以作为解决患者人际关系问题的社会环境，给患者提供他们需要的社会支持和反馈。其次，某些类型的治疗，如教授信息与技能、宣传知识或改善理解等，可以通过小组活动的形式来增强效果，患者可以在其中分享相关的知识和经验。最后，小组提供的治疗可能会比一对一更便宜。

由于种种原因，小组活动在作业治疗中的使用越来越多，根据团体动力学（Group dynamics）和小组治疗过程，能否影响各个成员来增强小组活动的有效性，是小组活动能否解决问题的关键。

作业治疗的小组活动与团体心理治疗有着目的上的本质不同。团体心理治疗侧重于利用讨论和小组动力，来解决个人内部和人与人之间的困难；而作业治疗的小组活动寻求提升组员或者组内的作业表现和功能。在作业治疗小组活动中，患者可以在其中收获多种益处。例如，患者可以通过观察他人或者根据小组内的反馈，来评估自己的角色表现；同时在小组共同完成任务的过程中获得技能和角色改善，防止技能和角色的丧失或恶化；相比于一对一的作业治疗，患者还能通过组内讨论培养沟通和互动技巧，提高作业表现，改善健康或生活质量。

小组这个术语是指为实现共同的目标，或者因目标而相互作用的人的一种集合。小组活动是指作业治疗师运用作业科学理论结合团体动力学知识组织两个或两个以上个案，为达成某特定目标、任务而进行的活动，个案彼此间具有相互依赖的互动关系。因此，在杂货店排队的五个人并不构成一个小组，而五名高中生一起工作，为一场舞蹈表演装饰体育馆，就构成了一个小组。

小组活动还包含内容和过程这两个重要成分。内容是指在小组中完成的任务以及所说或所讨论的内容。例如，如果一个小组做了一顿饭，那么烹饪过程中涉及的活动和关于完成烹饪的必要对话就是内容。过程指的是事情是如何说和做的，以及小组是如何实现其目标的，包括小组成员如何共同决定烹饪什么，是否每个人在决策过程中都有发言权等。小组的任务功能，使小组能够实现与内容相关的目标，小组的过程帮助创建和维护成员之间的关系，并且连接着小组的构建和维护功能。

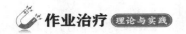

Mosey（1970）确定了小组发展的五个层次。

（1）平行小组：成员以最少的互动完成各自的任务。

（2）项目小组：成员从事相关的短期活动，需要一些互动。

（3）以自我为中心的合作小组：成员在长期活动中共同合作，能够在情感上相互回应，但仍需要一位领导人将小组保持在一起。

（4）合作小组：成员可以满足和实现彼此的社会和情感需求及群体目标，并在很大程度上是自我决定的成熟小组。

（5）成熟小组：成员在实现群体目标与满足社会和情感需求之间取得平衡，领导力来自平等的成员。

作业治疗活动中小组的基本核心概念是适应（环境的调整）和作业（小组中成员的行动）。适应是通过成员在小组内的行动来实现的。因此，小组是以行动为导向的，并通过行动促进适应。

小组会产生自己的动力，从而影响小组的整体行动，小组成员受到动态的影响。作业治疗活动中小组试图通过动员这些充满活力的小组力量，鼓励小组成员积极加深对自己或其能力的理解，来增强作业表现，从而提高适应能力。

小组还可以为小组成员提供认同感和自我价值感。此外，它们提供了能够满足各种个人需求的社会职位（角色），同时要求人们对环境期望做出回应。此外，小组提供了一种引导个人参与的结构，以及学习适应性行为所必需的社会化影响。通过这些方式，小组提供互动，引发小组成员的适应性反应，并促进小组成员积极参与，从而改变小组成员的作业表现。

在小组治疗中，用于干预的大部分实践资源集中在小组领导人的角色上，这个角色通常由作业治疗师承担。在一个作业治疗活动的小组中，小组被设计、形成、发展和结束。在每个阶段，小组领导人都会进行评估（信息收集），并采取适当的领导行动，以确保小组运作良好，并对其小组成员产生积极影响。

最初的小组会议侧重于让每个人互相熟悉，分享小组将如何运作，并在小组中制定公认的行为规范。小组领导人需要考虑如何将小组氛围塑造为具有建设性和支持性的，并解释、介绍和澄清小组行为规范（如鼓励什么行为或明确什么被认为是重要的）及设定目标等。

如前所述，小组有独特且不可预测的发展进程。小组领导人必须努力创造一种环境，自始至终支持小组行动。小组领导人还需要评估小组的进展及成员的进展，识别和管理出现的问题（如可能出现沉默、冲突、冷漠或无法做出小组决策的焦虑或愤怒等）。

结束一个小组时的两项主要任务包括回顾和总结小组成员的经验，以及缓解成员对结束小组的负面情绪（如担忧、悲伤、失落或分离的感觉等）。另外，小组领导人可能需要处理未完成的事务和帮助成员过渡到新情况等。小组领导人的作用是确保小组成员能够从小组离开后继续前进，保持学习并意识到积极的变化，并对他们的成就或如何将他们的学习应用于小组之外有一个具体的洞察力。

（张天麒　许　阳）

第二节 环境

环境是指个体完成作业活动所需要的背景条件或环境条件。任何个体的各项作业活动均需在特定环境中完成。个体的内部要素同环境相互关联，主要从两个方面体现出来：一是环境阻碍，二是环境支持。环境阻碍是指环境对个人完成作业活动的能力要求高于个体本身所具备的能力，从而造成个体在环境中完成作业活动时出现一定障碍或困难；环境支持则相反，个体在完成作业活动时环境不仅不会造成其出现障碍，反而可能促进其完成作业活动。需要注意的是，环境支持是可以人为创造或改造出来的。

环境主要包括物理环境、社会环境、文化环境、虚拟环境这四方面的内容，其中常见的是物理环境及社会环境。虚拟环境主要是指通过网络等非面对面方式进行沟通交流的环境，它在真实的物理环境中是看不到的，但是会对个体的作业活动产生不同的影响。常见的虚拟环境有电话、真人视频等。由此可以看出，某个环境内容可能受到其他环境的影响，比如社会环境在一定程度上可能受到当地文化环境（当地的风俗习惯、信仰等）的影响。

作业治疗师可以通过创建或干预环境，从而提高个体对作业活动的参与性。在临床中，作业治疗师对环境的干预主要表现在以下几个方面：

（1）对环境进行改造和控制。

（2）使用辅助技术或通用技术。

（3）使用任务简化策略。

其中任务简化策略是技巧性训练或教育性训练，并没有直接对环境进行干预，只是间接减少了环境对个体完成作业活动的影响。而无论是环境改造、环境控制，还是使用辅助技术或通用技术，都是从改变物理环境方面进行环境干预。而其他环境干预，如社会环境、文化环境、虚拟环境及时间环境的干预，则通常体现在活动设计、作业设计中。本节内容将会从物理环境、社会环境及文化环境方面来进行介绍。

一、物理环境

物理环境包括自然环境、非自然环境及环境中的物品。其中自然环境主要是指自然景观环境，如地理地形、山川河流等；非自然环境主要是人为建造的环境，如步行街、游乐园、学校、商场等；而环境中的物体则是处在环境中的各种介质，如桌椅、树木、灯、电视等。

作业治疗师在临床中对物理环境的干预相对较多，主要包括环境改造、环境控制、使用辅助技术或通用技术等。环境改造主要是对个体的社区及居家物理环境进行改造，如改造厕所为无障碍环境、改变客厅布置、改变厨房布置等。环境控制主要是增加个体对常用环境的主动控制，如智能家居的设计等。而使用辅助技术或通用技术则是利用各种物体提高个体对环境的适应性，如使用轮椅帮助移动、使用肩托或足托预防疾病的并发症、使用辅助筷完成进食活动等。

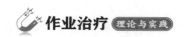

此外，公共体系也主要体现在物理环境上，主要包括无障碍设计、通用设计。通用设计和无障碍设计在公共体系中扮演着非常重要的角色，这种设计具有高度的亲和力，可以使不同的人群适应这些公共区域，便于其参与社会性的作业活动，同时减少其参与活动时可能遇到的危险。通用设计和无障碍设计的应用往往同社会设施等的建设相关，体现在道路商场、社区、公园、交通工具等。在临床中，作业治疗师在公共体系中的角色为无障碍环境设计及建议者、无障碍环境使用建议者、宣教者等。

二、社会环境

社会环境是指个体在与他人的社会交往中所形成的环境，如家庭成员之间的关系、工作同事之间的关系、朋友之间的关系等。社会环境中的各个个体会互相影响，因此，社会环境会影响个体的作业表现，如家属的期望、目标会影响个体自身的期望及作业活动参与的方式。

在临床中，社会环境对患者的影响还是比较显著的。例如，在家庭中，配偶希望患者生病后能够尽快恢复，因此会对患者的康复训练比较着急，从而可能给患者带来一定的压力，影响患者的情绪及作业表现。所以在临床中对社会环境的干预也是必不可少的。作业治疗师在分析社会环境时可以通过活动分析或作业分析来辅助了解其对患者的影响。

三、文化环境

文化环境包含个体所处的社会所接受的习俗、信仰、活动模式、行为标准和期望等。文化环境虽然不像物理环境那样直观，但其也可能对作业活动产生一定影响，如当地的风俗文化会影响个体选择参与的作业活动（宗教活动、聚会等）及参与活动的方式方法（如厕时选择蹲式或坐式）。因此，在临床中作业治疗师需要考虑文化环境可能对患者产生的影响。

（马锡超）

第三节　治疗关系

在临床中，治疗关系也是作业治疗师比较重要的工具之一。作业治疗师通过使用恰当的教学技巧以及心理情绪方面的处理技巧，促进与患者及其家属之间良好关系的建立，为以后的临床评估及治疗预先铺垫。

一、作业治疗师与患者的关系

作业治疗师与患者的关系在一定程度上是教与学的关系。在实施治疗的过程中，作业治疗师需要做到：

（1）所教的内容及方式方法与患者的需求和能力水平相匹配。

（2）想办法让患者积极参与作业治疗，且要提高患者的参与积极性。

（3）具备合适的教学技巧：采用测验和纠正的方式，进行重复性训练，设置合理的升降级，并从简单到复杂进行训练。

（4）促进患者进行泛化（Generalization）及鉴别（Discrimination）学习。在一般的教与学的过程中，要促进学生进行独立学习，老师只是在学生学习的过程进行辅助，使其学习得更加轻松。而对于作业治疗来说，教学或培训的目的是让患者具备更多的技巧，常常涉及泛化及鉴别学习。

①泛化：是指把从一个地方学到的东西广泛运用到其他适当的环境，如从模拟环境到真实环境。

②鉴别：是指能辨别此行为是否适合某一环境，其他环境是否同样适用此行为。

当患者具备泛化和鉴别的能力时，就可以很好地把自身的行为跟环境相匹配。

在治疗关系的建立及维持中，作业治疗师的个人能力及治疗技巧的应用是非常重要的。在作业治疗过程中，作业治疗师要有计划地运用个人的能力，如洞察力、感知力及判断力等来支撑整个治疗。临床常用的人际交往技巧有以下几点。

（1）回应：通过语言、手势、面部表情、身体接触等来向患者进行信息反馈。

（2）交流过程中的态度：应为支持性的、宽容性的、接受性的、专业性的态度。

（3）积极的倾听及对患者需求敏感可以帮助作业治疗师更容易接收、理解患者所要传达的信息。

总体而言，作业治疗师与患者的关系将在5个阶段影响作业治疗，具体见表4-3-1。

表4-3-1　作业治疗师与患者的关系对作业治疗的影响

关系所处的阶段	采用的策略	治疗所处的阶段	采用的策略
建立关系和同理心	尊重患者；表达与患者一起努力的意愿；恰当的亲近态度	提供支持，理解患者	灵活使用各种社交技巧；了解患者；评估/观察患者的能力、了解其反应能力及适应能力
建立信任的关系	积极聆听；真诚；真心实意帮助患者	使患者参与评估及治疗过程	提高患者的自我评价，从而提高其参与意识及意愿；说明治疗的目的
建立合作的关系	真诚；真心实意帮助患者	在治疗的每一步同患者一起完成	作业治疗师提供专业的知识，患者提出自己的具体需求；发现患者的资源、探索其所遇到的障碍及解决方法；支持患者
关系的维持	深化与患者的关系；了解患者对信仰及独立自主的需求	促进其作业表现	通过在实际环境中创造机会，给予挑战，学习问题解决的方法并建立信心；遵从患者的节奏；角色转化
长久维持	直到治疗过程完成	实现目标	达到目标；满足感

总体来说，作业治疗中的治疗关系有6大要素。

（1）谁（Who）：患者及其家属和作业治疗师。

（2）何时做（When）：作业治疗要满足患者在不同时间段的需求，以帮助患者面对挑战。

（3）在哪里做（Where）：根据患者的角色、需求及所需完成的作业活动来考虑所

117

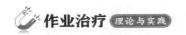

需的物理环境、文化环境及社会环境等。

（4）做什么（What）：需要根据患者遇到的障碍，患者的性格、期望、角色等要素综合考量。

（5）如何做（How）：结合作业治疗所需的基础技能（如人际交流技巧），根据不同患者采用针对性的策略。

（6）为什么做（Why）：患者恢复功能/适应失能的过程需要有人提供专业的知识，同时也需要有一个情感支持者能够体会他的情绪，如恐惧、不确定及绝望等，并能提供支持、鼓励和希望。

（马锡超）

二、作业治疗师与多学科成员的关系

临床上与作业治疗师共事的有作业治疗助理、物理治疗师、言语治疗师、娱乐治疗师、艺术治疗师等。在临床工作中，作业治疗师并非"孤军奋战"，而是与多学科成员协作。

临床中的多学科成员包括但不限于：不同专业的临床医生、不同科室的护士，以及心理学家、护工、法律顾问、工程师等。治疗过程无论长短，多学科成员针对一位患者开展诊疗工作都比单一作业治疗师容易收获更佳的预后结果。在这一部分，我们并不介绍作业治疗师的具体工作内容，因为这些都会在其他章节中有具体描述，这里我们主要介绍不同工作场景下作业治疗师的角色及医疗关系。

（一）作业治疗师在各临床专科及不同机构中的角色及医疗关系

在我国，康复医学虽然是一门年轻的学科，但近几年随着社会的迅速发展、人们对生命质量要求的提高，康复医学发展迅速。作业治疗作为康复医学的一大分支，也已经得到快速的发展。临床上可根据相关病种及患者的病情程度，在重症监护病房、住院部、康复科、康复门诊、长期照护机构、养老机构等场所，针对神经康复、外科术后康复、重症康复、运动康复、儿童康复、精神疾病康复等，大量开展作业治疗。

1. 重症监护病房

在重症监护病房的患者病情一般较为严重，基于生命安全考虑，身上一般会安置心电监护、呼吸机等设备仪器，同时患者身体一般需要制动或者因自身体力原因，缺少主动活动的能力，临床工作者面临较大的挑战。针对此类患者，康复诊疗工作往往由重症医学科医生主导，由他们来决定康复诊疗开始的时间。同时，重症医学科护士、物理治疗师、作业治疗师、言语治疗师、呼吸治疗师、护工，以及其他相关临床会诊科室医生共同构成康复诊疗临床团队。此阶段以稳定患者生命体征为主要目标，以各类符合患者当下身体状况的、安全的功能性活动为主，以期解决长期静卧导致的活动耐力下降、身体虚弱等问题，从而加强患者的肌力，提高其活动耐力，同时通过多种促醒手段来提高患者的意识水平。也可以对患者的日常生活活动能力进行评估，为患者转诊进入下一阶段治疗提供一定参考。

2. 住院部

住院部的患者病情及病种呈现多样化的特点。有些患者刚刚从重症监护病房转诊到住院部，有些则因为符合住院治疗的指征，由医生收治入院。常见的病情有：神经内科的溶栓术后、脑梗死、脑出血、后循环缺血等，骨科的骨折保守治疗后、骨折术后、关节置换术后等，心内科的心功能不全、冠心病、心肌梗死、高血压等，呼吸科的创伤性湿肺、肺扩张不全、肺炎等，内分泌科的肥胖症、糖尿病等，烧伤科的瘢痕治疗等。康复诊疗临床团队的成员主要有患者所在科室的主管医生及护士、物理治疗师、作业治疗师、言语治疗师、呼吸治疗师、心理治疗师、护工、社工等。在此阶段的患者往往因为病情而出现不同程度的功能（肌力、关节活动、平衡性、耐力等）下降，自理能力低，从而影响出院后的生活质量及生活能力。此阶段目标是提高患者整体功能，通过各种难度适宜的功能性活动，以患者目标为导向，提高患者的活动能力，并为患者及照顾者提供宣教，为患者出院后的生活质量的改善及生活能力的提高提供帮助。

3. 康复科

康复科则是作业治疗师工作开展得最熟悉的地方。常见的病情有脑卒中后遗症、腰椎间盘突出症、小儿脑瘫、发育迟缓等。在此场景下，康复诊疗临床团队的成员主要是康复科成员，有康复医生、中医医生、推拿医生、作业治疗师、物理治疗师、言语治疗师、心理治疗师、康复护士、假肢矫形工程师、护工等。此阶段目标以改善功能、减少并发症及后遗症为主。作业治疗师通过以日常生活所需功能为基础的运动训练来提高患者的活动耐力，通过功能性转移训练提高患者出院后的活动范围并保证其安全，通过双侧协同训练、镜像训练等来重塑受损神经连接，同时也会协助照顾者来帮助患者，使其早日回归社会。作业治疗师还可以为患者进行个性化康复辅助器具的制作、适配及训练。

4. 康复门诊

国内康复门诊常有两类患者，一类是由于病症较轻，仅在门诊治疗就可解决病症问题的患者；另一类是在病情稳定出院后定期来康复门诊进行评估、训练的患者。常见的病情有小儿脑瘫、儿童发育迟缓、孤独症、脑卒中后遗症的康复等。康复诊疗临床团队的成员主要有康复医生、物理治疗师、作业治疗师、言语治疗师等，围绕患者的康复目标开展针对性的治疗工作。

5. 长期照护机构、养老机构

国内的长期照护机构、养老院主要是为独立生活有障碍的老年人提供24小时的专业护理服务，其中的康复工作主要是围绕老年康复展开的。康复诊疗临床团队一般包括全科医生、老年科医生、护士、护工、物理治疗师、言语治疗师等，作业治疗师在其中也扮演了重要角色。老年人常患有多种疾病，在生活不能自理的情况下，通过作业治疗的专业训练，老年人可以提升生活自理能力、行动能力及意识水平。

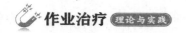

6. 居家照护

国内的居家照护团队构建发展不均衡，往往依托社区卫生服务中心的家庭医生制度及长期护理保险制度来保障。在部分地区，在居家照护方面已有比较成熟的制度和服务，当老年人选择居家生活时，他/她和主要照顾者可以获得免费的社区支持，以提高老年人的安全性和独立能力，并减轻主要照顾者的负担。居家社区医疗服务多学科合作成员会提供居家医疗服务，主要成员有家庭医生、物理治疗师、作业治疗师、有处方权的家访护士、社区护士、家居护理人员、社工等。家庭医生会提供上门的疾病诊断服务，家居护理人员和社区护士完成病情管理及病情监控，社工帮助符合条件的老年人申请相应的社会福利，社工、社区护士为老年人与主要照顾者提供心理支持及关怀服务。而作业治疗师提供的上门作业治疗服务中包括改善躯体功能的训练，也有改善居家布局以提升生活功能水平及保障居家生活安全的环境改造。

7. 治疗性会所

这里的治疗性会所指的是源于美国，为一些身心障碍人士提供可重新正常生活的环境，让他们重新熟悉工作及社交生活的地方。最初这类会所接纳的是需要神经康复的人士，但后来因会所发展而更具有包容性，接纳的人士更加多样。在会所模式下，作业治疗师、心理治疗师、各类志愿者一起组成了临床团队，他们相信每位患者都能从疾病的后遗症中康复过来，并且能重拾美满生活，纵使遭受严重的障碍困扰，亦有迸发出有益贡献的潜能。而会员就是那些自愿加入会所，主观上有意愿通过自己的努力回归社会的人士。会所没有医疗性或以治疗为根本的计划，会员都是在有心理准备和兴趣的基础上自愿参与工作的，作业治疗师及其他工作人员会通过活动设计、制订职业康复计划，联系相应的企业，通过过渡就业、辅助就业、独立就业，让会员凭借就业计划重归社会，从事有薪酬的工作。

作业治疗在相关从业人员的努力下，经过长期的发展，不管是在病情的危险期、急性期、亚急性期还是慢性期，都有其相应的临床干预目标和治疗手段。这种康复诊疗临床团队的建立及成员间良好的互动成效、治疗结果，让作业治疗不断在实践中发展壮大，提升了学术力及专业影响力。

（二）作业治疗师在分级诊疗、康复网络及多学科协作诊疗模型中的角色及成员关系

1. 分级诊疗、康复网络

我国的分级诊疗与国外的分级转诊制度有所不同。在美国，患者如果需要康复服务，一般情况下由主治医生填写康复医嘱，再转介给作业治疗师、物理治疗师、言语治疗师来接诊患者。治疗师收到医嘱后先进行评估再制订训练方案，训练中通过中期评估评价疗效或调整训练方案，根据患者及其家庭情况转介患者。而我国的分级诊疗一般是指三级康复网络：一级是社区康复，二级是专科康复或二级综合性医疗机构康复，三级

则是三级综合性医院康复。主要是在一个区域内构建区域医联体，通过三级康复网络来完成上级医院对下级医院的指导及督查，上下联动，资源共享，以此保证患者的康复资源和权益。

分组诊疗、康复网络涉及多方面的专业人士：政府监管部门人员、不同角色的治疗师、社会工作者、医疗法规制定者、社区工作者等，大家共同协作，让患者的就医选择更加灵活。患者可以按照功能状况、康复目标转诊至不同级别康复机构，治疗内容、治疗环境等也可以具有针对性。灵活且准确的转诊是高质量作业治疗的保障之一。作业治疗在成熟的制度、康复网络构建下能更好地服务危险期、急性期、亚急性期及慢性期等多个阶段的患者。

2. 多学科协作诊疗模型

在发达国家，多学科协作诊疗模型（Multidisciplinary treatment model，MDT）已经有一套相对成熟的体系，实践证明，完整的 MDT 是靠多学科融合来完成的。在我国也早已实施 MDT，一般涉及数名甚至数十名多学科专业人员联合探讨诊疗干预措施决策，且越来越多的科室在实施 MDT 时会邀请作业治疗师参与。

MDT 团队中包含主治医生、护士、药师、作业治疗师、物理治疗师及言语治疗师等。不同专业的成员会基于各自的领域针对患者的病情提供诊疗方案，给予各自的专业意见，讨论患者的病情、康复计划及康复目标，优化并修改现有的康复方案，最大限度地促进患者的康复。患者的病历也是 MDT 团队成员共同编辑的，各成员都需要书写病历、记录各自领域内疾病的转归情况。作业治疗师会在康复板块记录作业治疗的评估及训练方案，并在每日的病程记录中记录本次训练的强度、时长、注意事项、安全隐患等。MDT 团队成员共同书写病历，为作业治疗提供更加全面的参考，使训练更安全有效，客观上提高了临床效率。

在康复科内部也会有多学科的讨论，针对住院患者的康复治疗，不同专业的治疗师会定期对患者进行共同评估（Co-evaluation）和共同治疗（Co-treatment）。一些康复科常见患者如脑卒中、脑外伤、心肺功能障碍者，就需要至少 2 个治疗师组建一个治疗团队，可包括作业治疗师、物理治疗师、言语治疗师、心理治疗师等。多学科治疗师的参与，首先能保证患者治疗中的安全，其次在治疗中也可交换专业看法，共同决策，为患者提供更好的康复建议，降低成本，加快治疗进程，改善治疗质量，提高治疗效率，为患者提供最佳的康复诊疗计划。

（三）总结

2021 年 6 月，国家卫生健康委、国家发展改革委等 8 个部门制定的《关于加快推进康复医疗工作发展的意见》指出，康复医疗工作是卫生健康事业的重要组成部分，强调康复医疗服务领域需不断拓展，人民群众享有全方位全周期的康复医疗服务。

作业治疗是康复医学的重要组成部分，是通过设计功能性的活动来训练、恢复患者功能，使其达到最佳的功能状态及独立能力，最终能够回归社会的学科。作业治疗的应用十分广泛，临床运用、社会参与、居家照护等方面，都能够发挥其专业的影响力。建议针对全体医务人员开展作业治疗基本知识的培训，将作业治疗纳入整体医疗中必须发展的部分，让作业治疗早介入、全过程贯穿于疾病预防、诊疗、转归等过程中。同时加强作业治疗学科体系的建设，建立全国统一的作业治疗准入/准出标准，不仅可以提高社会对作业治疗的认同和接受能力，还可以提高其在医疗各方面的主动参与度，增强学科建设、造福患者。

（周欢霞）

三、作业治疗师的自我成长与发展

作业治疗师和其他医疗卫生领域的专业人员一样，需要通过不断的学习和成长来维持在专业实践领域的能力和先进性。由于作业治疗涉及领域广泛，一般情况下，学生于作业治疗专业毕业后，会确定 1 个或 2 个领域作为自己的专长来发展，以确保有足够的精力维持在该领域的先进性。目前，国内作业治疗发展尚处于初级阶段，要在医疗卫生领域取得专业存在感和认同，需要所有作业治疗师的共同努力。

作业治疗师是一群有着共同使命感的医疗工作者，若想成为其中一员并终身成长，需要了解成为一名优秀作业治疗师应具备的素质、了解作业治疗师成长的历程，也要了解自己及时代等背景因素对专业成长的影响。

（一）成为一名优秀作业治疗师应该具备的素质

新手作业治疗师经历专业课程学习和临床实践后，应逐步具备以下素质：可依赖性、专业性、主动性、同理心、合作能力、组织能力、临床推理能力、过程监督能力、言语沟通能力和书面沟通能力。

（1）可依赖性包括能按时完成任务，提供最佳效−价比服务，可以承担相应的岗位职责，能随着医疗系统的进步提供更多可及性服务。

（2）专业性包括用患者、同行等可以接受的方式展示自我，使用身体语言与他人进行有感情的沟通，传递积极的态度，增加作业治疗在公众生活中的可视化程度。

（3）主动性包括展示充足、积极及充满活力的精神面貌，主动开展作业治疗相关项目和活动，主动进行继续教育学习，具备改变自己和他人的技能。

（4）同理心包括能敏锐地对他人的感受和行为做出反应，倾听和考虑他人的意见和观点，对其他专业人员的需求做出敏锐的反应，无差别地为他人提供帮助。

（5）合作能力包括与患者及其家属一起做决策，与他人高效合作，通过协助他人发展团队凝聚力，加入地区和（或）国家的作业治疗相关组织。

（6）组织能力包括规划自己的时间和要做的任务，管理好与患者见面的时间，使用组织技巧来帮助他人发展。

（7）临床推理能力包括分析、总结和解读信息的能力，能够对复杂事物和情况给出多种解决方案，会使用、评估文献并能实施科学研究，能够做出符合道德伦理的临床决策。

（8）过程监督能力包括对有意义的反馈能够及时做出响应和调整，在能力所及的范围内执业并在需要的时候向他人寻求帮助，具备临床和专业领导力，能够恰当使用咨询、合作和转介技能。

（9）言语沟通能力包括用清晰和有内涵的内容分享感受和观点，用结构化的结果阐述对立性的观点，在地区和（或）全国性会议上发表正式演讲。

（10）书面沟通能力包括清晰准确地使用书面报告交流观点和意见，能够书写研究论文并发表。

总体来说，作业治疗师应能够提供高质高效的服务，能开展科研，及时了解当地最新法律、政策及社会环境。专家级别的作业治疗师需要具备扎实的知识基础，能够高效地工作，与同事高效交流和合作，进行专科领域内的最佳实践，践行领导角色，产出权威著作，提供专业咨询。但这些都不是天生的，需要经历反复实践、监督和评估反馈。

（二）作业治疗师的成长历程

作业治疗师的专业成长和发展可分为 8 个不同阶段。每个阶段有其关键的任务，在合适的时间完成相应阶段的任务，是成功迈入下一个阶段的前提，也是顺利度过作业治疗成长阶段、将作业治疗作为毕生职业的保障。

1. 第一阶段（新生阶段）

大学阶段属于专业发展的第一阶段，该阶段属于入门了解阶段。作业治疗专业学生在此阶段的主要任务是建立信任感，师生之间的关系决定了信任感的发展，如果学生在此阶段受到关注、引导和认可，并能意识到如何学习才能满足学业需求，就能顺利地强化专业能力。反之，若学生一直无法建立信任感，或者一直处于一种不确定状态，会导致不信任老师、体制环境及他们自己。他们可能会怀疑这个专业、怀疑自己的选择，从而放弃努力。这个阶段的学生要问清楚自己"是否真的希望成为一名作业治疗师""是否真的有强烈的意愿完成作业治疗"。否则，可能会在后续职业生涯中存在持续的信任危机，尤其当出现中年职业危机或碰到疑难案例时，就会反复自问"究竟是否适合做一名作业治疗师"。

2. 第二阶段（实习阶段）

实习阶段属于专业发展的第二阶段，建立自主性是这个阶段的关键任务。此阶段与第一阶段在时间上可能有重合，不同学校实习的安排有所不同。进入这个阶段，作业治疗专业学生就转变为作业治疗实习生，他们将亲身体验作业治疗的不同角色，并在带教老师的监督下将理论知识应用于实践，同时学生已经开始希望能有自主性。刚进入临床实习，由于学校的教育可能与临床实践之间有一定差异，实习生可能会缺乏自信。所以，该阶段实习生需要具备个体定位能力（了解自己的角色）和独立接诊能力（不依赖带教老师，能够掌握基本的实践技能，有良好的沟通能力和人际关系处理能力）。带教老师需要在适当的时候给予支持，让实习生感受到他们的专业行为可以预测性地在患者身上产生效果，逐步肯定自己的独立接诊能力，建立自信，进而实习生渴望更加独立地实习，并且可能开始挑战带教老师，挑战自己的极限。

应当注意，越是需要辅助的实习生，在实习阶段越有可能拒绝带教老师提供的帮助，无意识地表达出对自主性的争取。具有此类行为表现的实习生需要更清晰的自我了解，在实习过程中，反复地塑造新的自我认知。他们会迫不及待地将新学习的技能用在自己的家属、朋友或者其他支持他们的人身上，有强烈的好奇心和职业热爱。但成功是需要时间慢慢打磨的，他们会不断经历失败和挫折，最终汲取教训，获得成长。如果该阶段的实习生过于依赖带教老师，或者第一阶段的基础打得不够扎实，那么他们可能会在实习的时候遇到挫折，从而产生羞耻感、自责和怀疑。他们通常反复实践相对基础的技能来寻求安慰，比如只做一些基础评估或者依靠一些非专业的经验常识来做治疗。长此以往，这类实习生就无法获得自主性，他们会怀疑自己的能力，逃避去尝试，从而落后于同龄实习生甚至无法顺利毕业。即便能够毕业，在下一个阶段也会面临更多挑战。

3. 第三阶段（工作第一年）

刚毕业进入工作岗位的第一年是一个重要的转折阶段，这个阶段的作业治疗师必须掌握十大基本概念：理解和应用作业治疗的模式和理论、作业、基于证据的实践、临床推理、特定学科的技能和知识、在环境中实践、以患者为中心的方法、作业治疗师的角色、反思性实践、整体理念。作业治疗实习生开始独立执业，成为一名作业治疗师，开始承担临床相应的职责，工作量和期望开始增加，一对一的指导逐渐减少。该阶段的关键任务是具备主动性。工作第一年的作业治疗师可通过完成一些任务（如评估）来培养他们的职业形象。主动性强的作业治疗师是充满能量、激情并有切实可行的愿景指引他们前行的。当临床实践中面临选择的时候，主动性强的作业治疗师会通过不断地重复以熟练掌握专业技能。但因尚缺乏经验和临床推理技能，他们有时候也会受挫或者感到困惑。这个时候需要上级作业治疗师开导、鼓励他们。作业治疗师可以通过继续教育学习、寻求指导等方式来强化专业技能。如果实习阶段不够独立，没有掌握足够的技能，那么毕业后进入工作就会感到羞愧、自责、焦虑和害怕。他们会觉得自己无法胜任这一令人自豪的工作，从而选择改行。

4. 第四阶段（初级作业治疗师阶段）

这个阶段的关键任务是找到合适的定位。工作的前三年，作业治疗师一般都会考取初级作业治疗师相关证书，逐渐熟悉作业治疗的知识、技能和角色，并开始考虑将作业治疗作为终身事业。在这个阶段，作业治疗师会参与多种任务和活动，他们学习各种相关规则，与他人合作完成目标。他们的倾听技能逐步得以强化，与同事、跨专业团队工作者的交流互动也越来越多。团队合作成为顺利实现患者服务目标的媒介，这个阶段作业治疗师的各种技能均得以增强，自我概念、自信、自主控制感也得以强化。他们开始在团队中找到属于自己的定位，找到自我的价值、意义和成就感。人际处理失败、自我设定的目标无法完成，都会让作业治疗师产生自卑心理，无法以自己的工作为荣，导致缺乏动力继续努力。

5. 第五阶段（专科角色决定阶段）

一旦度过工作的前三年，作业治疗师就会有更强的职业身份感。通常，国内多数机构的作业治疗师在中级以后专科角色基本确定，每个作业治疗师可能会选择 1 个或 2 个专科领域进行专攻细研。由于作业治疗涉及的领域特别广，一个作业治疗师不可能在所有领域面面俱到，如果不能选择 1 个或 2 个领域作为专长发展，作业治疗师可能会在某些不擅长的领域遭受挫败，从而破坏自我认知，产生怀疑，丧失自信和掌控感。角色确定的过程虽然痛苦，但对作业治疗师的自我成长和发展有帮助。如果不能确定自己的专科角色，就会导致角色困惑，从而怀疑自己当初选择这条职业道路的正确性。作业治疗师在这个阶段需要确定自己在团队中的角色定位，明确找到自己的专长。

6. 第六阶段（合作阶段）

这个阶段的关键任务是建立亲密感。不论是专业内的合作还是跨专业合作，在当前的科技发展格局下，专业内和跨专业的融合和协作能更好地促进专业的前进，从而更好地服务社会和人民。作业治疗师本身有七大角色——促进作业治疗领域发展的专家、沟通者、合作者、实践管理者、变化代言人、学术实践者和专业人员，合作者是其中之一。在合作的开始阶段，作业治疗师可能会害怕丢掉自己的身份，尤其在发现自己的知识和技能与其他专业有所重叠的时候。这个时候，作业治疗师要像对待家属一样，与团队成员建立亲密的合作关系。团队的亲密感需要同理心、需要频繁地接触和交流，因此作业治疗师必须和其他专业人员进行沟通、互动，不论在上班还是下班后。因为工作的环境不足以让彼此产生亲密感，沟通和讨论一旦不够充分就容易产生误解。作业治疗师要分享自己的知识、感觉、观点和经验，创造互利共赢和相互支持的感情氛围，才更有可能提供高效精准的服务。

7. 第七阶段（高效精准阶段）

这个阶段的关键任务是传承。该阶段的作业治疗师已成长为作业治疗领域专家，其事业目标已经达到。他们开始追求高效工作，并着手培养新一代作业治疗师，传承使命和知识。他们会给学生上课、指导新手作业治疗师、开学术讲座、在高校任职教师或者做科研写论文。如果没有这些成就，他们就会感到羞辱，空虚和无聊会导致自我消耗，不愿贡献，变成负面例子，容易被学生的求知欲和好奇心激惹，生怕新生代会威胁自己的地位，这样的作业治疗师永远无法达到专家的高度。这一阶段的作业治疗师也会经常回顾自己的成长，即便最优秀的作业治疗师，在这个时候可能也会觉得自己不够完美，他们可能会更加积极地参与各种专业组织，投身作业治疗事业。

8. 第八阶段（反思阶段）

这个阶段的关键任务是完满感。回顾执业的过程，有完满感的作业治疗师可能依旧会认为在专业成长的不同阶段自己当初做的选择和决定是当时最好的选择。没有完满感的作业治疗师则会感到失望，对自己的生活不满，对退休后的生活感到焦虑，担心无法控制自己的退休生活，事业目标也未能完成。

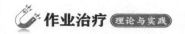

（三）充分和清晰地了解自我和时代背景

当明确了专业素质要求和成长历程后，作业治疗师可通过自我评估和反思、寻求高年资作业治疗师的指导和建议、同伴学习等方式，增强对自己的优势和不足的了解。在学生阶段，要知道自己在什么时候学习状态最好、什么时候需要休息及如何照顾好自己的身体。在工作阶段，需要了解自己在哪个角色能够最大限度地发挥自己的特长，哪个角色需要寻求同行或者其他专业人员的帮助并自我精进。在专业成长和发展的历程中能够清楚地反思自己，制定每个阶段的目标并对标管理，完成每个阶段需要解决的关键问题，发展健康积极的事业观。

我国尚处于作业治疗发展初级阶段，需要在时代大背景引导下，寻求具有中国特色的发展道路。作业治疗师应对时代背景有充分的了解和研究，我国的执政方针、医疗保障制度、转诊体系、作业治疗起源及在医疗服务中的角色等都与国外不同，盲目复制国外作业治疗的模式会出现"水土不服"现象，这些因素都将间接影响作业治疗师的自我成长和发展。只有结合时代背景，选择适合自己的成长方向，树立目标，坚持反思，终身学习，才能取得完满的专业成长发展。

拓展阅读

为作业治疗学生而设的作业活动自我分析
——建议就反思你的作业活动和作业历史方面进行提问

撰稿：Nilss Erik Ness，Sor－Trondelag 大学学院，副教授，注册作业治疗师，
挪威作业治疗协会副主席

目的：

本问卷的主要目的是使你从认知的层次去理解你每日的作业活动，去反思你的作业历史。问卷旨在引导自我反思，或作为与他人开始一个反思性交谈的起始点。一个对你自己的作业活动的深入反思，可引导你改变生活方式，同时作为一名作业治疗师增强你对本专业的认同感。这一形式是由作业治疗专业的学生所发明，我们不建议你把这种方法直接用于患者。为了在练习中完成作业活动自我分析，你可以在《生活方式重整 实现康乐老年计划》（AOTA1999）的手册中找到一些方法。

这一问卷也可以用于在小组（2~4人）中作为经验和体会分享的一个起始活动。不必对每个问题都详尽回答，反而是要注重大家特别感兴趣的问题。另外，这些概念可与作业治疗的一些模式联系起来（如 MOHO、CMOP、PEO），以对这些理论性的概念有更广泛的理解。

在回答这些问卷时，你可以进一步去反思与这些作业活动相关的问题，如你为什么及怎样去做这些作业活动，或者在小组中相互问这些问题、分享经历与体会。

• 一生中的作业历史、家庭活动和节日

○ 描述你的作业历史：当你是孩子、青少年和成人的时候你做什么类型的作业活动？如游戏、学习、工作、照顾他人。

○ 与家属是否有共同的兴趣？如跳舞、体操、阅读、演奏音乐、足球、游泳。

○你是否有包含作业活动的家庭习惯/传统？如：节日、宗教假期、生日、每年的家庭聚会。这些作业活动是否随着你的童年、青年和成年而改变？

○你是否把家庭的兴趣、作业活动或传统传给下一代？怎样传递？

• 作业环境

○你对你的作业环境所能做的作业活动有什么样的了解？涉及电影院、公园、图书馆、餐馆、体育设施、俱乐部等。

○你常使用哪些资源？

○哪些作业活动你会与家属、朋友、同辈、邻居一起做？

• 作业作息

○你怎样安排你的日常作业活动？

○在通常的日子里你喜欢多变还是固定的作息？

○你倾向于花很多时间在相似的作业活动中或你有不同的作业活动？

• 精力循环和作业活动

○一天当中你什么时候精力最好/最差？

○你通常会在精力好的时候做哪一类的作业活动？

○你通常会在精力差的时候做哪一类的作业活动？

○哪一类的作业活动会给你额外的精力/刺激？

• 有意义的和令人投入的作业活动

○哪一类作业活动令你冷静/帮助你放松？怎样做？

○哪一类作业活动令你觉得担心、易怒或失望？怎样做？

○哪一类作业活动带给你快乐、愉悦、对生活有满足感？怎样做？

○在你的生活中哪一类作业活动是重要的/有意义的，与你的个人、文化和（或）普遍的价值观是相关的？怎样做？

○哪一类作业活动有助于你达到你的个人目的，和（或）发展你的技巧和能力？怎样做？

• 作业身份

○作为一个主动的人，你如何去描述作业的角色和兴趣、驾驭的感觉？你对自己的理解与你的作业活动有关吗？

• 作业挑战与机遇

○你通过哪一类富有挑战性的作业活动去增进你的健康？例如：你做哪一类的作业活动去挑战你的运动、认知、情绪或社交技巧以维持/增进你的健康？

• 改变与发展

○你想去改变你的作业生活方式吗？怎样改变？

○在你的家庭和社区中有什么资源你可以利用或有助于你去改变？

（伊文超）

四、同理与同情、移情与反移情

精神分析理论特别重视临床工作人员对自身负面情感的处理和相关技巧的训练。临床工作人员要处理好自己的感情，既要注意求助者在自己面前所表露出来的各种态度和行为，也要特别注意不要将自己的生活经历和情感经验带进心理咨询，更不能以此试图影响求助者的思想和行为。

作业治疗师在治疗过程中需要控制好自身的心理变化，如同理和同情这两种心理。两者的区别在于，同理（Empathy）是指感同身受，能理解同样的感想或感受；而同情（Sympathy）是指对他人的不幸遭遇或处境在情感上产生共鸣，并给予道义上的支持或物质上的帮助。狭义的同情常常针对弱者、不幸的人，而且偏重于同情者本身的情感体验（意识），而对弱者、不幸的人的判断常常带有过多的主观成分。广义的理解中，同情是一种具有普遍性的关怀情感反应，无关乎对象的强弱、贫富等，甚至会延伸至动植物等对象。对于没有反映到意识部分的同情反应，亚当·斯密在《道德情操论》中说，人们总是更容易同情强者，所以人们炫富而隐藏贫穷的一面。但是在神经学中，同情则被认为与对有害刺激产生的厌恶感有关。在临床中，过度同情可能造成临床决断错误。

此外，移情（Transference）与反移情也是在临床治疗过程中需要规避的问题。移情是精神疾病临床中常用的一个术语。移情是指在以催眠疗法和自由联想法为主的精神分析过程中，求助者对临床工作人员所产生的一种强烈的情感，是求助者将自己过去对生活中某些重要人物的情感投射到临床工作人员身上的过程。当然，临床工作人员也可能对求助者产生同样的移情，这被称为反移情。反移情的表现形式如同移情，也可表现为正面移情（如过分热情、爱怜和关怀）和负面移情（如敌视、厌烦和憎恨）两种。

从本质上讲，负面移情从客观上来说会对心理咨询的顺利开展带来阻碍。负面移情的主要表现：求助者把临床工作人员视为过去经历中某个给他带来挫折、不快、痛苦或压抑的对象，在咨询情境中，原有的情绪转移到了临床工作人员身上，从而在行动上表现出不满、拒绝、敌对、被动、抵抗、不配合。而正面移情的主要表现：求助者把临床工作人员当作以往生活中某个重要人物，他们逐渐对临床工作人员发生了浓厚的兴趣和强烈的感情，表现得十分友好、敬仰、爱慕，对临床工作人员十分依恋、顺从。正面移情的情况下，虽然求助者病情有所好转但来诊的次数却越来越频繁，特别是生活中的大小事都要临床工作人员给他出主意，表现出无限信任，甚至关心临床工作人员的衣食住行和家庭生活。

移情在不同的临床工作人员身上都可能发生。当求助者的情感达到一定的强度时，他们会失去理性客观的判断力，从而移情至临床工作人员，就好像临床工作人员是他们生活中的重要人物一样，且同临床工作人员的性别无关。临床工作人员的出现使得求助者过去未被满足的要求重新浮现。移情可以帮助发现求助者早些时候受到某些特殊对待时他们的心理变化。移情通常发生在临床工作人员（无意中）做了或说了些什么时，从而触动了求助者的心结。这些心结多发生在求助者与其家庭成员或其他重要人物之间。移情问题常发生于咨询的开始阶段，并可能随着咨询的进行变得越来越严重。

有些学者认为只有帮助求助者解决由移情而产生的对临床工作人员的曲解问题，双方的关系才会获得极大的改善，这种改善会使求助者和临床工作人员建立更牢靠的关系。通过解决移情问题，求助者会对自己的过去有更加深刻的认识和领悟。

对于移情这一心理反应，尽管有积极的评价，但就其客观效果来讲，不论是哪一种移情，它都很容易促使其对人或物形成固定的心理定式，从而造成临床上的判断失误，并可能产生成见或偏见。同时，由于这一感情的产生在一定程度上阻碍了求助者与临床工作人员的沟通，从而扰乱了心理咨询过程中本该建立起来的理性的人际关系。求助者所表现出来的移情常表现为依存性（依恋）、恋爱情感和两面感情。

1. 依存性（依恋）

依存性同年龄、学历、受教育程度或人种无关。有的时候，这种感情可以是父母亲情的代偿，转移到咨询师、教师、医生、上司等的身上。依存并不一定都是不好的，如希望依存于父母（不想被遗弃），所以就好好听话，并长大成人。同样，依存于咨询师，就能听进咨询师的话。如果没有依存性的话，可能也就不会来咨询。所以从某种程度上讲，依存性在求助者的成长过程中是不可缺少的体验。

2. 恋爱情感

移情表现比较多的还有恋爱情感。"老师，我喜欢你，你也爱我吗""我想和你保持私人交往"等就是一种接近恋爱情感的例子。对于这样一些情感的出现，临床工作人员需要保持警惕，监测这种情感表现的强烈程度变化情况。如果这种情感程度不深、可以促进求助者的心理成长的话，就没有太大的问题；如果情感程度过深、转移量过多的话，就可能形成问题。

3. 两面感情

移情表现较多的第三种现象是两面感情，如爱与憎、想接近又想回避、相信又不相信等矛盾感情的同时转移。

移情的临床表现有直接和间接两种形式，前者是直截了当地向临床工作人员表达自己的体验："我与你聊天感到特别愉快和难忘，你使我想起了我的……"后者则间接地表达自己的感受："我觉得你的态度真好，我感到很宽松。"当然，临床工作人员要学会区别是不是真的移情。求助者表达自己的情感并非都是移情，只有当求助者把自己以前的情感反应转移到临床工作人员身上，并把临床工作人员作为过去情感对象的替代，从而对临床工作人员抱有超出咨询关系的幻想和情感时，才是移情的表现。

如果临床工作人员能比较妥当地处理好求助者的移情（即不产生反移情，并让求助者意识到移情），求助者就可以从不安和罪恶感中解放出来，并更加信赖临床工作人员，从而通过此次经历学习新的人际关系的识别和处理。

临床工作人员要学会区别移情与依赖。移情（这里主要指正面移情）与依赖有相似之处，移情中多有依赖，但两者又有明显的区别。依赖主要是一种信任，而移情更多是一种好感；依赖是寻求现实的帮助，而移情是弥补过去的感情；依赖者多在遇到困难时来寻求帮助，而移情者则时常想见到临床工作人员；依赖者寻求心理依靠，而移情者寻求感情依靠；依赖者的对象是现实的目标，而移情者是寻找替代物。相比之下，依赖者对临床工作人员的感情色彩淡，而移情者则更浓。临床工作人员要学会辨别两者，以便区别对待。

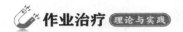

移情是心理咨询过程中的正常现象，可以运用移情来宣泄求助者的情绪，引导求助者领悟。比如，临床工作人员可以分析求助者为什么会对自己或自己的言行反感，或者有特殊的好感，提出"你好像不太喜欢我刚才的……""你能否告诉我，为什么你反感我刚才说的"求助者也许会说，之所以反感是因为临床工作人员说话的语气像他那整天爱唠叨的母亲；或临床工作人员问话的方式像那位刚刚与自己离婚的丈夫，咄咄逼人，让人喘不过气来。求助者有时自己也不知道为什么，但经深入询问，一般能明白其中的原因。

如果求助者对临床工作人员产生正面移情，临床工作人员不必害怕，应当婉转地向对方说明这是心理咨询过程中可能出现的现象，但这不是现实中正常的、健康的爱。临床工作人员要有策略地（不要伤害求助者的自尊心）、果断地（让求助者知道临床工作人员明确、坚决的态度）、及早地（要早期发现，早期采取明确态度）进行处理，将其引向正常的咨询关系上来。

如果临床工作人员觉得自己难以处理移情现象，可以将求助者转介给别的临床工作人员。移情是治疗过程中的过渡症状，临床工作人员应鼓励求助者继续宣泄自己压抑的情绪，充分表达自己的思想感情和内心活动。求助者在充分宣泄情绪后，会感到放松，再经临床工作人员的分析得以领悟后，心理症状会逐渐消失。

（马锡超）

主要参考文献

Crepeau EB, Cohn ES, Schell BAB. Willard & Spackman's occupational therapy [M]. 11th Edition. Philadelphia：Lippincott Williams & Wilkins，2009.

第五章 作业治疗活动分析

第一节 概述

你可以每天某个时间点想想这一天已经做过或将要做的所有事情。

假如你是以准备早餐开始你的一天，其中可能会有很多有意义的问题：你习惯速食早餐还是喜欢精心准备自己的早餐？早餐是你自己独立准备还是与家属合作？你是使用燃气灶、电磁炉或微波炉准备自己的早餐吗？你能够合理安排时间吗？你需要经常清理地上溅的水吗？食材需要解冻或者特殊处理吗？准备早餐需要使用刀具吗？你会容易烫伤或割伤自己吗？你的腰累不累？你认为哪些身体功能、心理功能、环境特征对你准备早餐至关重要？

回答这一连串的问题并不简单，它不仅仅需要对个人日常生活活动的流程与步骤清晰明了，而且需要对自身独特的因素进行全面综合的考量。思考这些问题是作业治疗师在临床工作中干预患者的个人日常生活活动时需要养成的习惯思维的一部分。无论是关注日常生活活动，比如洗澡和梳头，还是关注生产性活动，如驾驶推土机，作业治疗师都需要通过系统框架来准确分析每个人在某一作业活动中想要或需要做什么、需要哪些准备、可能面对哪些困难等。这些通过系统框架对活动进行的分析称为活动分析。

在活动分析中，作业治疗师不是去实地演练患者能否进行这一活动，而是去抽象地考虑一个活动，并且往往需要在特定的背景中完成。作业治疗师进行活动分析有两个非常重要的目的。首先，作业治疗师需要明白在与不同情况、不同问题的患者合作时，需要共同关注的问题与范畴是什么。这通常需要作业治疗师在活动分析中进行推理和预测。其次，作业治疗师经常需要设计有目的的活动来进行他们的临床治疗，这需要通过活动分析来设计与分级活动。

例如，当一个作业治疗师了解了洗澡或淋浴时通常涉及哪些步骤，那么他就可能预测和分析部分瘫痪或一些难以记住如何安排活动顺序的患者可能会遇到的问题。当在玩具店或五金店时，作业治疗师可能会注意到一些小玩具或者小物品，并能够利用这些帮助患者恢复/提高生活技能、躯体功能，或者解决一些特殊问题。一旦在作业治疗师的思维"工具箱"中有了活动分析的思维，就能够更容易地与患者进行合作。所以活动分析不是任何一个特定的人的实际经历，而是通过抽象分析，指导实践的"知行合一"。

虽然每个作业治疗师可能面临截然不同的任务与专业方向，但他们都必须要经历活动分析的过程。例如，当一位作业治疗师帮助一名患有轻度阿尔茨海默病的患者完成准备早餐这一活动时，作业治疗师必须考虑患者的认知障碍，并考虑如何调整这一活动，以便患者能够继续安全地从事这一活动。再例如，当一位双相情感障碍的母亲因不能很好地安排生活中的各项任务而来寻求作业治疗师的帮助时，作业治疗师就需要分析这位患者在进行时间管理与分配时遇到的障碍，评估相关优先级，设置计划表，并在其中分析和发现患者的情绪和生活琐事对进行时间管理与分配的阻碍程度，在此基础上进行活动调整，训练患者能力，或者提高其代偿能力等。

　　活动分析是作业治疗师的核心技能之一，也是进行作业治疗评价、制定治疗目标、实施有效治疗的专业基础。活动分析为作业治疗师提供全面理解活动行为的方法，活动分析同时也是通过提示、简化或适应指导他人从事活动的知识基础。作业治疗师通过活动分析了解从事活动所需要的设备、用具和材料、时间、空间及人员，使其得到有关谁（Who）、何时（When）、何地（Where）、在何种情况下进行何种活动（How）的具体方法，从而可以提供包括技能、能力评估的个人情况资料，并为治疗提供参考意见。作业治疗师可以通过适应和改造设备、环境相关问题及简化活动，来确定调整活动的方式，并以患者可接受的方式来决定从事活动的工具。当患者选择了可满足特殊需要的活动时，作业治疗师可以通过活动分析帮助患者练习解决问题的技能，提出工作、日常生活活动及休闲和娱乐活动等行为范畴内的治疗目标。在活动分析过程中需使用统一的术语，描述、分析和记录作业治疗过程中进行的活动，以便将活动用于不同的患者。通过活动分析，作业治疗师可以评估患者的要求，并根据患者的兴趣、能力、活动相关因素配对，以帮助患者处理干扰因素和促进健康、维持功能、预防失能。

　　作业治疗师与患者合作时都会进行活动分析，以寻找和调整活动，实现某种治疗益处或允许患者从事以前的或新的活动。活动分析要求作业治疗师评估患者的特征需求与特定活动之间的契合性。同样，活动分析也是作业治疗推理过程的必要组成部分。然而，对于刚刚进入临床实践的作业治疗师，活动分析可能对他们来说是既抽象又难以进行的，所以需要大量的练习与反馈，才能养成好的活动分析思维。下面列举了一些活动分析中常用的、具有启发性的问题，在进行活动分析时对照参考，可能让活动分析进行得比较顺利。

　　（1）这项活动涉及哪些内容？

　　（2）患者能否可以参加这项活动，以及患者这样做可能会出现什么情况？

　　（3）这项活动可能对患者有什么治疗潜力？

　　（4）患者是否/如何将这项活动作为其生活的一部分进行？

　　（5）这项活动是简单的还是复杂的？能否进行升降级？哪一部分的升降级对于患者最有意义？

　　（6）这项活动通常在哪里进行？

　　（7）做这项活动训练需要哪些步骤？

　　（8）完成这项活动训练需要哪些技能？

　　（9）这项活动需不需要辅助器具的开发和使用？

　　（10）这项活动是否需要不止一名参与者？

（11）什么感觉、体验或意义可能与这项活动有关？

（12）假如患者的反馈是负面的，可能是关于哪一方面的？进一步的调整方案是什么？

第二节 活动分析步骤

一、治疗模式在活动分析中的作用

运用治疗模式是活动分析的前提条件，作业治疗师通过运用治疗模式来检查一个活动的不同组成部分、指导活动中需要观察的内容、了解在活动应用以后所获得的改变，以及解释为什么改变一个活动组成部分可以导致患者作业表现发生改变。治疗模式可以指导作业治疗师理解患者在多大程度上有能力进行活动、患者可能如何体验活动，以及对活动做出什么反应。治疗模式还有助于作业治疗师考虑如何修改活动组成部分或组织活动以实现治疗益处，以及为帮助患者在将来继续进行该活动提供所需要的信息。

临床中无论运用哪一种治疗模式，活动分析都是必不可少的。刚刚进入临床实践的作业治疗师也许不能很容易地全面掌握活动分析技巧，但是可以根据治疗模式尽可能多地列出相关问题，通过挖掘患者的背景来分析活动。经过多次临床实践和总结，作业治疗师便能够逐渐熟悉活动分析的技巧。

每位患者都是独特的，所以同一种活动，在针对不同的患者时，其内容表现是不一样的；同一种活动，在针对同一患者的不同时间、空间时，其内容表现也是不一样的。针对同一种活动，不同的专业都有自己的模式和观点来诠释。作业治疗领域里的活动分析必须以患者为中心，所分析的活动对患者的社会角色的实现等要有一定的意义。同时，整个分析和治疗的过程需要患者的身心投入，作业治疗师要为预防和改善功能障碍或失能而设计活动，去发展可提高患者生活质量的活动技能。活动要具有适应性、易于分析、与年龄相适宜等特点，尽量与患者的兴趣一致或通过培养兴趣来达到一致，应注意最终确定的活动应该是作业治疗师与患者及其家属甚至环境的共同选择。

二、活动分析的过程

活动分析包括以下四个步骤。

1. 确定适当的治疗模式来指导活动分析

在选择治疗模式之前，作业治疗师应该考虑要进行分析的患者的特征。这些特征将用于决定活动分析用哪种治疗模式。此外，为了获取与活动相关的整体视角，作业治疗师通常会选择不止一种治疗模式来指导分析。

例如，作业治疗师在与患有阿尔茨海默病的患者合作时，会利用认知模式，因为患者有认知障碍，这可能会影响她可以准备什么样的早餐，以及她将如何准备早餐。作业治疗师还会使用人类作业模型来分析这位患者准备早餐的动机，以及如何将准备早餐纳入她未来的习惯中。另外，作业治疗师还会考虑患者的价值观和兴趣，这个可能会影响她想要准备的早餐类型。

同时，作业治疗师应注意，选取治疗模式进行活动分析，是利用作业模型来确定和指导活动分析需要关注的范畴、要素，以及可能的走向与产出，而不是单纯地按照治疗模式安排和设计活动。为了让活动分析契合患者的需求与特点，在选取治疗模式时需要认真考虑患者的问题与障碍，并且充分了解患者的期望与目标。另外，治疗模式通常会提供活动升降级与方案调整的相关线索，作业治疗师需要在选择治疗模式时将其作为参考依据，并提出自己的见解。

活动分析常常是在不同的治疗模式下进行的，从活动本身开始分析其相关水平的内容。不同活动水平的内容不同，如表5-2-1。

表5-2-1　活动分析示例

水平	类别	内容		举例
9	角色	在已有期望、责任和权利的社会中的角色及位置		家庭主妇
8	作业组别	根据主题分组，主要由个人或社会命名的一组作业活动	对此人来说重要的、有意义的、有关角色概念的日常生活活动，在生活过程中此人要自己主动参与其中	自理活动、生产活动、休闲活动
7	作业活动	一组有意义的活动，持续或有规律地进行，特别是指主要的、占主导地位的活动		在某种意义上的做饭（热）/准备饭菜
6	活动	任何一组的任务		炒菜
5	任务	一个或一组涉及工具使用的行动，不同组合的动作		炒菜计划、挑选配料
4	行动	一组有目的的、能被观察得到的运动模式，行动是有产物或结果的，可以涉及物料的使用，不能被动完成。所有的行动都有身体、认知和情感等成分的参与		从冰箱中拿出食物、站着切某样食物
3	运动模式	涉及一个或多个关节的一组或一系列动作		肘的屈伸、前臂的旋前旋后、腕的屈伸、抓握所组成的一组或一系列动作
2	随意运动	围绕一个关节的一个简单的随意运作，所有的主动运动都有身体、认知和情感等成分的参与		腕关节尺桡偏（切）
1	技能表现	每一个动作行为可见的成分		熟练程度

2. 选择要分析的活动

选择要分析的一项或多项活动时应以整体方法为指导，考虑与患者活动相关的许多特征。例如，这项活动是否会激励患者，该活动是否与患者的特征和需求相符，以及活动相关的运动、感觉、认知和情感需求将如何与患者的能力和特征产生共鸣。

例如，对于患有阿尔茨海默病的患者准备早餐这项活动，作业治疗师必须清楚这位患者习惯准备什么样的早餐，以便具体选择要分析的活动。这项活动可以是简单地收集一碗材料，然后搅拌在一起；也可以是更复杂的早餐准备形式，如做面条、煎鸡蛋、准备豆浆等。如果事实证明，复杂的早餐准备形式对患者来说是不可行的，作业治疗师可能需要创造性地确定和分析其他适合的早餐准备形式。

同样，在一位脊髓损伤患者的治疗过程中，作业治疗师会分析许多自我照顾活动。对于脊髓损伤患者，在日常生活活动中保持独立是非常重要的，为了确定哪些特定的自我照顾活动对他来说是可行的，仔细的活动分析非常必要。重要的是，作业治疗师应与这位患者讨论，了解进行哪些活动会成功，这位患者是否有运动能力（肌力和平衡能力等）来参加制定的活动，以及他是否愿意做出努力。作业治疗师同样应当知道，什么样的设备可以弥补脊髓损伤患者的运动能力与所需活动能力之间的差距。

如果这位脊髓损伤患者没有选择自己穿衣和洗澡，但仔细的活动分析表明，他有可能用辅助器具完成吃饭、喝水、刷牙和刮胡子等活动，经过几次相关活动的作业治疗后，这位脊髓损伤患者就会开始获得和提高自理能力。

另外，对这位脊髓损伤患者来说重要的活动还有休闲和娱乐活动。读书，尤其是读小说，是他的主要爱好之一，但他无法拿起一本书，也不能翻页。在分析了这项活动所需的步骤后，作业治疗师为他的手配置了一个特殊的辅助装置、增加了一个特殊的书架，并调整了他的坐姿以适应这一活动。

操作计算机也是一样的。在受伤之前，这位脊髓损伤患者经常在互联网上与他的朋友聊天，此时面临的一个重要问题是他是否可以在家里继续操作计算机，在家操作计算机意味着需要改造房间、适应物理环境、使用特殊的技术和设备。起初，这位患者遇到了一些挫折，但由于他有体能基础，以及强烈的动机和意愿，经过几次作业治疗后，他已经非常有可能熟练操作计算机。他还可以继续在他的兴趣爱好中放松自己，找到快乐的事情，体会愉悦的心情，甚至开始能够分享自己的经历，写下自己的感受，通过键盘"讲述自己的故事"。

3. 从治疗模式中生成问题以指导分析

一旦选择了一个活动进行分析，作业治疗师必须开始仔细检查它。这个过程是由作业治疗师选择用于分析的治疗模式指导的。其目的是对活动、模式与患者特征的关系，以及该活动用于治疗和融入患者生活的潜力进行详细分析。

同时，作业治疗师要明白，生成问题不是指发现患者的问题，而是指作业治疗师在这个过程中要不断地向自己提问，试图将活动分析这个过程进行得更全面、更完备。

相关的问题分为四个大类。第一类问题：关于该活动的一些特定问题。第二类问题：关于患者活动能力的一些特定问题。第三类问题：关于指导调整该活动的一些问题。第四类问题：关于将调整活动运用到患者治疗后生活中的一些特定问题。

例如，当作业治疗师选择认知模式来进行活动分析时，针对第一类问题，作业治疗师可能会想到，该活动的认知需求是什么？复不复杂？需要几步？

针对第二类问题，作业治疗师可能会想到，患者的记忆力、注意力等能否支持患者适应且完成活动？患者能不能认识到自己的局限？患者做这个是足够安全的吗？

针对第三类问题，作业治疗师需要尝试着考虑分析该活动，以此来发现哪里可以进行调整和修改，如何通过升降级该活动来达到患者的能力水平？如何让患者在活动中不断发掘自己的潜力并尝试突破极限？

针对第四类问题，作业治疗师需要考虑将活动分析的结果进行应用和延续：活动还能够进一步简化吗？如何利用患者仍有的认知上的优势？这类活动能推广吗？

由于活动分析是针对特定个人进行的，因此不需要分析每个作业模型中的所有概念。分析中生成的具体问题反映了患者损伤和作业环境的具体性质。对于经验丰富的作业治疗师来说，从治疗模式生成问题来指导活动分析的过程是自动进行的。作业治疗专业的学生或刚刚进行临床实践的作业治疗师可参考相关临床案例，并列出需要分析考虑的问题。

4. 确定可以调整和分级活动的方法，以适应患者的特征和需求

活动分析的最后一步涉及活动对患者的后续影响力。作业治疗师可能会考虑如何将该活动用作治疗工具，以及如何在患者治疗后的生活中进行该活动。这两种情况可能都需要对活动进行调整或分级。调整和分级活动的方法其实多种多样，简单且最直接的方法就是调整活动中的步骤、数量、时间等，以达到升高难度或者降低难度的目的。调整和分级活动的一些示例包括：

（1）提供辅助器具，来帮助运动受限的患者在活动中执行必要的任务。

（2）修改活动的完成方式（如允许在各个步骤之间休息以控制疼痛或疲劳）。

（3）提供协助或监督以确保安全。

（4）进行环境改造以适应运动或认知障碍。

（5）提供更适合患者能力的活动，在此过程中作业治疗师可使用不同的工具。

由于本步骤涉及提出策略来弥补活动所需能力与患者能力之间的差距，因此需要对这些策略进行测试和实践，以确定它们是否有效。这种策略的测试和实践需要在临床实践中让患者去体会、体验，并根据患者反馈进行进一步的活动调整和分级。故而活动分析不是一劳永逸的，在这个过程中，可能会不断地重复第三步和第四步，即作业治疗师需要不断地全面思考和提问，并不断地调整和分级活动。

在实践中，作业治疗师通常直接在脑海中完成活动分析，作为临床推理过程的一部分，很少有书面形式的记录。然而，对于作业治疗专业的学生或刚刚进入临床实践的作业治疗师来说，撰写活动分析是一项非常有用的练习。

三、小结

本节介绍了活动分析的步骤，这是临床推理的关键组成部分。通过活动分析，作业治疗师可以利用该领域的基础概念来反复思考，决定哪些活动可以用于治疗，以及它们需要如何进行改进以实现最大的治疗益处。

此外，活动分析可以用来选择哪些活动能够成为患者日常生活的一部分，以便作业治疗师帮助患者继续参与这些活动。

第三节　活动分析内容

活动分析是研究、调查一个活动的过程，以区分活动的各个组成部分。在这一过程中，作业治疗师必须非常了解活动内容，如材料、工具、过程，以及支持和阻碍的因素，需要仔细地分析活动本身。对活动定义得越清晰、分析得越彻底，对评估和干预就越有用。

活动分析内容有描叙（Description），目的（Purpose），所需物品（Objects used），时间、顺序、模式（Timing, sequence and patterns），所需技能（Required skills），身体结构和功能（Body structure and function），空间（Space），社会环境（Social environment），安全措施（Safety precaution），适应性（Adaptability），分级（Grading）等11个方面。作业治疗师在分析特定活动时会问的实际问题应该基于作业治疗师在进行活动分析时考虑的患者需求，以及作业治疗师用来指导活动分析的治疗模式。当然，这两个因素是相互关联的，因为作业治疗师选择的治疗模式与患者的需求有关。活动分析都需要在治疗模式下进行，在不同模式下分析的侧重点不一样。

1. 描叙

描述是指对需要分析的活动进行叙述，一两句话即可，越精简越好，表明活动的大致方向。

2. 目的

目的是指该活动的目的，如提高自我照顾能力、增强自信心等，可能一个稍复杂的活动不止一个目的，作业治疗师需要权衡不同目的的比重和关系，确保活动目的和患者的特征、需求相契合。

3. 所需物品

所需物品是指进行该活动所使用的设备、工具和材料，如绘画活动需要画纸、画笔、桌椅等，应尽量详细全面，但不能冗杂，刚刚进入临床实践的作业治疗师往往设计的所需物品过多，步骤烦琐，不能达到改善患者作业表现的目的。事实上，作业治疗师应时刻关注那些重要的、对患者作业表现起着决定性作用的物品，并在其中花费更多心思。

4. 时间、顺序、模式

时间、顺序、模式是指活动需要多久、包括多少个步骤、活动的变化情况、重复性活动还是一次性活动等。如对于穿衣活动，包括定位、指导、简化、练习等步骤；时间可能需要5~15分钟，且可能不能按时完成或者完不成；而且穿衣活动是可以重复训练的。在这个部分，作业治疗师应着重分析活动的参数，这部分参数有利于设计活动的分级，以此来适应或者锻炼患者的能力。

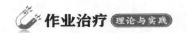

5. 所需技能

所需技能是指活动所需运动（力量、协调、耐力等）、认知（注意力、记忆力等）、感觉（触觉、本体感觉等）、情感（价值观、道德观）、交流（完成指令或要求）等方面的技能。如绘画活动，涉及注意力、记忆力、手运动控制、手的感觉、眼手协调、艺术感、爱的表达等。

6. 身体结构和功能

身体结构和功能是指潜在的能力，包括生理、心理功能及解剖结构方面的内容。如绘画活动，涉及能不能坐 30 分钟，有没有构图能力，有没有情感投入，手、眼、躯干结构是否正常等。

对于所需技能、身体结构和功能这两部分，需要在选取的治疗模式中分析，而不是对于活动需要的全部要点进行分析。否则的话，活动分析的内容就会繁杂而失去重点，或者漏掉很多需要的内容。

7. 空间

空间是指活动的地点、位置等，如绘画活动，涉及在医院还是画廊、在室内还是室外、人与桌椅之间的空间位置关系等。在空间上，作业治疗师需要收集患者的常用环境信息（家庭房间信息、社区设施信息等），来帮助患者今后更好地回归家庭、回归社会。

8. 社会环境

社会环境是指与活动相关的社会因素，如活动对象是患者、患者小组还是患者与治疗师，活动所处的社会规范是什么、文化习俗是什么，社会对活动的期望是什么，患者的家属和经历等。

9. 安全措施

安全措施是指活动安全相关内容，如是否有老年人、儿童参与，有认知障碍、判断问题、感觉减退、自我伤害行为患者的潜在危险因素是什么。活动分析中，刚刚进入临床实践的作业治疗师往往没有意识到这一点，他们可能充满信心地带领患者进行他们设计的活动。即使他们意识到患者的能力可能难以满足要求，不能够很好地完成，他们也会认为这是需要训练或者提高的内容，而不会去担忧潜在的危险。作业治疗师必须时刻把安全摆到非常重要的位置。

10. 适应性

适应性是指活动在怎样的方式下完成，活动在不同的障碍，不同的物理、社会文化背景下是否可行，即整体上是在回答"How"的问题，这部分内容可能比较宽泛，但是作业治疗师仍需要努力地在当前场景或患者场景中，思考患者是如何适应、代偿、完成活动的。

11. 分级

　　分级是指活动以什么样的模式、方法进行起来会更容易或更具有挑战性。该分级可以是阶段式分级，也可以利用活动参数进行量化分级。不论怎样，作业治疗师都要充分理解和设计活动，以使患者作业表现有改善。

　　总之，作业治疗师要清晰地掌握活动的目的及特性，如活动的空间要求、社会环境要求、安全措施要求、身体结构和功能要求等，进而可以从上而下或从下而上地分析，通过分级活动来适应患者训练。

　　作业治疗师运用认识和技术去分析一个活动，必须知道这个活动的材料、工具和过程，以及支持及阻碍的因素，作业治疗师要不断地参与此活动或至少详细地研究、讨论此活动。被分析的活动应该是清楚的、具体的，如比起分析木工这份工作，分析木工师傅刨木头或制作桌椅的过程中机体各系统的配合则会容易多了。但如果仅仅分析刨木头或制作桌椅的过程中机体各系统的配合，长久下去活动分析就会变得漫长而乏味。假如还能分析木工师傅制作桌椅时的状态，获得收入时的感觉，被家属、社会所认可的程度，以及制作过程中被赋予的其他意义等，活动分析就将变得"有血有肉"。

第四节　活动分析融合应用

　　"纸上得来终觉浅。"在本节，我们会以举例形式来帮助大家理解和实践活动分析，进行活动分析的融合应用。

　　活动分析的步骤包括确定适当的治疗模式来指导活动分析，选择要分析的活动，从治疗模式中生成问题来指导分析，确定可以调整和分级活动的方法以适应患者的特征和需求。通常，作业治疗师会选用一种治疗模式来审视一个活动的特定部分，并决定活动中需要主要观察什么。活动分析内容有 11 个项目，作业治疗师需要做到分析全面而又有所侧重。然后，作业治疗师再决定在活动应用以后期望做出什么改变，并解释为什么做出改变可以改善作业表现或患者的能力。进行活动分析时作业治疗师往往不需要与患者进行讨论和抉择，而是利用自身的专业性与临床推理来推进。

　　当然，尽管活动分析可能比较抽象，但作业治疗师把活动定义得越清晰、分析得越彻底，对干预就越有用。例如，笼统地分析烹饪没有分析烹饪的具体问题有用，具体问题包括计划这顿饭、清洗清理食物、切食物、烹饪食物，以及烹饪以后的清理等。

　　同时，当作业治疗师生成问题并向自己提问时，要根据选择的作业模式、活动目的，着重分析需要的内容。例如，作业治疗师如果拟定用烹饪改善患者的认知行为，他需要分析哪种烹饪方式能最有效地改善一个人的认知行为，其中可能涉及记忆力、注意力、判断等，而如果想用烹饪改善运动能力，那么作业治疗师需要分析烹饪能否/如何加强肢体力量，改善站立耐受、灵活性、能量水平或速度等。

　　下面以心理认知模式举例，进行一场绘画活动的活动分析。

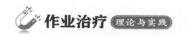

1. 描叙

在描叙中，用一到两个句子描述活动即可，如画一幅画促进表达、用一幅画讲述故事等。同时要具体，越具体越好。

2. 目的

在这个部分，作业治疗师需要利用心理认知模式评估患者内部产生的、对作业表现有消极影响的内部冲突，选择相应的目的，如利用绘画帮助患者学习情绪的表达、宣泄等。无论选择何种目的，都是在心理认知模式下进行的。

3. 所需物品

在这个部分，作业治疗师需要考虑患者需要哪些工具、材料、设备等，如绘画可能需要各种颜色的画笔、画纸、画板、橡皮擦、桌椅等。

4. 时间、顺序、模式

在这个部分，作业治疗师需要回答、分析该活动需要多少步骤、多长时间、有哪些变式、是重复性活动还是一次性活动等。

例如，绘画活动的步骤可能包括患者参与进来，熟悉并进行绘画，然后表达情绪和内容，最后结束这次活动，时间可能需要 30 分钟到 1 小时。当然，在没有完成预期目的，或者患者参与不符合期望的时候，该活动可能花费时间超过 1 小时。绘画活动可以重复，可用于干预或再评估。

5. 身体结构和功能

在这个部分，作业治疗师需要评估和分析绘画这项活动对于患者潜在能力的要求。这需要判断患者的身体结构和功能是否满足绘画的要求。

6. 所需技能

除了拥有身体结构和功能等"硬件"，患者还需要一些"驱动程序"和"软件"来帮助其完成活动，包括运动、认知、感觉、情感、语言交流、社会功能等。

例如，针对绘画这一活动，患者需要具有一定的认知行为能力，如注意力、记忆力、交流能力等。

7. 社会环境

患者的社会环境可能比较简单，也可能比较复杂。其中可能会有其他人牵涉其中，如他的家属。同样的，社会规范、患者及其家属的期望、活动的意义，以及其他的社会环境等都需要作业治疗师时刻观察和体会。

例如，绘画活动可能只包括作业治疗师和患者两个人，但是患者的期望可能会基于其他人的想法。同样的，东西方文化对于患者展现自己方式的影响，以及患者对绘画治疗价值的重视程度等，都属于社会环境范畴。

8. 安全措施

活动中潜在的危险可能难以察觉，但可能破坏作业治疗师的治疗过程。应重点关注儿童、老年人，以及有认知障碍、判断问题、感觉减退等的患者。

例如，绘画活动本来可能帮助患者表达一些经历与情绪，然而一些经历强烈事件的患者可能会因此导致自我伤害行为。

9. 适应性

作业治疗师在这个部分应思考活动在不同方式下怎样完成。

例如，针对绘画活动，为了同样的目的，作业治疗师可以指导患者用不同的方式绘画，如使用不同的颜色、绘画工具、绘画方式等。

10. 空间

作业治疗师通常会选择医院、医疗环境中的治疗室内进行治疗。这时通常要考虑治疗室的布置与氛围。针对绘画活动的目的，还可以利用空间来帮助绘画的情绪表达。

11. 分级

作业治疗师可以选择某个特定的治疗模式使活动容易完成或让活动更有挑战性。

例如，针对绘画活动，选择心理认知模式时，患者展示更深的情感，或更强烈的对冲突的反应会更有挑战性。

到这里，一项非常完整、详细的活动分析就初步完成了。刚刚进入临床实践的作业治疗师可以根据该示例，尝试一步步分析活动。在初步完成后，还可以尝试总结誊写成一篇记录。多次训练后，整个过程固化在思维中，即可更加灵活地运用，细化或者模糊其中一些步骤，作业治疗师可以更加随性，也会更加得心应手。

本章节最后还附了一些表格，涉及一些日常生活活动、工作及生产性活动和休闲和娱乐活动的活动分析，供大家参考（表5-4-1~表5-4-7）。

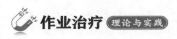

表 5-4-1　日常生活活动的活动分析举例

形式	治疗活动	目的	所需物品	顺序	所需技能	环境	活动存在的安全风险	活动适应性及分级
个人独立进食		能够稳定地用勺子舀豆子并送至嘴边	勺子、豆子、碗	1. 握住勺子 2. 从碗里舀出豆子 3. 送到嘴边	躯体： 1. 坐位平衡Ⅱ级及以上 2. 拇指侧捏、示指、中指并指夹住勺子 3. 肩前屈（AROM≥45°），肩外展（AROM≥45°），伸肘（AROM≥100°），前臂旋前旋后（旋前AROM≥20°，旋后AROM≥20°）：肌力均≥3级 认知：形状/背景辨认、空间结构辨认、言语理解、能够辨认活动先后顺序	高度合适的桌子和椅子	1. 跌倒 2. 手或上肢砸到桌子 3. 误食	升级： 1. 用更小的勺子或用筷子 2. 将豆子换成玻璃珠或者更重、更滑的东西 降级： 1. 用更大的勺子，改用抓握的方式 2. 勺子增加防滑的胶带 3. 用更粗糙的小木块替换豆子 4. 分解独立进食步骤

续表

形式	治疗活动	目的	所需物品	顺序	所需技能	环境	活动存在的安全风险	活动适应性及分级
小组	偏瘫患者床椅转移	以讲课的方式帮助患者理解如何安全、独立地完成床椅转移	治疗床、轮椅	1. 轮椅放置于患者健侧,与床成45°左右夹角,刹车,收起脚踏板 2. 患者坐于床边,双脚踩地,尽量靠近轮椅 3. 患者健侧手抓住轮椅外侧扶手,健侧脚较患侧脚朝前 4. 患者以健侧脚为轴心,身体前倾转动,移动至轮椅上 5. 患者调整坐在轮椅上的位置	1. 听理解正常 2. 有一定社交能力,能够交流讨论或者提出问题 3. 有一定学习能力,在安全的情况下,尝试所学技能 4. 坐位平衡Ⅱ级及以上 5. 健侧肢体基本无功能障碍	高度合适的治疗床及轮椅,周围噪声较小,空间大小足够开展讲课	1. 跌倒 2. 患者之间发生争吵 3. 在转移过程中存在加重肩半脱位的风险	升级: 1. 站位转移 2. 增加床高高度及间距 降级: 1. 在辅助下完成转移 2. 分解转移步骤
个人	打电话	能自己用手机打电话给指定对象	手机	1. 拿取手机 2. 打开手机 3. 打开手机界面 4. 输入指定号码 5. 按下拨出键 6. 等待接通	认知: 1. 知道使用手机的程序、识字 2. 视空间知觉无明显障碍 躯体: 1. 手功能:能操纵手机 2. 上肢粗大运动:能稳定手机 3. 上肢活动度:能满足将手机拿到耳边的活动度	任何环境(最好是在安静的环境中)	手机掉落砸伤	升级: 1. 将按键调整小些 2. 手机放在不易拿取的位置 降级: 1. 将按键调整大些 2. 手机放在易拿取的位置

143

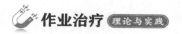

续表

形式	治疗活动	目的	所需物品	顺序	所需技能	环境	活动存在的安全风险	活动适应性及分级
小组	购物	小组成员一起找路去商场，找到卖抽纸的商店并买一包抽纸	钱（或者手机）	1. 规划路线 2. 出门找路 3. 到达商场 4. 找到商店 5. 找到抽纸 6. 收银台付款	认知： 1. 对空间、时间、记忆有一定要求 2. 能懂得合作，弥补个体的不足 躯体： 1. 能安全独立移动 2. 能够拿到货架上的抽纸并付款	附近商店	1. 去商店的路上可能会迷路 2. 路上存在一些安全风险	升级： 1. 找更远的商店 2. 商店在隐蔽的地方 降级： 1. 找更近的商店 2. 商店在显眼的地方

注：AROM，主动关节活动度。

表5-4-2 工作和生产性活动的活动分析举例

形式	治疗活动	目的	所需物品	顺序	所需技能	环境	活动存在的安全风险	活动适应性及分级
个人	打字	能独立制作文档	计算机	1. 确定工作内容 2. 确定文档格式 3. 编辑内容并调整格式 4. 上交工作文档	认知： 1. 基础认知功能及逻辑思维良好 2. 视空间知觉良好 躯体： 1. 双上肢稳定性良好 2. 手指精细动作及灵活性良好 3. 坐位平衡及耐力良好	桌子、椅子、计算机，适当的光线	无明显风险	升级： 1. 提高文档内容难度及增加内容长度 2. 增加工作内容 降级： 1. 降低文档内容难度及减少文档长度 2. 减少工作内容

表 5-4-3　休闲和娱乐活动的活动分析举例

形式	治疗活动	目的	所需物品	顺序	所需技能	环境	活动存在的安全风险	活动适应性及分级
小组	打麻将	小组成员能在安全的条件下完成打麻将的活动并且身心愉悦	麻将、桌子、凳子	1. 在桌子四方坐好 2. 搓乱麻将及码放麻将 3. 按规则自己拿麻将 4. 打出麻将牌 5. 结束一局	认知: 1. 认识麻将牌 2. 懂得相关规则 躯体: 1. 坐位平衡良好 2. 上肢功能可以抓握麻将牌	足够且较安静的空间	1. 摔倒 2. 情绪激动	升级: 1. 麻将牌的尺寸更小 2. 麻将的规则更复杂 降级: 1. 麻将牌的尺寸更大 2. 麻将的规则更简单

表 5-4-4　手工艺活动的活动分析举例

形式	治疗活动	目的	所需物品	顺序	所需技能	环境	活动存在的安全风险	活动适应性及分级
小组	插花	小组成员合作完成插花（在一个花瓶中）	花瓶、花朵、剪刀、桌椅等	1. 清洗花瓶和花朵 2. 选择合适的花朵进行修剪 3. 按照审美将花朵插入花瓶	认知: 1. 了解活动顺序 2. 选择自己想要的花朵 3. 正确使用相关工具 躯体: 1. 抓握花朵、花瓶 2. 安全地坐或站	高度合适的工作台	1. 剪刀伤害到自己或他人 2. 花瓶碎裂造成伤害 3. 修剪花枝时可能会扎伤自己或他人	升级: 1. 制作假花 2. 增加花的种类 降级: 1. 准备好已经剪好的花 2. 减少花的种类

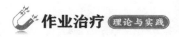

表 5-4-5　艺术活动的活动分析举例

形式	治疗活动	目的	所需物品	顺序	所需技能	环境	活动存在的安全风险	活动适应性及分级
个人	用平板电脑练习弹琴	能够看懂乐谱、流畅地弹奏一曲	平板电脑、乐谱	1. 抬头看乐谱 2. 低头电脑平板上找到准确的按键 3. 按下按键	躯体: 1. 坐位平衡Ⅱ级及以上 2. 颈部活动正常 3. 屈肘AROM≥90°，手腕维持在休息位 4. 手指分离，每个手指可单独屈伸 5. 手眼协调，双手协调 可将五线 认知: 1. 图形辨认，记忆能力良好， 2. 听理解能力良好 3. 声音判断能力良好 4. 注意力集中	高度合适的桌子和椅子，周围噪声干扰较少	跌倒	升级: 1. 增加乐谱难度 2. 增加脚踏、训练手-脚-眼的协调 3. 背谱完成弹奏 降级: 1. 降低乐谱难度 2. 单手弹奏或用几个手指弹奏 3. 拆分步骤

注：AROM，主动关节活动度。

表 5-4-6　园艺活动的活动分析举例

形式	治疗活动	目的	所需物品	顺序	所需技能	环境	活动存在的安全风险	活动适应性及分级
个人	给盆栽浇水	能够站稳并拿稳洒水壶将水倒出	洒水壶、盆栽	1. 从桌面上拿起洒水壶 2. 倒适量的水到花盆中	躯体: 1. 站位平衡Ⅱ级及以上 2. 上肢活动度及肌力足够 3. 手能抓握洒水壶 认知: 1. 形状/背景辨认，空间结构辨认能力良好 2. 听理解能力良好	高度合适的桌子，约2m²的空地	1. 跌倒 2. 打湿衣服受凉 3. 手或上肢撞到桌子	升级: 1. 增加洒水壶重量 2. 将盆栽移远或减小花盆的体积 3. 增加洒水接水次数 4. 增加盆栽的数量，步行至盆栽后倒水 降级: 1. 减轻洒水壶的重量 2. 将盆栽移近或增大花盆的体积 3. 拆分步骤

表 5－4－7 体育活动的活动分析举例

形式	治疗活动	目的	所需物品	顺序	所需技能	环境	活动存在的安全风险	活动适应性及分级
个人	踢毽子	手抛毽子后能够用脚踢到毽子	毽子	1. 用手抛毽子 2. 脚踢到毽子	躯体： 1. 站位平衡Ⅲ级 2. 手能抓握和伸开 3. 下肢的稳定性及灵活性足够 4. 眼－手－脚协调 认知： 1. 形状/背景辨认能力良好 2. 听理解能力良好 3. 有判断力、问题解决能力 4. 注意力集中	足够大的空地	1. 跌倒 2. 被毽子砸到	升级： 1. 连续踢毽子，增加连续踢的次数 2. 双脚交替踢毽子 3. 增加踢毽子难度，比如髋内收再从后侧踢毽子 降级： 1. 用绳子绑住毽子，手抓住绳子，脚踢毽子 2. 给予言语或肢体帮助

（张天麒 马锡超）

147

第六章　以患者为中心的作业治疗

作业治疗的首要目标是为患者保持、恢复或创造一个与躯体功能、自我照顾能力、生产力，以及休闲、环境等方面的需求相匹配的状态。

作业治疗以患者为中心，且支持在遵循患者个人意愿的基础上用协商和合作的方式开展治疗。作业治疗师应将每位患者视为生活在自身环境中的个体，尊重每位患者的独特性、选择权及自我导向的权利。因此，作业治疗师应该鼓励患者参与作业治疗的全过程。心理学家卡尔·罗杰斯（Carl Rogers）指出，患者最了解自己的需求和经验，应尊重患者独特的文化价值。罗杰斯坚信患者既希望又有能力在作业治疗中发挥积极作用。

针对以患者为中心的作业治疗，有研究提出了以下七个观点：①提供作业治疗服务时应尊重患者及其家属，以及他们所做的选择；②患者及其家属对是否接受作业治疗具有最终的决策权；③在作业治疗过程中，作业治疗师应提供信息和情感支持，强调以人为本的沟通；④应促进患者参与作业治疗的全过程；⑤应提供灵活性与个性化的治疗计划；⑥在作业治疗过程中应提高患者完成作业活动的能力；⑦在作业治疗过程中应认识和关注人－环境－作业之间的关系和相互影响。

在作业治疗过程中，坚持以患者为中心有两个好处：①可以根据患者的需求，帮助其改善功能表现，如恢复生活角色、减轻疼痛、促进身体健康等；②可以提高患者及其家属对治疗和干预结果的满意度。

本章将对以患者为中心的合作、沟通、教育及挑战等方面进行阐述，期望能够为作业治疗师提供参考。

第一节　以患者为中心的合作

一、尊重

每位患者生活在不同的环境，有不同的生活经历、不同的作业活动选择、不同的生活习惯和不同的问题解决方式。在作业治疗过程中，作业治疗师必须尊重患者做出的和将要做出的选择，以及患者的处事方法。

例如，患者，女，35岁，因工伤导致脊髓损伤。该患者虽然得到了相关部门的扶助金，但仍面临工作和生活中的种种困难，她不能开车，选择居住的环境缺乏公共交通系统的支持和社区服务。针对这位患者，除了个人和作业治疗的干预，作业治疗师应根据其需求进行环境评估和干预，且应注意在整个治疗过程中维持患者原本的生活方式，尊重其价值观。

二、辅助决策

患者及其家属对是否接受作业治疗服务具有最终的决策权。作业治疗师应帮助他们获得重要信息，并鼓励做出决策。作业治疗师可以帮助患者及其家属设定目标，但不能帮助其做出决策，在此过程中作业治疗师需进行专业的评估，以识别患者的需求。

例如，患者，女，70岁，因脑血管意外住院，出院回家后患者及其家属希望作业治疗师给予穿衣和洗澡方面的帮助，而不是训练她独自外出的能力，因为患者及其家属认为穿衣和洗澡的重要性更高。在此案例中，作业治疗师需提出对策，提供一个安全的环境和正确的技巧，让患者独立或在他人辅助下完成穿衣和洗澡，而不是不惜一切代价让患者独自外出。

三、以人为本的沟通

在作业治疗过程中，作业治疗师应提供足够的信息、舒适的治疗环境，并进行以人为本的沟通，重视情感支持。

例如，患者，男，多发性硬化，病情的恶化导致进行性的四肢瘫痪。据此，作业治疗师应给出专业的建议，如利用升降机来帮助患者转移，在医院时用床旁设备辅助其呼吸。在给出建议时，作业治疗师也应提供精神上的支持，并对变化和改变进行解释，让患者及其家属理解并认同。

四、患者参与

鼓励患者参与作业治疗的全过程。在作业治疗过程中，作业治疗师会进行评估、治疗计划制订、干预和再评估。此时，作业治疗师和患者是一种合作关系，患者应明白作业治疗的效能，并和作业治疗师探讨作业治疗的成效。同时，这种合作关系应是持续性的，在合作中患者可选择依赖或者独立参与作业治疗过程，和作业治疗师相互依存地进行作业治疗，满足彼此的需求。

例如，患者，女，45岁，独自生活，有多年的抑郁症，目前对于家务和账单整理都有困难，她的目标是能够继续独立生活。作业治疗师应在最初的面谈中，与这位患者一起讨论作业治疗的评估内容和治疗目标，并制订能够达到目标的治疗计划。

五、灵活性与个体化

作业治疗师应该提供灵活性与个性化的治疗计划，考虑每位患者的活动需求，使患者理解治疗过程，并根据患者的情况进行计划调整，让患者可以更容易地参与作业治疗。

例如，患者，男，5岁，脑瘫，精细运动障碍，转介机构希望作业治疗师提供一套精细动作和视知觉能力的评估工具。治疗中，作业治疗师到学校进行访问，并与患者的

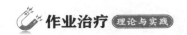

父母交流，发现患者在学校存在以下几个问题：①进入卫生间时，需推开很重的门；②因为注意力不集中，放学后等公交车存在困难。访问和交流后，作业治疗师首先考虑的应该是提供一套基于环境的评估工具，而不是一套精细运动和视知觉能力的评估工具。作业治疗师应和转介机构沟通治疗的目标和作业治疗计划的调整、学校及家长关心的问题、患者的需求等。

六、支持患者

在作业治疗过程中，作业治疗师应帮助患者解决其作业活动的相关问题，鼓励患者投入日常生活活动，寻找更多的方法去帮助患者提高完成作业活动的能力，以克服患者在生活、工作和学习中遇到的困难。作业治疗师不是为日常生活活动问题提供解决方案的专家，而是支持患者去寻找解决方案的推动者。

例如，患者，男，28岁，因脊髓损伤导致四肢瘫痪，并有一年的上背部疼痛史。患者被建议去作业治疗部门选择一个适合的轮椅，作业治疗师发现患者发生意外后能使用轻量级手动轮椅，但在过去一年中，因背部疼痛，患者在推动轮椅时感到困难，继而影响其移动安全和独立转移。作业治疗师在评估了患者的移动和转移功能后，支持患者使用电动轮椅，因为它可以提高患者日常生活的质量。

七、人、环境、作业模型

人、环境、作业模型强调作业治疗师应关注人－环境－作业的关系，患者不能脱离环境和社会而独自生活、工作和娱乐，作业治疗师需要考虑患者在社会背景下的角色和环境对个人的影响。人、环境、作业模型认为环境可以影响患者的功能，改变环境可以提升患者的作业表现。

第二节　以患者为中心的沟通

一、沟通思维

与患者及其家属见面时要注意，见面的目的是沟通而不是面试。在作业治疗过程中可以运用多种关系，包括同事和同行。沟通思维是作业治疗师的必备思维之一。

二、个性化策略

个性化策略主要包含增强自我意识、强化聆听技巧、有意识地应用以人为本的价值观。

三、平等沟通

医疗卫生从业者通常会"被训练"地做出医生或者专业人士所希望看到的表现和行为。近几年来也出现了基于消费者走向而影响卫生保健服务的服务风格。无论如何，作业治疗师和患者的沟通应该是平等的。

四、倾听策略

作业治疗过程中，作业治疗师必须倾听患者的故事，并与他们沟通交流。作业治疗师应从患者的角度倾听他们生活中发生的事情，理解患者，了解患者的需求和理想状态，并确保他们参与的是有意义的作业治疗。

五、沟通环境

作业治疗过程中，作业治疗师应关注患者的舒适度，考虑环境的设置，如开放或封闭的环境、空间大小、物件和家具的摆放、温度、明亮程度、湿度、气味等；此外，还应考虑交流时使用的专业术语、语调语气等。

第三节　以患者为中心的教育

一、教与学的过程

作业治疗过程中，作业治疗师应为患者创造一个积极的学习环境，作业治疗师应关注教育中信息的正确传递，学会应用多种策略。

二、语言教育

语言教育时应注意患者的特征、信息的组织、信息的提供、环境和时序。

1. 患者的特征

对于读写能力弱的患者，作业治疗师应注意字词的选择和使用，以及限制专业术语的使用，应使用通俗易懂的语言；对于听力障碍的患者，作业治疗师应提供安静的环境，发言前让患者集中注意力，站在患者的角度思考问题。

2. 信息的组织

下列方法可帮助作业治疗师进行清晰且有效率的教育：①示范，如作业治疗师示范如何使用洗澡椅。②运用模型组织教育的内容和形式。③使用图片，如向患者展示安全危害解除之前和之后的对比图片。④使用多种教学方法提升患者的理解能力，建议患者用自己的语言表达其理解的内容，并进行自我演示，在这个过程中鼓励患者提出问题和表达想法。

3. 信息的提供

①应了解患者想要知道什么，患者认为哪方面的健康是最重要的。②就患者最关注的内容，为其提供具体的建议而不是简述一般性的建议。③文化的敏感性：作业治疗师

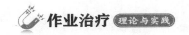

应根据患者不同的文化背景考虑如何解释专业术语、宣教的主题等。当语言不同或存在语言障碍时，应考虑是否使用患者的母语或者安排翻译人员。作业治疗师应重视对文化的理解和运用能力。

4. 环境和时序

①创造积极环境：教育环境给患者的感觉应该是可以随意提问的，对患者缺乏了解的状况是理解且包容的，患者可以要求作业治疗师重复讲述某部分内容，以加强理解和记忆。②个人干扰因素：作业治疗师应考虑患者是否存在疼痛、焦虑、饥饿等可能影响其理解和接受教育内容的因素。③定时强化和跟踪：可以安排倒班，在部分作业治疗师休假时有其他作业治疗师继续监督、强化和跟踪患者对教育内容的依从性。

三、书面教育

叠加书面教育可以加强语言教育的效果，以免患者遗忘重要信息。

四、媒体教育

通过互联网媒体等电子信息化手段，以语音、视频、图文等多样化的形式，开展媒体教育，可以在一定程度上改善教育的效果，增加教育的广度。

第四节　以患者为中心的挑战

以患者为中心的作业治疗需要作业治疗师具有较好的沟通技巧和人际互动技巧，可以和患者一起开放性地探索不同的目标、文化和对生活的期望。患者生气、挑剔或不愉快时，以及其表现出其他强硬行为和交流困难时，作业治疗师应接受要面对的挑战，努力弥合分歧，并积极解决冲突。应在不同的文化、社会和生活中发现困难和解决困难，提升情绪控制的能力。除此之外，以患者为中心的作业治疗还面临以下两大挑战。

一、背景

1. 医学模式

目前医疗机构中医务人员一般有权力掌控医疗决策，以患者为中心的作业治疗模式有待得到大力提倡和推广。

2. 康复的意识形态

既要让患者尽自己最大的努力独立地完成作业治疗，又要让作业治疗师在患者治疗中体现价值，这是不容易的。

二、个人因素

患者可能因个人因素无法参与作业治疗。例如，患者有语言障碍、躯体障碍、心理障碍、精神疾病和学习障碍等，文化差异和教育背景不同，生病或过于劳累，以上都可能使患者无法良好地参与作业治疗。

（王凤怡）

第七章　作业治疗临床推理

第一节　概述

一、相关定义

一个术语是专业推理（Professional reasoning）。作业治疗专业的临床推理，也称为专业推理。专业推理是作业治疗师通过计划、指导、执行和反思等对患者进行干预和治疗。这个过程通常在作业治疗师的脑海中进行，且由于作业治疗的时间很短，作业治疗师必须立即根据专业推理采取行动。

专业推理是一个复杂且包含多方面的过程。过去，许多研究者将其称为临床推理，但专业推理与临床医生使用的临床推理有所差别。作业治疗专业试图找到一个与临床推理不同的词，因为专业推理不仅在医学环境中应用，在许多教育和社区环境中也都有实践。在使用这些推理推理标签时，我们谈论的是作业治疗师在实践中的实际思维方式。这需要元认知分析（Meta cognitive analysis），也就是思考。刚进入临床实践的作业治疗师容易错误地将专业推理理解为实践者"选择做"的事情，或者将其与许多作业模型相混淆。实际上，当作业治疗师为某个个体或群体考虑实施作业治疗时，作业治疗师就是在进行专业推理。专业推理的应用问题不在于作业治疗师是否在做这件事，而在于作业治疗师将作业治疗做得有多好。

本章节将讨论许多实践理论，也将通过专业推理来帮助作业治疗师从患者角度思考问题。本章讨论的针对推理的研究和理论主要关于作业治疗师在从事作业治疗时应该如何思考。因此，本章节面向的人群是作业治疗师，而不是患者。

另一个术语是临床推理（Clinical reasoning），其在 20 世纪 80 年代首次在美国作业治疗师中提出并得到重视。Joan Rogers 将临床推理作为 1983 年美国作业治疗协会（AOTA）Eleanor Clarke Slagle 讲座的主题。在这次讲座中，Joan Rogers 分享了来自医学等专业的研究，这些研究旨在探索临床实践中如何做出决策。Joan Rogers 主张作业治疗师反思治疗行为背后的推理过程。她认为描述作业治疗临床推理是非常重要的。通过找出最有效的推理方法，作业治疗专业学生在成为合格的作业治疗师时，能够更容易地开展临床工作。

二、WFOT 的作业治疗师专业技能指引

作业治疗临床推理的各方面不是独立或平行的过程；相反，与几乎所有关于实践推理的研究相同，关于作业治疗的临床推理的研究也表明，这些不同形式的临床推理是相互作用、相互重叠的。此外，Toth Cohen 指出，在治疗过程中发生的"共享活动（Shared activity）"是推理过程的"组成部分（Integral part）"。

（一）应用临床推理解决临床问题

叙事性推理、互动性推理、程序性推理、应用性推理、条件性推理和伦理性推理等推理过程是交织在一起的，事实上每种推理都会相互影响。

在临床实践中，作业治疗师对医学科学的理解可以帮助其了解患者那些可能的潜在损伤和表现问题，同时叙事性推理帮助其理解回归家庭或回归工作对患者的重要性。综合起来，多种形式的临床推理帮助作业治疗师理解患者需求的重要性。

（二）应用临床推理的条件过程

作业治疗师不仅需要综合多方面的推理过程来高效地与患者交流互动，也必须灵活地使用作业治疗干预措施，以回应不断变化的患者的能力条件和治疗发生的背景。

Cynthia Creighton（1995）注意到作业治疗师以分级的方式预先计划干预措施。他观察到，作业治疗师通常会带几组物品去与某位患者开展干预性面谈。一组物品将用于预期的作业表现水平，另一组物品用于低于或高于预期的作业表现水平。例如，一位作业治疗师在与一位脊髓损伤患者进行书写活动训练时，带来了一个短的书写夹板和可固定的书写纸。另外，这位作业治疗师还需要带一个较长的书写夹板以提供手腕支持（如果患者手控制能力比预期差）和不固定的书写纸（如果患者手控制能力比预期好，不固定的书写纸需要更精细的运动能力）。这名作业治疗师以一种预期可能发生几种情况的方式，将科学性的临床推理和应用性推理融合在一起。

在更大的范围内，Maureen Hayes Fleming（1991）指出，经验丰富的作业治疗师具备"描绘患者未来生活可能性"的能力。形成这个能力需要混合所有形式的临床推理，以及足够的临床经验，以便将以往患者的经验运用到目前某位患者身上，也就是看到各种不同的预期结果。例如，为脊髓损伤患者进行书写活动训练不仅是一项提高协调能力和精细运动能力的作业活动，也预示着患者的作业规划。这些作业活动将使患者能够通过写自己的名字（即签名）及使用多种形式的技术来工作和娱乐，重新掌控自己的生活。如果这位患者是一名会计，这个作业活动将是强有力的职业康复活动。如果这位患者是一名专业运动员，作业治疗师可能需要创建不同的作业活动，以使患者能够发展自己作为未来教练的愿景。作业治疗中使用的活动有助于实现特定的短期目标和形成长期期望。正是通过这种方式，作业治疗师帮助患者通过进行有意义的作业活动回归他们的生活。

每个作业治疗师都会为治疗情境带来基于生活经验的知识和技能，包括身体能力、个性、价值观等个人特征，以及构成他们个人形式的信仰，这些形成了每个人的自我。

自我包括个人的具体特征及他们对生活经验或世界观的解释，这些塑造了每个人对所有生命活动的感知和解释，从而成为每个作业治疗师看待所有生命事件的个人视角。在这个以个人经验为作业重心的治疗中，它包括作业治疗师从教育中获得的专业知识、从先前患者中积累的经验、认为在作业治疗中做什么是重要的信念等。因此，作业治疗师通过个人和专业的视角来看待治疗情况。随着时间的推移，这些视角可能会融入作业治疗师看待作业治疗过程的习惯方式。作业治疗师将个人和作业共同融合、协调，以应对临床实践中的各种问题。

（三）发展和提高专业推理

理解专业推理的复杂性有助于作业治疗专业学生和初级作业治疗师理解为什么要花很长时间才能真正成为一名优秀的作业治疗师。研究表明，个人在特定领域获得专业知识通常至少需要 10 年。尽管作业治疗的一些研究表明，不同的专业知识水平在个体从业的前 5 年就可以体现。另外，虽然经验是必要的，但经验本身并不足以确保专业推理技能的提高。作业治疗师必须反思这些经验才能发展和提高专业推理。

Donald Schön（1992）提出了"反思实践者"（The Reflective Practitioner）一词来描述作业治疗师如何批判性地思考自己的经验。反思有两种方式。首先，作业治疗师"在行动中反思"，这涉及作业治疗师在行动中思考的能力，以及适应形势要求的能力。在常用的方法不起作用的情况下，行动中的反思往往会发生。"对行动的反思"则用于描述事后发生的批判性思维。其次，作业治疗师"对实践进行反思"，指确定什么治疗有效、什么治疗无效，以及对替代概念的开放想法，对于支持与提升专业知识相关的学习是非常重要的。使用研究证据来指导实践、应用正式理论及系统地观察和收集数据，对于反思和专业推理都很重要。

三、实践中的推理：运用自我反思

首先要注意的是，专业推理是一个具体化的过程，涉及作业治疗师的自我反思及治疗发生的环境。这就是为什么作业治疗师需要阅读案例研究，因为案例研究与实际实践是不同的体验。作业治疗师利用他们的观察和理论知识来识别那些导致患者作业表现问题的相关因素，也关注影响作业效果的情景因素。

在治疗过程中，推理的其他方面更难描述。Maureen Hayes Fleming（1994）在1994 年形容这是"知道的比我们能说的更多"，这个行业的大部分知识都是实践知识，很少能够书面讨论和描述。这种隐性知识，结合实践中丰富的感官体验，有助于解释为什么阅读案例研究和实际实践是如此不同的体验。Kinsella 总结了这种对推理更深层次的理解，她指出心灵可以在一个人的具体行动中显现，即心灵在实践中显现。Barbara Hooper（1997）也指出了作业治疗师个人的价值观、信念和假设在理解治疗中的重要性。因此，由于作业治疗师的不同，治疗会产生不同的效果。治疗总是发生在现实情境中，患者会看到他们自己的不同改变。

四、理论与实践

理论有助于作业治疗师做出决定，但 Ellen Cohn（1989）指出，实践中的问题并不会按照教科书中描述的那样出现。专业推理是作业治疗师在理解患者情况的基础上对问题进行"命名"和"框架"。在问题识别和问题解决中，作业治疗师将理论与自身情况和实践经验相结合，并指导自己的行动。理论知识有助于作业治疗师避免不合理的假设或使用无效的治疗技术，并反思自己的治疗经验与理论的相似或不同之处。最终，作业治疗师根据不同治疗情境及自身对专业推理的理解，对患者采取治疗措施。

五、专业推理的认知过程

认知心理学和医学临床推理领域的研究结果有助于解释作业治疗师如何处理信息，以及经验与反思相结合如何使专业知识不断增长。个体在框架中接收、存储和组织信息，这些框架代表从前人经验中获得的复杂的感知能力或感知模拟。这个过程包括工作记忆和长期记忆。工作记忆指思维发生的过程，一次只能容纳很少的思维内容。这就是人们有时要看两三遍才能正确地组装一些不熟悉的东西的原因，比如组装一个新玩具或拼装家具。同样地，作业治疗专业学生或初级作业治疗师会发现，在与患者打交道或尝试新的评估或干预程序时，试图将所有重要的因素牢记在心是一项较为困难的挑战。但是具有丰富经验的作业治疗师将这些信息组织起来并存储在他们的长期记忆中，因此较为轻松地就可以提取经验并处理所有细节。Geoffrey Norman（2005）内科医生的实践研究表明，作业治疗师在他们的头脑中创建了样本，用于指导新病例的分析。

除此之外，思维通过提供处理复杂信息的有效心理框架来支持有效的信息处理。在长期记忆中建立有效的存储，从而在治疗发生时有针对性地使用短期记忆，这个过程需要时间和经验。该过程的重要方面如下：

1. 线索获取（Cue acquisition）

通过观察和提问寻找有用的、有针对性的信息。

2. 模式识别（Pattern recognition）

注意情境间的异同。

3. 限制问题领域（Limiting the problem space）

使用帮助模式，将获取的线索和知识集中应用在最富有成果的领域。

4. 问题表述（Problem formulation）

对发生的事情、为什么会发生，以及可能会有什么更好的情况或结果做出解释。

5. 问题解决（Problem solution）

基于问题公式确定行动方针。

以上这些过程是互动的，很少以线性的方式发生。思维在目前手头的信息和先前学习或存储起来的信息之间"跳跃"，作业治疗师需试图理解这种情况的发生。当我们对思维支持专业推理的基本系统有了更好的理解时，我们就可以将注意力转向对作业治疗师专业推理的应用方面的研究。

六、专业推理应用方面

在实践中，推理似乎有着相似的过程，但这种思维活动的焦点随着要解决问题的不同而有所不同。Fleming 是第一个描述作业治疗师使用不同的思维方式处理临床问题的人。她把这个过程称为"三心二意的治疗师（Three-track mind）"。有一些案例研究表明作业治疗助理也需要专业推理，但大多数研究都是由作业治疗师完成的。

七、案例分析

邱女士，42岁，学校清洁工，离异，与12岁的儿子和73岁的母亲同住。4个多月前，邱女士推手推车时摔倒，左侧尺骨及桡骨骨折，到医院就诊，复位后石膏固定5周。4个多月以来，她一直使用上肢悬吊带，在家病休；因左手活动能力欠佳，于作业治疗室就诊。

1. 列出哪些角色及作业活动对邱女士而言是重要的

清洁工，打扫卫生；家庭主妇，料理家务；女儿，照顾老年人；母亲，照顾儿子；亲戚朋友，参与社交。

2. 列出邱女士的评估结果

（1）外观：坐姿不对称，活动时左肩提起，身体倾向右侧；左侧虎口、大鱼际肌肉萎缩；左腕关节尺侧有一纵向瘢痕。

（2）运动：肩上提、外展，身体右侧弯曲替代屈肘提起前臂；用躯干的旋转替代肩的内外旋；肘/腕关节活动减少、僵硬；拇指外展，对指活动减少、僵硬；多用侧捏去抓握物品；左上肢肌力差，以前臂和手的肌群为甚；左手耐力差（邱女士感觉肌肉酸痛并搓揉前臂）；左手精细运动能力减弱。

（3）认知、感觉与直觉：左手触觉和实体辨别觉减弱。

（4）心理：怕痛，过分依赖家属的照顾，过分投入患者角色。

3. 列出邱女士的主要问题和制定康复目标

（1）主要问题：独立完成家务活动困难，重新从事原来的工作有困难，左手和前臂肌力减弱；左手拇指、腕、肘和肩关节活动受限；左手精细运动能力减弱；左手感觉功能减弱；害怕疼痛，过分依赖家属的照顾，缺乏信心。

（2）制定康复目标：根据评定的结果，找出患者存在的主要问题，与患者及其家属一起制定康复目标，预期的目标应包括具体的功能活动（自我照顾、工作和生产性活动、休闲和娱乐活动）、达到目标所需的时间、特定的环境（情景、地点）等元素。

在治疗时还应考虑患者能负担得起的费用；患者的积极性和配合程度；出院后的支持网络系统：工作单位、亲戚朋友、社区、政府机构、非政府机构、科里可获得的评估工具和治疗器具；作业治疗师的分配。

第二节 临床推理类型

一、叙事性推理

叙事性推理重在了解患者的社会背景、作业活动史，反映患者注重的角色和活动，并对患者的叙事进行小结。例如，从叙事中了解什么角色和活动在过去和现在对患者来说是重要的？患者目前有什么困难？WFOT 关于叙事性推理专业技能的重点要求如下。

1. 作业活动和参与方面

作业活动和参与方面包括应用、反思和讨论与参与作业活动相关的知识，以及个人、环境及作业活动之间的互动。

2. 专业的循证推理

专业的循证推理包括有科学性的、符合伦理道德和临床推理的、有技巧和专业操守的执业实践，在作业表现模型与 ICF 中关注社会角色表现、作业范畴及活动参与。

理解疾病以及疾病或残疾对个人的意义，这是一项超越了对疾病过程和器官系统进行科学理解的任务。Mattingly 建议作业治疗师通过叙事性推理来做到这一点。叙事性推理的特征为以故事形式进行思考。

在一些案例研究中，部分推理是根据患者或对患者来说重要的事情来做决定的。这个推理过程被描述为"建立一个共同的理解视野（Building a communal horizon of understanding）"。通常，作业治疗师的工作对象是那些生活规律被严重打乱的患者，他们无法想象自己的未来会是什么样子。Mattingly 认为，在这些情况下，经验丰富的作业治疗师会帮助他们的患者创造新的生活轨迹。在某种程度上，当作业治疗师和患者一起制定目标时，这些故事变得可见。当选择活动时，生活故事的使用也很明显，因为它们既有治愈的潜力，又对人有特殊的意义。要做到这一点，首先必须征求个人的作业故事。通过了解患者过去的作业故事，作业治疗师可以帮助患者，让他们为自己创造新的故事和新的未来。1998 年 Gray 提出，叙事性推理最终集中于作为作业活动存在的人，提供了作业活动的基本价值观和当前实践需求之间的联系。

对本章第一节举例的邱女士案例进行叙事性推理，反映邱女士的社会角色、家庭角色所需要完成的作业活动。需要在干预之前举出对邱女士而言重要的作业活动，以及进行相应作业活动重要性的排序。例如：作为清洁工她需要打扫卫生，作为家庭主妇她需要承担家务，作为老年人的子女她需要照顾老年人，作为母亲她需要照顾儿子，作为亲戚朋友她需要部分的社交。而这些相关的活动之间也有重要性排序，这就是作业治疗的评估内容，我们不在这里展开。作为作业治疗师，需要全面准确地了解患者的生活及生活背景下的动机等。

二、互动性推理

互动性推理强调患者作为一个个体及其面对疾病时的体验。人对自身疾病的认识、人的个性及与人交往的方式、作业治疗师与患者接触和互动时采取的策略都包含在互动性推理中。

治疗本质上是一个患者与作业治疗师的交流过程。在作业治疗中，作业治疗师必须获得患者和患者生活中重要人物的信任。作业治疗师通过进入患者的生活世界和使用一些旨在激励患者人际策略的方法获得患者的信任。作业治疗包括倡导（Advocating）、合作（Collaborating）、同理心（Empathizing）、鼓励（Encouraging）、指导（Instructing）和解决问题（Problem solving）。一旦作业治疗师身处患者的生活世界，作业治疗师就可以更好地理解如何帮助患者提高个人的作业表现。这种形式的作业治疗推理被称为互动性推理，被认为是作业治疗过程中很重要的一部分。

一些专注于互动性推理的研究发现，互动性推理是治疗过程中作业治疗师并未意识到时自主发生的。其他人际关系或社交行为也常常是自主发生的，如作业治疗师通过触摸一个人的手臂来表达同情。当作业治疗师犯错误或发生意外反应，被迫重新组合和重建治疗关系时，使用有效的互动性推理更有用，同时更能准确地发现互动性推理的重要性。

互动性推理是治疗关系建立初期非常重要的环节。对于非专业人士，在日常生活中也会发现，一些社交技能优越的人可以在短时间内与陌生人建立情感互动，其实建立这些情感互动是有相应的技巧和方法的。在作业治疗的范畴内，建立良好的治疗关系就需要使用互动性推理中的技巧和方法。虽然很多时候互动性推理是自发的，尤其是对于经验丰富的作业治疗师来说。但是对于初级作业治疗师，如何积累和发展这方面的技能是需要进行思考的。对于作业治疗师来说，互动性推理技能的积累和发展不仅涵盖临床问题、作业表现等方面知识的增长，也包括沟通交流能力的提升，具体表现在首次与患者面谈的过程中语言恰当、语调得体、肢体动作自然，包括侧身面对患者以表尊敬，并报以理解的眼神、真诚的聆听等。只有通过正确合理的互动性推理与患者建立相互的信任，才能更高效地开展作业治疗。

三、程序性推理

程序性推理指基于患者的基本情况找出作业治疗方面的问题和确定治疗方案，具体指了解患者的诊断和治疗经过、与患者有关的安全问题和治疗的禁忌、用于评估和治疗的作业治疗模型和参考架构。基于以上了解，列出问题所在（作业表现）及其原因（作业构成），基于所选择的参考架构和治疗模型，解释治疗的目的和计划、治疗当中要注意的伦理道德和条例。

WFOT 关于程序性推理专业技能的重点要求如下。

1. 作业活动和参与方面

作业活动和参与方面包括应用、反思和讨论与参与作业活动相关的知识，以及个人、环境及作业活动之间的互动。

2. 合作伙伴关系

合作伙伴关系包括沟通技巧、治疗的关系、以患者为中心和工作关系。

3. 使作业活动和参与成为可能

在个人、环境和作业活动互动的过程中应用促进方法，使参与成为可能。

4. 专业的循证推理

专业的循证推理包括有科学性的、符合伦理道德和临床推理的、有技巧和专业操守的执业实践。在作业表现模型中偏向于社会角色、作业表现范畴以及作业成分，ICF 中对应为身体结构与功能、活动参与。

本章第一节举例中列出邱女士的主要问题和制定康复目标就是程序性推理。

一般情况下，本书前面提到的作业治疗的理论模型，如人、环境与作业模型（PEO）就可以作为程序性推理的参考架构。使用这些参考架构可以帮助初级作业治疗师有条理地、清晰明确地、完整地进行患者评估和治疗设计。

四、应用性推理

应用性推理是另一种作业治疗临床推理，它超越了作业治疗师与患者的关系，关注点在于治疗后的世界。应用性推理从实践语境和个人语境两个角度来看待这个世界。由于作业治疗过程中的推理是一项实践活动，因此应着重关注一些影响治疗过程的日常生活问题。这些包括干预资源（Resources for intervention）、组织文化（Organizational culture）、团队成员之间的权力关系（Power relationships among team members）、补偿实践（Reimbursement practices）和专业实践趋势（Practice trends in the profess）。临床推理研究已经证实，作业治疗师应积极考虑和感受自己的实践语境，其个人背景也是应用性推理过程的一部分。

Unsworth 在她的研究中列举了一些例子，如作业治疗师根据患者的治疗需求权衡自己的治疗技能，以决定是否将患者转介给具有更多专业知识的人。一个人的临床能力、偏好、对职业的承诺及工作之外的生活角色需求都会影响其所考虑的治疗选择，同时这也潜移默化地进入作业治疗专业推理过程。例如，如果在帮助患者站立或转移到床上时感到不安全，作业治疗师更有可能建议患者坐轮椅参与一些桌面活动。在某些治疗中，作业治疗师可能会发现，某个抑郁症患者与其他抑郁症患者互动时感到不舒服，就会很快意识到这个患者目前没有接受治疗的动机。以下例子有时也会发生，如当作业治疗师想要早点下班回家时，会选择不在较晚时间安排患者就诊，以便尽早回家。这些简单的个人语境导致的临床决策会影响治疗服务的范围和时间。Hooper 在 1997 年和

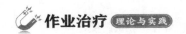

2018 年都提出，医疗从业者的价值观和总体世界观强烈影响个体构建推理的方式。

应用性推理强调现有的设施和作业治疗师的技术水平和经验，考虑治疗方法和环境的可能性，患者接受干预的时间对治疗目标和计划的影响，患者对康复治疗和出院的动力和积极性，患者出院后的社会环境和居家物理环境方面的支持，在评估和治疗方面可获得的相关资源，作业治疗师用于治疗、文书、会议、指导和带教方面的时间分配。

这些重点在作业表现模型中偏向于作业背景，以及 ICF 中对应的环境因素和个人因素。具体应用以实践为主。

五、条件性推理

条件性推理注重持续性作业治疗计划的调整，在将来继续提升患者功能的持续性作业治疗目标和计划，患者出院后作业治疗师的进一步治疗和其他服务。WFOT 关于条件性推理专业技能的重点要求如下。

1．作业活动和参与方面

条件性推理需要考虑活动的可行性和患者参与的主观能动性，也就是内部动力问题。

2．合作伙伴关系

作业治疗师与患者应建立合作伙伴关系，作业治疗师可以更全面和准确地评估患者的能力情况及活动参与完成的可行性。

3．使作业活动和参与成为可能

在这方面条件性推理发挥了很重要的作用。作业治疗师应时时反思自己为患者设计的作业治疗计划，患者是否有条件完成及患者是否主动去参与。

4．作业表现模型

对于作业成分、作业表现范畴及作业背景等多方面因素均应进行条件性推理。

可见，条件性推理在作业治疗的整个过程中均需要进行。条件性推理与程序性推理是两个截然不同的方面，前者是在治疗过程的方方面面去反思和实践，后者则是作为大的框架，将整个治疗的逻辑性和完整性体现出来。

六、伦理性推理

伦理性推理应重点考虑怎么进行伦理推理、分析伦理困境，以及应对其与道德冲突时两者之间竞争的原则、风险和效益原则及风险的平衡等方面。在实践中学会反思，不能仅仅靠经验，要知道批判性思考自己的实践，并在行动中反思（在行动过程中的反思）和反思行动（行动之后的反思）。

迄今为止所描述的所有作业治疗临床推理形式都有助于作业治疗师回答以下问题：

（1）患者目前的作业状况如何？他是否遇到困境？他的困境有哪些？

（2）怎样才能改善他/她的处境？

（3）使用伦理性推理更进一步思考，我们作为作业治疗师这时候应该做什么？

1983 年，Joan Rogers 在 Eleanor Clarke Slagle 讲座上提出了这三个问题，她指出，临床推理过程终止于伦理性推理，而不是科学性推理，临床性推理的目标和性质高于这个伦理性推理的过程。

伦理性推理往往不受到重视，因为作业治疗师觉得作业治疗是以患者为中心、以人为本的治疗。但是，对于不同社会背景、社会风俗习惯、宗教信仰的患者来说，伦理性推理是非常重要的，它将决定治疗的完成情况。目前我国的很多城市都是多地域、多民族，甚至多信仰的人群居住。人们可能信仰不同、理念不同、个性或性格不同，这些都会造成人与人之间的理念差异。作为作业治疗师，保持对患者的尊重、对不同理念想法的尊重或理解，都是非常重要的。因此，作业治疗师在设计作业治疗计划时，需要运用伦理性推理，思考治疗的收益和风险。建议作业治疗师在设计治疗计划的前期与患者及主要照顾者，或是有经验的本地作业治疗师进行商讨和充分沟通。

第三节　本章小结

作业治疗专业的临床推理是作业治疗师在处理患者情况时，计划、指导、执行和反思的整个临床过程。它是一个具体化的多感官参与的治疗过程，需要复杂的认知活动参与。作业治疗师在获得经验的过程中发展个人的认知框架，形成自我专业知识和临床实践的基础。专业推理是多方面的，作业治疗师应从不同的角度理解患者的问题。作业治疗师使用与科学性的临床推理相关的逻辑过程来理解患者的损伤、功能障碍和作业表现背景，并预测这些对患者作业表现的影响。叙事性推理有助于作业治疗师理解作业表现的障碍对患者的意义，从而支持以患者为中心的治疗方案。作业治疗师在处理与服务交付相关的实际情况时也应使用临床推理。作业治疗师通过推理过程选择最佳的治疗方案来帮助提高患者的作业表现，以期达到患者的需求。专业推理的过程涉及作业治疗师的个人和专业观点、患者的观点及在作业治疗中展开实践情境的各种需求之间的交互作业。作业治疗师的专业知识水平随着其获得的经验增加而不断提高。对临床经验进行反思，也会不断提高作业治疗师的专业技能。

（左京京）

第八章　反思性实践

第一节　反思性实践的定义

反思不仅仅是思考或回顾日常生活中常见的事件，反思的目的是找出已知的东西，并添加新的信息，从而获得知识和更高的理解水平。有人定义反思性实践是"通过自我反思的方式检视日常实践，来对日常生活中所遭遇的价值观与理论进行评判性的注意"。培养反思性实践的重要性在于只有经验无法促使学习发生，在得到经验的同时进行反思显得十分重要。

反思性实践使得人们能够在日常生活和执业过程中进行学习，而不是只在正式学习中获得知识。反思性实践可能是个人专业发展最重要的动力来源，同时，它也是可以将理论和实践结合起来的重要方法学。通过反思，人可以识别出他们工作过程中的各类想法和理论。一个在实践中不断反思的人不应只回顾过去的行动与事件，同时也要下意识地察觉情绪、行动和反应，使用这些信息以使他在既有知识库中获得更深刻的理解。

从作业治疗建立开始，强调实践性这一特征就要求作业治疗师必须具备强大的反思精神。反思性实践并不是作业治疗师所特有的思维方式，事实上，反思性实践可以被用在任何领域的工作当中。反思性实践可以帮助作业治疗师结合理论与实践，或直接从实践的场景中获取经验，因此，具备基本的反思性实践的意识对于作业治疗师的成长和临床工作都具有指导意义。

第二节　反思性实践的策略

在本节中，我们将介绍几种具有代表性的反思性实践的模型和活动，以帮助读者更好地进行反思性实践。

一、反思性实践的模型

1. 库伯的学习循环

教育研究者大卫·库伯（David Kolb）开发了一种反思性实践模型，称为学习循环。库伯在此模型中强调"反思性实践是一种从经验中获得结论和想法的工具"。这一循环总共有四个阶段。

（1）获取经验：参与者从某种活动中获取经验。

（2）反思性观察：参与者回忆获取的经验并进行反思，思考这种经历的好处与坏处，以及可以从何处改良这种经验。

（3）抽象概念的形成：参与者将已经发生的事情与过去的经历、知识连接起来形成抽象概念，同时参与者需要从其他的研究中寻找能支撑这种抽象概念的信息。

（4）主动试验：参与者需要思考从何处可以实践他们提取的抽象概念，并在将来进行试验，同时新的试验带来的经验又会进入下一个循环。

2. 吉布斯的反思循环

吉布斯（Gibbs）进一步发展了库伯的学习循环，提出了共计 6 个阶段的反思循环。

（1）说明：参与者用陈述性而非分析性的语言详细描述已经发生的事件。

（2）感受：参与者努力探索他们在事件发生时的任何想法和感受。重要的是，参与者应当诚实地面对他们的负面感受，只有确定了这些感受，参与者才能思考克服障碍的策略。

（3）评估：参与者思考在该事件体验的过程中什么是好的，什么是不好的。

（4）分析：参与者更深层次地理解这一段体验，并通过各种策略来尝试改良不好的部分。

（5）总结：参与者统合所有的想法并思考如何才能帮助他们提高。

（6）行动计划：在这一阶段，参与者总结之前的收获并制订有序的计划，最后逐步实施。

3. "行动中的反思"和"行动后的反思"

舍恩（Schön）区分了"行动中的反思"和"行动后的反思"。

"行动中的反思"是在"做"阶段的反思（即在反思者仍然处于事件当中时进行反思），而不是反思将来如何以不同的方式做事。这是一种非常有效的反思方法，因为它允许反思者在事件发生时做出反应并更改行动。它要求反思者在行动中思考所处的情况、决定如何去改变及迅速行动。例如，在和患者的沟通当中，患者表示不能理解作业治疗师的语言，作业治疗师在行动中做出反思，使用更通俗的语言进行讲解。

"行动后的反思"是在事情发生之后进行反思。这要求反思者重新回顾已经发生的事件，思考在事件中所欠缺和不足的部分，并在未来的行动中做出改变。

Schön 鼓励反思者不仅仅在事情发生之后进行反思，而是时刻保持觉察，运用已经

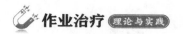

掌握的反思知识，在事件发生的过程中做出积极的改变。

4.5R 模型

对于才开始练习反思性实践的作业治疗师来说，可以采用 5R 模型进行思考并制定清单：

（1）Reporting（描述需要反思的经历）：在这一阶段，反思者需要使用非评论性的语言简短地对需要反思的经历进行描述，这一描述需要包含当时的场景和所面对问题的一些核心要素。所面对问题的一些核心要素包括发生了什么？核心的问题是什么？谁是核心的人员？我做了什么？

例如，作业治疗师甲回忆：在给一位脑卒中患者进行短期目标制定的时候，我没有考虑到他心理方面所面对的困境，同时忘记了进行患肢管理的宣教。

（2）Responding（汇总对经历的反应，包括观察、感觉和思考）：在这一阶段，反思者需要汇总对当时的场景和问题所产生的反应。反思者需要思考在当时场景下观察到的事物、面对的潜在问题及当时产生的个人想法和感觉。这一阶段反思的核心要素包括是什么让我用这种逻辑思考？是什么让我产生这种感觉的？我当时在想什么？

例如，作业治疗师甲回忆：由于患者自身太在意他的上肢功能，不断告诉我他的目标是让自己的手好起来，以至于我也过度关注他的上肢功能，当时我只是想和患者努力达成一致的目标，因此忽略了对于目标优先级的排序。同时，我也忘记了处理患者当时焦虑的情绪。

（3）Relating（反思者将已有经历与之前所拥有的知识和技能相联系）：在这一阶段，反思者需要提供当前经历与自己的知识和过去经验之间的联系。这一阶段反思的核心要素包括我以前观察到过这些问题吗？哪一些部分和以前的经历是相似的/不同的？我的技巧和知识可以处理这些问题吗？

例如，作业治疗师甲回忆：根据以往学习过的知识，我明白对于这样一位一年半前因脑卒中致右上肢功能障碍的患者（且在过去的一年半中，他始终处于 Brunnstorm I 期），恢复右上肢功能的可能性非常小，同时我自己也曾经给类似的患者做过治疗，患肢的运动功能确实很难恢复，以我的知识和目前的医学水平，这个问题恐怕并不能被解决。根据课堂上学过的知识和以往的经验，我更需要帮助这个患者稳定情绪，制定合理的目标，尽可能地促进患者独立生活。

（4）Reasoning（推导出显著的原因和理论来解释已经发生的经历）：在这一阶段，反思者需要依据一些重要因素去理解需要反思的经历，同时需要了解能帮助反思者处理当时情况的理论文献。这一阶段反思的核心要素包括这种情况下最重要的方面是什么？为什么？有没有什么理论文献可以帮助我理解这种情况？不同的视角（如个人视角、学生视角或专业视角）如何影响我理解情况的方式？一个有相关经验的人会如何处理当下的状况？

例如，作业治疗师甲回忆：在和其他作业治疗师进行交流后，我明白我当时的心态其实是非常常见的。由于我个人是共情能力比较强的那类人，所以很容易理解患者急切的心情。这在我和患者建立关系、制定目标的过程中常常会让我更容易向"感性"的一面倾斜。如果是一些更有经验的作业治疗师，他们会对自身的变化更加敏感，在目标的制订过程中不断提醒自己要基于作业治疗专业的立场。

（5）Reconstructing（重建在未来相似场景中的改良方案并进行实践）：在这一阶段，反思者需要根据之前的反思制订未来的计划。反思者需要做的事包括总结前四个阶段并得出相应结论，根据所得出的结论制订将来的实施计划。这一阶段反思的核心要素包括在未来我需要做什么不同的事情？什么可能有效？为什么？有不同的选择吗？我的想法有理论支持吗？我能做出改变来帮助他人吗？如果改变会发生什么？

例如，作业治疗师甲回忆：通过本次学习，我对自己在进行治疗时全局观较弱、共情能力较强的特征有了更清晰的认识，在以后面对患者的过程中，我需要更多地提醒自己保持一个较为专业的立场，为患者制订一个更为理性的目标，同时我应该在每次目标制订之后比较 PEO，以对患者的问题有一个更全面的认识。如果这样做，我相信能更大程度地帮助患者。

二、反思性实践的训练

除了上述被广泛使用的帮助反思性实践的模型，作业治疗师同样可以采取下述活动来训练自身反思性实践的思维。

1. 自我质疑

通过不断地自我质疑，作业治疗师的能力与经验可以得到持续发展。

2. 尝试新的想法

反思性实践一般源于新的尝试，做出新的尝试可以为反思性实践提供更多的机会。

3. 与同事/患者进行讨论

在与同事/患者的交流中，作业治疗师能发现自己所忽略的部分，能从同事/患者身上学习到新的思维方式和技巧，最终，作业治疗师的能力可能得到长足发展。

4. 观察与反馈

观察其他作业治疗师/患者，与自身的经历进行对照，通过这一过程作业治疗师可以发现自身的缺陷并改进。

第三节 作业治疗师的反思

一、对治疗的反思

作业治疗的本质要求作业治疗师运用多种专业推理，不断在实践中进行反思。有效的作业治疗是一种解释性的或以意义为中心的过程，专门针对患者的特定生活情况而进行。因此，很难将实践标准化或使用统一的技术或规则。作业治疗师必须分析特定的背景，临时组织和修改活动，以帮助患者理解疾病以及疾病或残疾对个人的意义。在作业治疗中，这一过程本质上涉及与患者的合作。舍恩（Schön）将专业人士的思考和行为描述为"行动后的反思"和"行动中的反思"。对行动的反思是一个批判性分析的过程，在这个过程中，作业治疗师试图明确特定治疗情况所带来的困惑。对行动的反思是由许多情况引起的，其中包括需要预测治疗计划或行动的效果，确定治疗的有效性，并回顾性检查治疗过程是如何及为什么会这样展开。后者的范围从即兴回忆到结构化案例分析，再到更正式的研究过程。与 Schön 一样，作业治疗师认为反思性实践也涉及"当下"对问题的重新解释或重构这种形式，即行动中的反思，从而导致出现创新和创造性的替代方案。归根结底，反思性实践涉及通过在多种专业推理中进行反思来对关注问题进行内部审查，以创造和澄清意义和理解，从而产生新的学习、改变的视角或替代的方法。

二、对专业的反思

除了对治疗的反思，由于作业治疗是一门关注正义、福祉、独立、人文精神的学科，作业治疗师对专业本身也存在诸多讨论。例如，作业治疗的核心与原则是什么？以西方为主导的作业治疗专业发展是否适应东方或其他的特定地区？作业治疗师对于以"以患者为中心"这一理念的理解及落实情况如何？面对诸多来自专业内部的问题，作业治疗师需要取其精华、去其糟粕，但这些充满反思的问题也为作业治疗专业本身带来了更多的潜力和希望。

（许　阳）

第九章 作业治疗职业操守及伦理原则

第一节 职业操守

一、临床及科研伦理规范

过去，由于医学法治建设相对滞后，以及必要道德调控机制缺乏，一些医疗机构因为利益驱动而产生了违反医学目的和医学伦理原则的行为，加剧医患关系的恶化。而由于医学伦理学理论的长期缺失，医学伦理学的原则难以推广，造成医务人员的自身道德修养水平参差不齐。作为专门从事医学伦理咨询论证和审查监督的组织，医学伦理委员会提高临床工作的专业性与人文性，推动医学伦理学理论与实践的结合，提供伦理规范对医学实践的指导，将理念或概念性的医学伦理规范变为由专门组织机构推行的充满实践性的伦理制度，这是发挥医学伦理调控作用的一种有效形式。

总之，建立和完善伦理审查与监督的备案、全面定期审查与督察、随机抽查、问题整改、违规惩处、教育培训等一系列制度，使整个伦理审查与监督纳入规范化的管理体制，是今后临床及科研工作顺利开展的保障，以及医学伦理委员会的工作重心。

二、规范的治疗关系的建立

将医学伦理学的价值理论转化为临床伦理规范，必然要求医务人员遵循医学伦理学的相关原则，坚持患者的利益为首要参考标准，利用自身夯实的医学专业知识，增强医务人员自身的责任感，尊重与维护患者的意见，及时消除与患者沟通的阻碍，同患者建立良好的医患关系，在保证患者知情同意的前提下推动临床工作的顺利进行，满足患者对于医疗过程及未来生活的基本需求，提高患者对于医疗过程的参与感和满足感。

坚信以人为本的人文理念，坚持医诊和谐和公立私立统一原则、经济效应与社会群体效益统一最大化原则、以患者为主的利益原则。尊重患者及其家属的意见，选择适宜的交流方式对患者情况进行反馈，尊重医疗实践进行过程中患者对医疗环境的要求。在临床实践过程中，如果面临难以抉择或临床伦理界限较为模糊的问题，可以适当地参考医院方医学伦理委员会提出的参考标准或建议，适当地运用团队性的伦理判断，做出慎重的、贯穿于整个临床实践过程中的伦理决策。

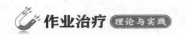

三、自我管理

学习掌握了医学伦理学知识之后，可形成医学伦理意识，在这种意识支配下，医学伦理学知识在医疗临床实践中不断深化和反复，经过经验的积累和总结，就会逐步形成医学伦理观。因此，医务人员在医疗实践中要自觉地践行医学伦理规范，用医学伦理的基本要求规范自己的医疗行为，经常反思自己的言行。要把医学伦理的基本要求与医疗实践中具体情境相结合，将医学伦理的基本要求贯穿于医疗实践活动所涉及的各个方面，与具体情境、具体问题相结合，学会从医学伦理的立场来发现问题、分析问题和解决问题，提高医疗实践中的伦理敏感性，将伦理观念体现在具体的医疗实践中。

四、职业素养的培养

在作业治疗工作过程中，作业治疗师需要明确自己的角色和职责。作业治疗师的角色和职责明确涉及作业治疗师与患者之间的关系，作业治疗师与其他作业治疗师、医生之间的关系，作业治疗师与患者家属之间的关系。在以上众多关系的处理中，作业治疗师需要价值观的指引和明确的自我角色认知。

作业治疗师通过伦理思考和价值观的引导，明确自身的角色和职责，然后才能为患者提供有效的服务。在作业治疗工作中，作业治疗师不仅要掌握一定的理论知识，还要掌握实务知识，包括实务模式及理论基础、技术性方法和伦理原则。因此，作业治疗工作不仅包括理论知识和技术方法的运用，还包括在实践中伦理原则的体现。面对伦理困境如何做出适当的伦理抉择，对患者和自己尽可能不产生伤害，是作业治疗师需要考虑的问题。

五、自我反思的专业实践精神

自我反思的内容：我焦虑如何去向领导请假，这种感觉已经失控了；我不知道如何去向患者传达建议，不受信任的感觉让人很沮丧。

道阻且长，行则将至，行而不辍，未来可期。面对困难，采取合理的试探性措施，保证安全的同时验证其有效性并不断反思、总结经验。

六、作业治疗师的美德和道德信仰

公众会期待作业治疗师能够拥有以下美德：仁爱，能关注患者好的方面；有能力，所有作业治疗师都应该达到并维持其专业领域中的实践能力；客观，用证据来指导实践中的决定；关心；同情心，但在实际工作中，作业治疗师可能有时会因为一些原因影响同情心，比如遇到不随和的（执拗的）患者或家属、缺乏互动性和亲密性、作业治疗师人手不足等。

（一）个人价值观

作业治疗师要有自己的个人价值观，个人价值观对专业伦理决定有着非常重要的影响，作业治疗师在工作中基于个人价值观，需将相对不道德的观点排除。但是个人的价值观是来自家庭、学校和社会的，这些价值观会随着时间而改变，并且这种变化很缓慢。在价值观和伦理的碰撞过程中，常可引起伦理困境，如作业治疗师和患者的价值观、专业个人价值观和工作场所（机构和同事）的价值观、西方社会价值观和中国传统价值观常会发生碰撞。这些伦理困境对作业治疗师的价值观塑造来说很重要，这也是作业治疗师做出伦理决定的第一步。一个行业的专业价值观是与普通人不一样的，如某患者有精神健康问题，但作业治疗师不会因为大家的惧怕和患者的行为而抛弃患者；辅助器具的使用可以增强行为表现，作业治疗师的价值观体现在让患者能够在健康照顾者的帮助下尽最大努力不使用辅助器具可以完成某项活动，而健康照顾者希望患者能够使用辅助器具，这样就可以使他们的工作更为简单。

（二）西方社会的道德信仰

东西方有着不同的道德信仰，西方伦理学的道德信仰是赞成、有能力的、公开、自由意志、说真话、保密。赞成是指患者有权利对他们的医疗照顾做出决定，而作业治疗师应该给予他们和这些决定相关的所有有用的信息，而在此信仰中有三个关键因素：有能力的、公开、自由意志。有能力是指个人应该有一套特殊的、有用的能力，这样能帮助他做出专业的决定，这些能力包括理解相关信息指导做出决定，意识到选择会产生哪些可预见性的结果。当患者的信仰同医务人员的信仰不同时，就会有问题出现，如宗教信仰、生活方式的选择。此时作业治疗师需要意识到自己的观点或偏见可能带来的影响，与同事讨论一下会很有帮助。公开是指在治疗期间，作业治疗师提供治疗建议和可替代方案。作业治疗师提供的信息包括患者的功能状况、预测治疗与否的功能发展、治疗选择、益处和风险、副作用、可能出现的不适、无法预料的突发状况、依据治疗反应的作业治疗师的意见。自由意志是指患者做出决定的权利不受任何不正当（过分）因素的影响，患者做出决定的自由可能被其他人影响。作业治疗应最小化来自医生、家庭和朋友的决策，患者有危害他自己的风险时，采取观察而不是身体上的限制；最小化胁迫，如提供鼓励性的问题，提供选择、同他人谈话的机会；最小化操控，如提供全部的没有偏见的信息。说真话是指在作业治疗师和患者的关系中鼓励真实和真诚，能相互分享不确定性，但应注意不是全部的患者都希望知道他们病情的细节。保密是指作业治疗师有义务拒绝向他人提供患者的信息，例如，在医院电梯中讨论一个有趣的病历、公开患者的姓名或诊断，所有的信息只有在患者同意后才能公开，但保护或警告的责任应该优先于保密。

（三）我国传统的道德信仰

我国传统的道德信仰深受儒家思想的影响，儒家思想指出人们应该是社会的、相互依赖的、从生下来就和他人是相关的。在儒家思想中，家庭幸福占有主要地位，这是因为家庭是我们最先接受爱和照顾的地方，是满足我们大量需要的地方，儒家思想要求我们必须首先对我们的家庭成员尽孝道和爱心，特别是我们的父母，要求我们能够向家庭成员外的人提供爱心和照顾之前对家庭成员尽孝道和爱心。对此，孟子说："老吾老以及人之老，幼吾幼以及人之幼。"孔子说："故，人不独亲其亲，不独子其子，使老有所

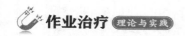

终，壮有所用，幼有所长，矜、寡、孤、独、废疾者皆有所养。"家庭不仅仅是个人开始培养美德的地方，也是个人表现自己美德的主要场所。家庭成员的意见在做决定中起很大的作用，他们可以决定什么信息是患者希望知道的，以此来帮助患者处理坏消息，家庭成员要参与医疗决定。同时，医务人员的行为也应是合情合理且符合道德思想的，所以在儒家思想中医务人员应该培养他们自己的仁心仁术，我们期待医者都是父母心，因此，医务人员应该对患者抱有同情心、同理心，对患者的健康安全负责任。

七、正确书写治疗文书

作为一名作业治疗师，如果律师要求看你的治疗文书，通常是因为你、你的患者、你的学生或同事卷入了某种诉讼。这个时候良好的治疗文书记录就显得尤为重要。如果你写的治疗文书被调用在法庭上，律师可能会告诉陪审团，他们希望你的治疗文书被引用。临床治疗工作中，你的治疗文书的书写有可能偶然出错，但律师可能不这么认为，他们将追责并有可能损害患者利益。

所以一定要确保你每天所写的治疗文书的准确性。确保患者姓名列于治疗或教育记录的每一页，医院的电子记录保存系统会自动进行此操作。如果您正在使用电子系统记录，请注意查对制度，避免出错。

既然治疗文书可以作为法律证据，作业治疗师就要确保治疗文件的真实性，只记录你看到、听到、触摸到或闻到的东西。例如，除非看到患者摔倒了，否则不要记录"患者摔倒"，可以记录为"患者四肢瘫倒在地上，自述摔倒"。治疗文书需要有足够的描述性，准确地反映作业治疗的进展。

作业治疗服务是通过计费方式提供的，不支持即时电子记录，那么它就可能被认为是欺骗性的账单。所以当作业治疗师给患者记录时，应该仔细记录这些患者或照顾者知情同意书的签署。患者或照顾者的手势或点头不足以证明知情同意。治疗文书可能包括患者不应该做的活动，也可能包括患者应该做的活动，两者都必须被记录。同时应记录任何电话交谈或其他与患者相关的通信内容，以及由此而采取的任何行动。

对于手写的治疗文书，发生书写错误时，应当另起一行来纠正错误并在错误的上方或旁边签名，然后改正。不能修改别人的文件和患者的记录，只能修改自己的治疗文书。不要签署任何人的文件，除非在监督情况下共同签署。不要留下空白行或大的空白，用一条线填充空白区域。不要使用涂改液或橡皮擦。

第二节　伦理原则

在临床实践过程中不可避免会面临伦理问题，作业治疗师需要明白如何分析及应对伦理问题。每个伦理问题都是一个状态，会有负面的影响，会面临困难的选择。作业治疗师常常知道正确的事但却无法实现，因为有时会有难以避免的障碍或不确定的结果，当谈及治疗目的时，利益相关者常有不同的观点，以致最终没有达成一致，但是在治疗中患者的福利才应该是作业治疗师工作的最终目标。伦理的存在是为了当人们有义务去做 A 或 B 而不能全部做的时候，有一个强大并且有说服力的论据支持他完成相应的治疗计划。

在现代医学获得巨大发展的今天，困扰人类的疾病主要是心肌梗死、脑卒中、癌症和外伤等，积极的康复治疗可以明显提高患者的生活质量、延长其寿命。我国已经进入老龄化社会，老年、残疾群体对康复治疗的需求更加迫切和多样化，使康复治疗的重要性凸显。鉴于康复治疗服务对象和康复治疗服务的特点，医学伦理学的基本原则对于康复治疗具有特别重要的意义，康复治疗更需要遵循和重视伦理原则，康复治疗也更能体现和证实伦理原则的价值。在康复治疗的进程中，根据医学伦理学的指导，应遵循以下原则。

一、自主

我国伦理学讲究遵从传统信仰，实现有价值的社会和谐，例如，个人和团队的互补、相关性、不可分割性。而西方的伦理学内容则不同，如自主包含家长制度责任和权利两个方面。

在西方，自主指每个人都有权利自我做决定，患者是做出健康照顾决定的最好人选。认识替代途径，确定可替换的方案，通过应用伦理原则来选择最佳的途径，向涉及的人解释何种情况可做何种替换。

在个人偏好方面，关注患者表达的个人意愿，其重要性体现在医学伦理学原则中对个人自主权的尊重。

二、有利

有利原则是指医务人员的诊治行为以保护患者利益、促进患者健康、增进患者幸福为目的。而作业治疗过程也应以对患者确有助益的方式进行，并且能在真正意义上改善患者功能障碍，与此同时不会给别人带来太大的损害，如环境改造时不能为了患者的独立如厕就完全去除蹲厕，也应考虑其他家庭成员的使用体验，可更多采用通用设计的方式。在生活质量方面，应考虑疾病本身和诊疗方式对躯体症状和功能、心理状况和认知能力可能产生的影响。

患者的社会地位、经济状况、宗教信仰、家庭关系、文化背景和诊疗历史等都可能对他的治疗预期值和偏好产生影响。作业治疗师开展专业服务时也需要深入了解、理解患者及其家庭所具有的文化背景和文化传统，并以此为依据有针对性地展开和维护专业关系。平衡患者的利益和损失，在作业治疗方案选择方面，作业治疗师需要考虑针对患者个体可选的治疗方式及其对应的风险和收益。

三、无害

作业治疗常需要使用一些器械和活动任务进行治疗和训练，存在一定的风险，若使用方法不当，易出现意外伤害，如训练过程中患者跌倒、治疗过程的器械故障。为了尽可能避免伤害的发生，作业治疗师需在治疗过程中全程集中注意力，直至安全完成治疗，顺利将患者交接给照顾者。因此，作业治疗师需要有足够的责任心、耐心和同理

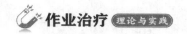

心，避免意外发生，才能取得良好效果。

四、承诺

作业治疗师应保证以自身最高的专业水准为患者提供治疗，正如希波克拉底誓词中提到的一样，"尽余之能力与判断力所及，遵守为病家谋利益之信条"，在治疗过程中，要给予患者足够的精神支持，从行动中让患者感受到作业治疗师尽心尽责的专业保证与承诺。

但同时，作业治疗师与患者及其家属之间的专业关系是与私人关系相对的。若打破专业界限，作业治疗师可能面临双重关系的困境。作业治疗师与患者及其家属的专业关系和私人关系的伦理困境主要表现在两方面：一是患者及其家属无法识别专业界限；二是作业治疗师在工作中容易有过多的情感带入，导致现实中及服务关系结束后无法抽离个人情感。所以，作业治疗过程中要求医患之间保持适当距离，并应用同理心处理伦理困境，在专业范畴内给予患者功能改善的承诺。

五、公正

保障患者的健康权益，实现康复服务均等化，体现公正原则，不因患者病情、经济条件、个人因素区别对待。作业治疗师要做到公平公正、不偏不倚，使每位患者都能得到公平的治疗资源，充分体现公平公正的医学伦理原则。但如今，我国康复医疗资源分布较不均衡，社区康复医疗服务体系不健全，影响了康复医疗服务的公平性和可及性。国家仍需要加大社区康复基础设施建设，加强相关政策扶持力度，加大资金投入和康复人才保障，促进正向激励机制的建立，让社区康复惠及更多患者，切实解决康复医疗资源的可及性问题，体现医学伦理的公平公正原则。

在治疗中资源的分配问题上，公平公正原则要求所有的社会成员都应平等地获得满足其自身生命健康基本需求的医疗保障，这一点不受当事人的种族、肤色、性别、年龄、生活方式、社会地位、经济能力、家庭状况、贡献大小等因素的影响。分配应依照公平公正原则进行。这不仅是人们的道德使然，也是由医学伦理学的基本原则所决定的，公正与不伤害、自主一起，成为构建该基本原则的重要组成部分。

六、诚实

作业治疗师常见的伦理问题包括保密与知情权的冲突。保密原则是社会工作实践中的一个重要伦理原则，作业治疗师需要具备良好的实践技能，能够利用理论解释和指导实践中的价值，以及能够与患者合作重建受疾病或残疾限制的生活。作业治疗师只有将必要的个案信息整合起来，才能获取线索，从而找到帮助患者的途径。作业治疗师是思想者、知情人，同时也是实干家，能够基于专业收集作业评估信息并合理处理这些信息。

作业治疗师要向患者提供准确的有关作业治疗服务的信息，不得刻意隐瞒评估结果和治疗进展，应在患者充分知情与理解的基础上开展治疗，并需要以通俗易懂的方式向患者及其家属交代治疗情况，让患者随时了解自己的治疗目标和方案，以自主选择治疗的推进与终止。

七、家长主义

如果一个人具有权威性的人来为患者做决定（而不是同患者一起商量，最终由患者做决定），就可能避免患者遇到左右为难的艰难选择时犹豫不决，这种情况下及时的决定可以避免治疗的延误，从而将患者的利益最大化。

八、小结

作业治疗师应当具备良好的职业道德和康复执业水平，发扬人道主义精神，履行防病治病、救死扶伤、保护人民健康的神圣职责。全社会应当尊重作业治疗师。同时作业治疗师依法履行职责，受法律保护。

总之，当做出伦理决定时，作业治疗师要有意识地反复思考，思考的过程通常都是复杂和具有挑战性的。一些作业治疗师会思考各种因素，包括在找到解决问题方法（实践情况）的同时如何找出专业规章的立脚点、如何开展工作、如何同上级作业治疗师讨论等。而有些作业治疗师会自动地实践伦理决策，这（伦理决策）已经成为他们日常生活中思考的一部分，以及本能的一部分。

作业治疗师通过伦理思考和价值观的引导，明确自身的角色和职责。接下来就是为患者提供有效的服务。在作业治疗工作中，作业治疗师不仅要掌握一定的理论知识，还要掌握实务知识，包括实务模式及运用理论基础、技术方法和伦理原则。因此，作业治疗工作不仅包括理论基础和技术方法的运用，还包括在实践中伦理原则的体现。在面对伦理困境时如何做出适当的伦理决策，使患者和自己的伤害最小，是作业治疗师需要考虑的问题。

（林 洋）

第十章　作业治疗常用技术

第一节　概述

生命周期（Life cycle）也被称为生活周期，是描述个体从诞生到死亡的变化过程的生物学用语。精神分析学家、发展心理学家艾瑞克·艾瑞克森（Erik H. Erikson）将其形容为记述人类心理社会发展的过程。

根据艾瑞克·艾瑞克森的说法，人在各个年龄阶段都有特定的发展任务，这个发展任务是按照人类的身心发展原理、依据社会的需要形成的，生命周期的各年龄阶段也叫作发展阶段，如图 10−1−1。

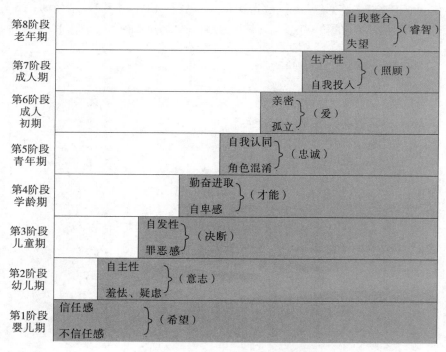

图 10−1−1　生命周期的各发展阶段

注：括号中的词指正向与负向发展任务互相冲突后，若能得到平衡，便可发展出良好的社会心理状态。

发展任务包含如何平衡自我的欲望与来自社会的外在要求，人们必须面对它并克服发展危机，才能顺利地进入下一个阶段。艾瑞克·艾瑞克森当初设定了 8 个发展阶段，在他去世后，其夫人琼·艾瑞克森（Joan M. Erikson）以他的手稿为蓝本，增加了第 9 阶段（老年的超越期）。

一、婴儿期

婴儿期的起始阶段为新生儿期。新生儿可以体会身体的感觉，并对这些感觉做出灵活反应，喜欢且需要照顾者经常给予肢体接触与触觉刺激。新生儿的前庭系统已完全发育成熟，睡眠觉醒周期、进食、情绪表达及兴奋状态会在新生儿期进行自我调节，这个阶段的新生儿可对视觉、听觉、触觉的刺激做出反应。

随着婴儿长大，机体开始重点关注个体与环境的互动。此时，信任感成为婴儿情绪发展的主体，而情绪发展情况与主要照顾者有紧密的关系。如果主要照顾者对婴儿给予爱抚和有规律的照顾，婴儿将产生信任感；反之，如果主要照顾者的爱抚和照顾有缺陷、反复无常，婴儿就会产生不信任感。刚开始学步的婴儿会在主要照顾者四周自主练习，但这并不意味着对主要照顾者依赖的放弃，他们会因主要照顾者离开变得心情不好或恐惧。信任感并非与生俱来，而是主要照顾者与婴儿共享生活经历后慢慢建立起来的。

在这一阶段，婴儿产生信任感或不信任感。艾瑞克·艾瑞克森认为，一定比例的不信任感有利于人的健康发展，但是信任感应当多于不信任感。这一原则也适用于其他发展阶段。若能成功地解决这一阶段的发展危机，成长为儿童后人格中便形成了希望的品质。这类儿童敢于冒险、不怕挫折和失败。而如果解决发展危机不成功，则会在人格中形成恐惧的特质。

作业治疗在这个阶段应当关注主要照顾者和婴儿的互动，主要照顾者对婴儿的爱抚、照顾，给婴儿提供安全的环境。作业治疗师可以帮助主要照顾者掌握更多的安抚技巧，如图 10-1-2。

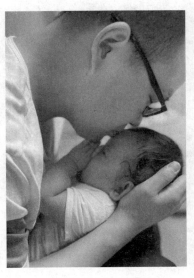

图 10-1-2　安抚

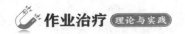

二、幼儿期

在幼儿期，与同伴互动和游戏变得越来越重要，此时的幼儿开始成为社会存在体，并且将自己视为独立的个体（与主要照顾者分开的个体）。幼儿2～4岁时自主性在其心理社会发展中占有主导地位，此时的幼儿离开主要照顾者时会表现出独立性，且对自己做的决定表现出执着。幼儿语言能力的增强及对环境的信任，让他可以控制自己，进而增强幼儿自治的天性。

当幼儿开始认识自己的身体及学会如何控制自己时，会促使其独立照顾自己，独立照顾自己的胜任感可培养自信心及自我控制的能力。这一阶段的幼儿反复用"我""我的"和"不"等词来表示自己的自主性。但主要照顾者则不允许自己的孩子为所欲为，而要按照社会的要求来训练他们、控制他们的行为。艾瑞克·艾瑞克森把这一阶段的发展危机称为自主性与羞怯、疑虑的冲突。拥有自主性意味着一个人具备按着自己的意愿行事的能力，羞怯和疑虑则来自社会的期盼和压力。如果主要照顾者训练过严或给予不公正的体罚，就会使幼儿产生羞怯和疑虑。如果自主性与羞怯、疑虑的冲突被成功地解决，在幼儿的人格中就形成意志品质；相反，则会在人格中形成自我怀疑。

自主性的发展过程为幼儿提升想象力提供基础，此时幼儿不懂如何通过感官探索这个世界，也不懂得如何思考及推理。这个阶段常依托游戏得到发展，游戏的开展可建立在真实世界的基础上，但这当中经常包含许多幻想、期望及角色扮演，若在游戏中增加一些文字、诗词与歌曲，也可为游戏增添许多色彩。作业治疗在这个时期可以利用感觉统合治疗对幼儿进行各种感觉刺激，如图10-1-3。

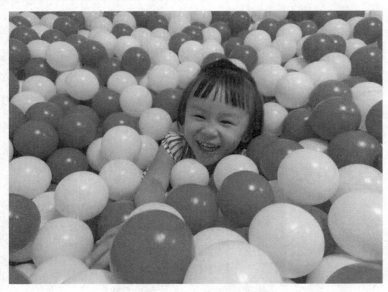

图10-1-3 感觉统合治疗

三、儿童期

这一阶段的儿童表现为喜欢探索、好奇心强、富有创造力，并喜欢与异性一起游戏。因此，要制订计划和目标，并积极推进计划以达到目标。儿童对性别有特别的好奇心和求知欲。这一阶段的发展危机为主动性与愧疚感（即自发性与罪恶感）的冲突。如果主要照顾者鼓励儿童发挥主动性和想象力，他们便会获得创新精神和自信心。如果主要照顾者嘲笑或挖苦儿童的主动性和想象力，儿童会丧失创新精神和自信心。当他们回想起自己被父母讥笑的场景时，就容易产生愧疚感。

如果在这一阶段中，儿童发展了较多的主动性，就会在人格中形成勇于追求目标的品质（决断）；反之，则会在人格中形成无价值感。

作业治疗在这个阶段应关注儿童与成人的关系，以及早期的家庭经验对他们与同伴之间关系的影响。研究显示，与母亲有较好亲近关系的儿童（学界定义为安全感高者）在托育机构会对其他儿童的行为较有反应，也较具有好奇心和胜任力。儿童与同伴在游戏时相互练习社会角色及打闹等是作业治疗干预的切入点，如图 10-1-4。

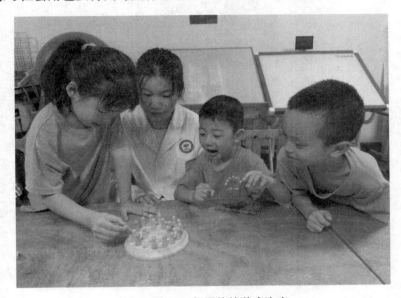

图 10-1-4　与同伴的游戏治疗

四、学龄期

学龄期儿童会寻求独自的认同感，此时的儿童已不像幼儿那般以自我为中心，对自己会有更客观的看法。这一阶段的儿童有其特定的次文化，只容许特定的朋友加入团体，并且这一阶段的儿童若看到有人不符合团体的特性，就会很快地加以批评。学龄期儿童有可能会因服装或外观不符合团体而遭到排挤。学龄期儿童若不擅于沟通，或是不知道如何与别人建立友谊，往往无法与他人产生亲密的友谊，而较有社交能力的儿童比较容易被接纳，也因此较容易与别人建立亲密的友谊关系。儿童在此阶段会着重于自我挑战，也重视外界给他的挑战，他们喜欢在完成功课或作业时获得别人的赞赏，与同伴之间的比较也变得越来越重要，若一名功课不好的儿童与另一名功课较好的同学相比，负面的评价可能会让他对自己的能力产生不确定性，甚至使其觉得比别人低了一等。

这一阶段的儿童都应在学校接受教育。学校是训练儿童适应社会、掌握今后生活所必需的知识和技能的地方。如果他们能顺利地完成学习课程，他们就会获得勤奋进取的感受，这使他们在今后的独立生活和承担工作任务中充满信心；反之，就会产生自卑感。当儿童勤奋进取的感受大于自卑感时，他们就会获得一定的才能；相反，则在人格中形成无能感。

作业治疗在这个阶段可以通过学习活动引导、支持、肯定儿童发展优势，如图10—1—5。

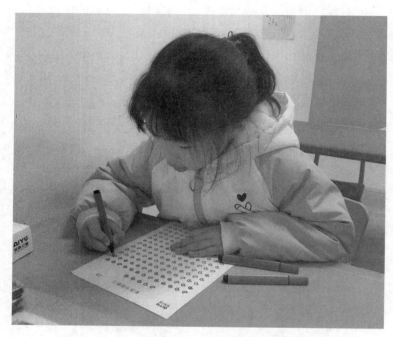

图10—1—5　学习活动

五、青年期

青年期是成长和成熟、技巧精练、自我决定、较为个人化和发展自我认同感的一个阶段，由于快速的身体发育及性的成熟，青年对自己与自己在别人眼中的形象及认识开始动摇。克服这样的动摇，自我认同、认识自己是独特的存在，为这一阶段的发展任务。自我认同因众人和个体互动时形成的角色及社会规则、价值观的影响而形成。一方面青年本能冲动的高涨会带来问题，另一方面青年面临新的社会要求和社会的冲突时会感到困扰和混乱。所以，青年期的主要任务是建立一个新的自我认同感或自己在别人眼中的形象，以及他在社会集体中所占的情感位置。这一阶段的发展危机是自我认同与角色混淆的冲突。

在此阶段出现障碍的青年，由于建立角色的机会减少，以及发挥角色的情境限制，就会产生角色混淆。此时，不仅需要生理功能的恢复，也需要就学环境的建立以及针对心理性危机的协助。作业治疗在这个阶段可以协助青年发展他们的自我认同能力，通过各种活动协助青年建立自信，如图10—1—6。

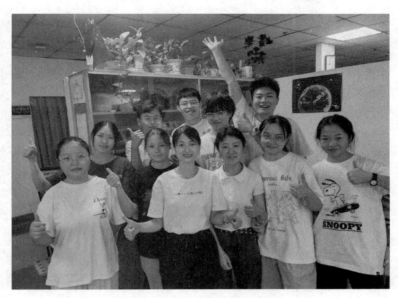

图 10-1-6　学习环境的融入

六、成人初期

能否得到异性和朋友的友爱、性方面的亲密关系为这一阶段重要内容，同时也可能面对就业和结婚这些重大事情。克服孤立，培养亲密关系是这一阶段的发展任务。艾瑞克·艾瑞克森认为，只有建立良好同一性的青年才能具有与异性伴侣保持亲密关系的责任感。只有当一个人确保自己的同一性时，才能在与别人的真正共享中忘却自己。例如，一个青年只关注自己的男子气概，就不能成为一个好的伴侣。他会过分注意自己，不能毫无牵挂地、无私而温柔地对待伴侣，因而难以与伴侣达到真正的感情共鸣，他体验到的是孤立。本阶段的发展危机是孤立与亲密的冲突。

如果一个人在此阶段获得的亲密关系超过孤立，那么他就会形成爱的品质。艾瑞克·艾瑞克森把爱定义为："永远抑制内在分裂机能的互相献身。"如果不能成功地解决此阶段的发展危机，就会导致个体不负责的婚恋观。

另外，成人初期也涉及就业问题。作业治疗在这个时期可为他们建立自助团队以相互支持，促进他们在各个领域更好地发展与表现，如图 10-1-7。

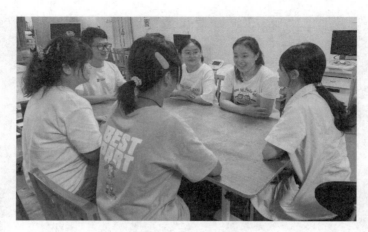

图 10-1-7　自助团队

七、成人期

在家庭养育下一代，在社会中以生产性活动为中心从事相关工作，在社区中为了社区活动或繁荣安定而工作等，成人期是一个人最有能量且活跃的一个时期。他们在养育下一代中感到喜悦，这也是这个时期的发展任务。

作业治疗在这个时期可以协助建立家庭（父母、夫妻）、职业、社区中的角色。就算完全无法运动也可以成为家属的支持者，发挥自己的作用。

图 10-1-8 是作业治疗师为一位右侧手持物困难者示范如何使用辅助器具及保护他的手，协助成人克服生理及心理的挑战。

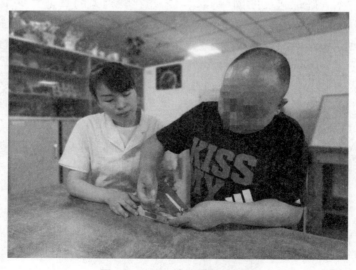

图 10-1-8　辅助器具的使用

八、老年期

这一阶段的个体，孩子因就职或结婚而独立，个体因退休而从社会的第一线退下来，开始进入老年期。由于老化，这个时期疾病的出现、经济上的负担、社会的脱节等负面因素不断增多，这也是心理上不安定的时期。不陷入自我嫌恶、承担自我管理的责任，接纳（整合）自己的人生是本阶段的发展任务。

通常把老年期看成身心衰老时期。艾瑞克·艾瑞克森意识到老年人必须做出身体和社会的适应，在抵御失落感的同时保住潜能，进行维系生存甚至智慧的斗争。他把这种斗争称为自我整合以应对失望。自我整合主要表现为追求完美感、成就感。

艾瑞克·艾瑞克森认为，前面 7 个阶段都能够顺利度过的人，是有幸福生活和有所贡献的人，他们有完美感和充实感，因而不怕死亡。这种人在回首往事时，自我是整合的，怀着充实的感情准备告别人间。而生活中的某一个或某些主要目标尚未达到的人，则不愿匆匆离开人间，没有面向死亡的准备。

在艾瑞克·艾瑞克森看来，人生 8 个阶段以循环的方式联系在一起。在第 8 阶段中，老年人对死亡的态度会直接影响下一代婴儿期的信任感。如果一个人的自我整合胜过了失望，他就有了睿智的品质。所谓睿智，也就是"以超脱的态度对待生活和死亡"；反之，则导致无意义感和失望。

作业治疗中最常接触的就是这个时期的老年人。治疗中把他们当作人生的前辈尊敬，同时询问人生重大活动（事件）及应对方法，可以了解老年人对障碍的处理方法。如何接纳及处理障碍，通常由老年人的价值观（什么是重要的）和生活方式而定。

现今，保持着年轻心态的老年人还是很多的。持续工作的老年人比例也在增加，发挥老年人的智慧及技术对社会来说是有用的。由于功能障碍而需要生活能力和生活方式重建的老年人也有很多。

图 10-1-9 是作业治疗师帮助一名双上肢功能障碍的老年人参与下棋，促进老年人找回自我。

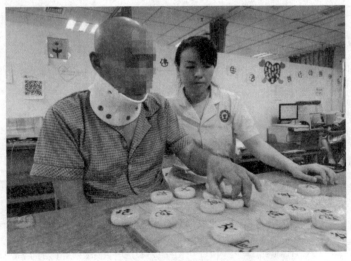

图 10-1-9　主动参与下棋来完成有意义的生活活动

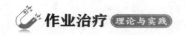

九、老年的超越期

老年的超越期为琼·艾瑞克森在《生命周期完成式》(*Life cycle completion*)增修版中增加的第9阶段,适用于80~90岁的高龄者。

所谓老年的超越,要从物理性、合理性的角度,转移到比较神秘性、超越性的角度。可想成接纳老化和死亡,进入未知的世界,以此结束一个生命周期。

作业治疗师通常会在维持期康复的场所(疗养型病房、老年人照护保健机构、老年人照护福利机构、居家等)接触到这个时期的老年人。协助完成作业,陪伴老年人,以心理性的支持为主,在能力范围内协助其做想做的作业活动(图10-1-10)。这种状况下想做的作业活动通常是心理性或心智性的活动。就算是为了维持身心功能,也一定要注意不要强迫进行太勉强这些老年人的生理功能训练。

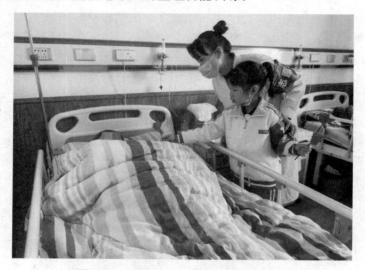

图10-1-10　人文关怀及心理性的支持

作业治疗横跨生命周期,是独具特色的医疗专业,不仅可以微妙平衡艺术、科学、人际关系,而且作业治疗的介入可明显对各个阶段产生成效。

(涂　美)

第二节　日常生活活动训练

一、概述

日常生活活动(Activities of daily living,ADL)是指人们为维持独立生活而每天必须反复进行的、基本的一系列活动,即衣、食、住、行等日常生活活动。日常生活活动是每个人从事学习、生产性活动或休闲和娱乐活动的基础。日常生活活动能力是一种综合能力,它对每个人都是非常重要的。在正常人群中,这种能力极为普通,无须做任何特殊努力即可具备，但对于患者，则往往需要经过反复甚至艰苦的训练才有可能获得。

日常生活活动能力是个人自我照顾及生活独立程度的重要指标。日常生活活动可分为两大类：基础性日常生活活动（Basic activities of daily living，BADL）和工具性日常生活活动（Instrumental activities of daily living，IADL）。基础性日常生活活动也称为躯体性日常生活活动（Physical activities of daily living，PADL），是指为了自我照顾必须完成的活动，基础性日常生活活动需要基础技能。工具性日常生活活动是指在家里和社区的环境中进行的支持日常生活的活动。这些活动与基础性日常生活活动相比，通常需要更复杂的技能，需要与物理环境和社会环境有更多的互动，受个体、文化、社会等因素影响，每个人的工具性日常生活活动差异较大，这是作业治疗师必须面临的挑战。

生活质量（Quality of life，QOL），也称为生命质量，是在 WHO 推荐的健康概念的基础上构建的。WHO 关于健康的概念是"人们在躯体上、精神上及社会生活中处于一种完全良好的状态，而不仅仅是没有疾病或衰弱"。一般认为，生活质量是指个人对自身的物质生活、身心健康和社会职能等各方面的满意程度。生活质量评价的内容较广泛，可以归纳为五个方面。

（1）躯体方面：包括症状、体征、辅助检查结果、器官功能和残疾类型、残疾程度等。这方面的评价以日常生活自理能力为主要内容。

（2）心理方面：包括个人生活满意程度、精神状态、心理活动和承受能力等，具体指自信心、自卑感、自控力、负罪感等。

（3）社会方面：包括人际关系、交往能力、社会地位、社会活动范围等。

（4）职业方面：包括就业情况、就业机会、就业能力及经济收入等。

（5）健康意识方面：包括对目前健康状况的评价、对既往病史的看法、对未来健康的展望和对残疾的认识等。

提高患者日常生活活动能力一直是作业治疗的重点。进行日常生活活动训练能够减少患者对照顾者的依赖，增加其独立程度；也可通过日常生活活动训练改善身体功能，如运动功能、肢体的协调性、认知功能等；同时也能提升个体的自信心及自我效能感。

二、日常生活活动训练步骤

（一）确认患者的能力及独立程度

通过实际操作及评估，确认患者可以独立操作的项目，同时考量其技巧及安全性。可用加拿大作业表现测量表（Canada occupational performance measurement，COPM）确认患者的能力及独立程度，采用访谈法、实际操作观察法等找出患者目前想要改善的日常生活活动能力。

（二）设立训练目标

找出患者目前想要改善的日常生活活动能力，设立相应的训练目标。目标应明确可

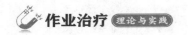

执行，符合患者目前的能力水平。训练的难易程度可以调节，可重复练习。提供务实且稍有难度的训练目标及内容，是作业治疗师相当重要的任务。

（三）选择适当的训练技巧

进行某项训练时，先确认患者的能力及独立程度，让他自己先试一次，如无法独立完成，再为其演示指导。

对于认知功能、执行功能及听理解能力较好的患者，通过简单的演示及口头指导就可以完成整个训练过程。对于认知功能、执行功能及听理解能力较差的患者，可以将一个训练分成若干个步骤，逐一进行演示及指导；也可采用反向链式训练法（Backward chaining），即利用前一步骤作为后一步骤的引导，作业治疗师先协助完成前面的步骤，只留最后一个步骤要求患者执行，当患者完成最后一个步骤时，可获得一些成就感，接着要求患者完成最后两个步骤，重复至其能够独立完成整个训练过程为止。一开始要从较简单的训练入手，以提高成功的机会、降低患者挫败感。

（四）重复训练及建立训练时间表

动作学习需要重复训练，以改善动作技巧，逐步独立完成日常生活活动。

建立训练时间表，直到患者能够将所学习的技能自如地应用到真实环境，养成习惯才是训练的终点。作业治疗师应鼓励患者在训练室外的其他时间训练，并提醒照顾者督促患者训练。

（五）适时给予恰当回馈

训练中给予患者鼓励、加油式的回馈很重要，如"很棒""厉害啦""再试一下"等词语，明确指出对处或错处也会帮助达到训练目的。正确完成时，患者如不清楚已成功，务必告知结果。

三、日常生活活动训练方式

日常生活活动训练可以一对一进行，也可以应用小组活动形式进行。一对一的训练方式适合选择训练中的一个步骤来促进患者基本功能的恢复，也可通过小组活动的训练方式促进人际互动和生活意志的重建。在训练开展前，为明确患者的兴趣和需求，作业治疗师可以通过访谈或评估让患者选择想要参加的训练，然后评估患者的能力及独立程度，通过作业活动分析来设计患者参与的训练步骤及参与方式。训练结束后，组织患者进行复盘总结，分享训练中的感受，如是否达到预期的目标、训练中是否开心等，引导其进行下一个日常生活活动训练。

四、基础性日常生活活动训练

不同功能障碍患者的基础性日常生活活动训练不同。许多患者会合并多种问题，可参考整合运用多种训练方式。患者如果无法重建病前习惯，可使用代偿策略或环境改造等。

（一）关节活动受限、肌力不足

伴随某些疾病时，部分患者会有关节活动受限、肌力不足的状况，如脑卒中、脑外伤、脊髓损伤、脑瘫、周围神经损伤、骨折、手外伤、类风湿关节炎及其他的退行性疾病等。

1. 进食

患者若手指抓握功能欠佳，但肩肘仍保有部分力量，可使用下列方法。

（1）穿戴万能袖带，将其固定在手掌上，再将餐具插入手心处的口袋固定餐具（图 10-2-1）。

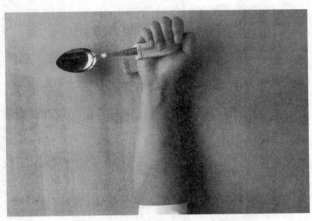

图 10-2-1　利用万能袖带固定餐具

（2）采用四个手指上下交错的方式固定餐具，如示指、无名指在下，中指及小指在上（图 10-2-2）。

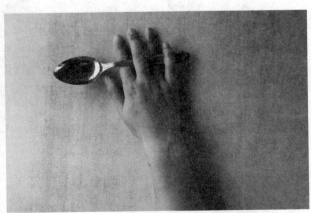

图 10-2-2　上下交错手指固定餐具

（3）使用改良的筷子，便于轻松夹起和松开食物（图10-2-3）。

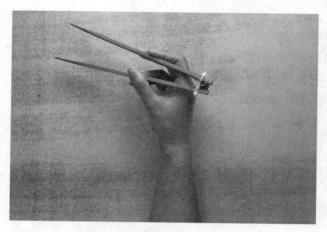

图 10-2-3 改良的筷子

（4）将勺子、叉子等手柄加粗，或使用现成的质轻加粗勺子或叉子（图10-2-4）。

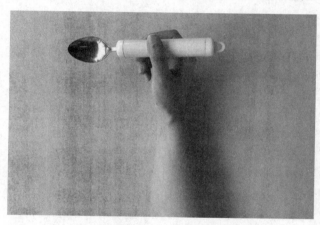

图 10-2-4 加粗柄勺

（5）选用有 T 形握柄、双握柄的杯子，以方便利用手腕及手臂力量喝水。

患者若前臂内外旋、手腕活动度欠佳或力量欠佳，可使用有活动开关、可随重力旋转的勺子或叉子，也可选择弯把勺子或叉子。

患者若肘部或肩部力量欠佳，可选用适合患者高度的桌子进食，使手臂有支撑，辅助进食。

2. 个人卫生

个人卫生一般包括洗脸、梳头、刷牙、剃胡须、剪指甲等。患者若手指抓握功能欠佳，可使用下列方法。

（1）穿戴万能袖带固定梳子、牙刷及剃须刀等。

（2）手指精细动作欠佳但握力尚可者可考虑使用电动牙刷。

（3）使用质轻、加粗、加长或可弯曲式握柄。

（4）容器外或桌面可加装防滑垫以提高摩擦力。

（5）按压式罐子使用时需要较大力量，可以使用手腕等大关节按压，也可加装一段延长板固定在按钮上方。

（6）选用按压式指甲刀。

（7）选用弹性剪刀，手指不必伸直用力打开剪刀柄，剪完后剪刀可以自动弹开剪刀柄。

3．如厕

关节活动受限或肌力不足的患者可使用下列方法。

（1）大小便失禁或因认知障碍无法清楚表达需求者可以使用纸尿裤，但最好不要长期使用。

（2）如需导尿，多半需要照顾者协助护理。

（3）双下肢肌力不足、行走困难的患者根据情况使用轮椅或助行器进行转移，扶好马桶两侧扶手，支撑身体将臀部向马桶转移；可用松紧带裤子代替皮带裤子，坐在马桶上，采用交替倾斜躯干的方法使臀部离开椅面；支撑扶手坐下、站起；坐在马桶盖或轮椅上倾斜身体，使得两侧臀部离开椅面以便拉上裤腰的部分；坐在马桶盖上转身冲马桶。

（4）手指抓握功能欠佳的患者可以将卫生纸在手掌缠绕多圈后再使用，手指活动度受限的患者可使用抽取式纸巾。

4．穿脱衣物

关节活动受限或肌力不足的患者，穿脱上衣可使用下列方法：

（1）穿开衫时可以先穿患侧，再穿健侧，脱开衫的顺序与穿开衫相反。可使用穿衣杆将开衫拉至肩部及对侧肩部。

（2）穿套头衫时可将双侧上肢先穿进衣袖，然后将头部穿进衣服。

（3）适当改造上衣，如拉链上可加橡皮筋、小皮圈或利用低温热塑材料简单改制，让手指可以轻轻勾住向上拉；使用加粗拉链头，或使用尼龙搭扣代替纽扣，或使用较大的扣子。

关节活动受限或肌力不足的患者，穿脱裤子、袜子及鞋子可使用下列方法：

（1）使用穿衣杆或取物夹将裤管套上足部及下肢（图10-2-5）；在身边提供可以支撑的地方，如扶手、桌子、墙壁等；可用松紧带裤子取代拉链或皮带裤子；采取坐-卧体位，或采用旋转躯干的方法使臀部离开椅面。

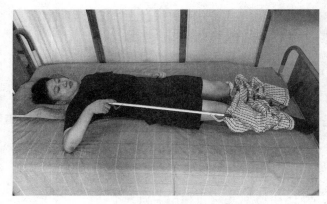

图 10-2-5　使用取物夹穿裤子

（2）穿袜子可使用穿袜辅助器（图 10-2-6），使用长鞋拔子或选择松紧口（不带鞋带）的鞋子。

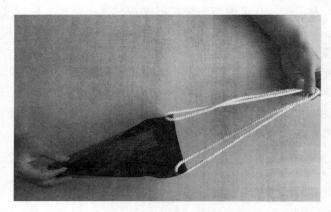

图 10-2-6　穿袜辅助器

5. 转移活动

转移活动一般包括床上移动或翻身、从卧位到坐位的转移、床椅转移。

床上移动或翻身是日常生活活动的开始，是穿衣、转移等日常活动的前提。关节活动受限或肌力不足的患者，床上移动或翻身可使用下列方法：

（1）床上翻身可以分为上半身主导的翻身和下半身主导的翻身。上半身主导的翻身指上肢的前伸和肩部的旋转带动躯干的旋转，最后带动骨盆的旋转，将下半身带至侧卧位。下半身主导的翻身指下肢的屈曲和骨盆的旋转带动躯干的旋转，最后带动肩部的旋转，将身体转至侧卧位。

（2）在床沿安装护栏，或使用带有床栏的床辅助翻身，患者可用手拉护栏将自己翻向一侧。

（3）左右快速摆动双侧上肢产生躯干和骨盆的旋转，从而依靠惯性翻身。

（4）使用辅助器具在仰卧位用手将一侧腿置于另一侧腿上，腰部有力量的患者可以稍微弯起身用手提起一侧腿。

下肢关节活动受限或肌力不足的患者，从卧位到坐位的转移可使用下列方法：

（1）仰卧位，两个肘部往后支撑肩膀，头向上仰起，同时两手肘往内缩撑起，然后一侧手腕下压支撑床面，肘部伸直撑起肩膀，另一侧手腕也下压支撑床面，肘部伸直撑起另一侧肩膀，两手腕交替往内靠近躯干使身体坐直（图10-2-7）。

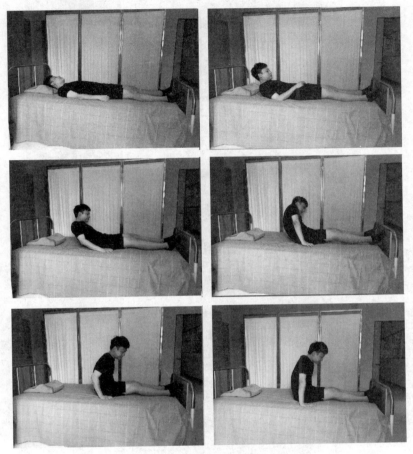

图10-2-7 从卧位到坐位的转移

（2）先向一侧翻身，利用一侧肘支撑，然后变成双侧肘支撑，利用身体重心左右交替变换，变成双手支撑，最终完成长坐位。

（3）可以通过辅助器具完成从卧位到坐位的转移，如绳梯、床头吊环、提腿带，基本条件为肩部、肘部、腕部有不错的肌力（图10-2-8）。

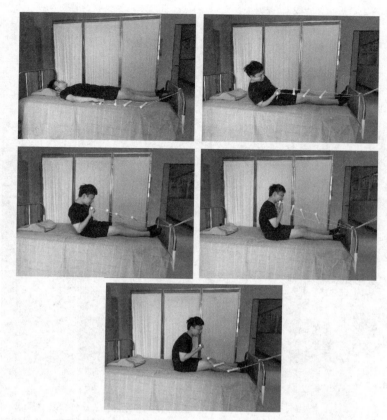

图 10-2-8　通过辅助器具完成从卧位到坐位的转移

下肢肌力不足或关节活动受限的患者，床椅转移可使用下列方法：轮椅摆放位置靠近体侧且与床边成 30°～45°角，刹住轮椅，双足放在地面上，收起轮椅脚踏板。为方便转移可打开一侧轮椅扶手。注意床面和轮椅面的高度差应尽量小。一手置于轮椅坐垫外侧，一手借助双上肢和腰腹部的力量撑起上半身，使臀部离开床面并快速摆动到轮椅上。如果双上肢和腰腹部力量不足以使臀部离开床面，可借助转移板将轮椅和床面连接起来。转移到轮椅上后，装好扶手，双上肢放在扶手上撑起躯干调整好坐姿，打开脚踏板，将双脚放在上面。

6. 洗澡

洗澡方法包括盆浴、淋浴、擦身等，涉及淋浴凳、喷淋、桶或盆、毛巾等。

洗澡的准备工作：

（1）准备更换的衣服，放在浴室中容易拿到的地方。

（2）将洗发液、肥皂或沐浴露置于容易拿到的位置。

（3）坐在淋浴凳上，注意淋浴凳及地面铺放防滑垫。

（4）脱掉衣服。

洗澡的步骤：

（1）打开喷淋，调试水温。

（2）使用喷淋冲洗身体。

（3）使用洗发液洗头，使用肥皂或沐浴露擦洗身体，包括颈部、躯干前后部、四肢。

（4）使用喷淋冲洗身体。

（5）使用毛巾擦干身体。

洗澡辅助器具的使用：

（1）对于双手握力欠佳的患者，可使用两端有套环的长条毛巾，将套环套入手腕来擦洗后背。

（2）对于上肢关节活动受限、难以清洗后背的患者，可使用长柄或弯柄浴刷。

（3）可以将沐浴露、洗发液的按压手柄加大、延长，也可以使用手腕等大关节按压。

（4）可以使用大浴巾擦拭身体，以免重复拧干毛巾。

（二）无法使用单侧肢体

1. 进食

患者无法使用单侧肢体时，进食可使用下列方法：

（1）选择带椅背、扶手的椅子以确保坐位平衡及安全，必要时可使用腰带固定，或直接坐在轮椅上。

（2）将患手置于桌面上，确保视野可及。

（3）使用健手握持餐具，健手为非利手时采取利手交换。

（4）选择适合的辅助器具，如使用改良的筷子或勺子。

（5）使用底部有防滑纹的碗、盘子，将碗、盘子固定在桌面上。

（6）选择适合患者的桌面高度，可对患手起到支撑的作用，用患手练习进食。

2. 个人卫生

患者无法使用单侧肢体时刷牙可使用下列方法：

（1）将牙刷放在湿毛巾或防滑垫上，用健手打开牙膏盖，然后将牙膏挤到牙刷上，或使用牙膏挤压器单手操作。

（2）靠近卫生间的洗手盆，方便将水吐在洗手盆里。

（3）在镜子前刷牙，视觉提醒以刺激患侧感觉。

（4）直接用流动水冲洗牙刷、漱口杯。

3. 如厕

患者无法使用单侧肢体时如厕可使用下列几种方法：

（1）根据情况使用轮椅、助行器、拐杖进行移动。

（2）扶好位于马桶旁边的扶手，配合健侧下肢从健侧转身正对马桶并坐下。

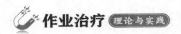

（3）在身边提供可以支撑的地方，如扶手、墙壁等，以保持站立位平衡。

（4）选择松紧带的裤子，指导患者将患手放在患侧裤子的口袋中压住裤子，避免站立时向下滑。

（5）采用坐位躯干旋转的方法使臀部离开椅面。

（6）如厕过程中健手扶马桶旁边的扶手，如厕后使用健手支撑扶手站起。

（7）保持坐位轮流抬高两侧臀部以便拉上裤腰的部分，或使用穿衣杆。

（8）坐在马桶盖上完成。

4. 穿脱衣物

患者无法使用单侧肢体时，穿上衣可使用下列方法。

（1）"过肩法"：将患侧衣袖悬垂在两腿之间，患者身体前倾，健侧上肢帮助患手穿进袖口，将袖子拉至肩部，健手绕过头顶后方拉衣领到健侧，健手穿进健侧袖口，健手整理衣领、扣上衣扣（图 10－2－9）。

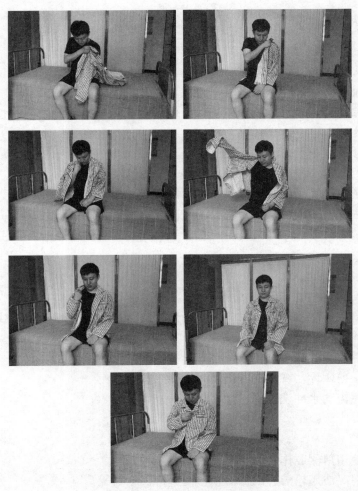

图 10－2－9　"过肩法"

（2）"过头法"：将衣服内面朝上、衣领靠近身体放在双侧大腿上。用健手将患侧衣袖悬垂在双腿之间，并将患侧袖口撑开，便于患手放入。用健手将患手放进衣袖内，并向上拉衣袖过肘部。将健侧上肢穿进衣袖并穿过肘部。用健手将衣服背侧从底部到衣领握在一起并举过头顶。身体前倾，低头，将衣服穿过头顶。使用健手将衣服背部下拉。整理好衣服。将健手示指和中指放在扣眼那边做固定，大拇指在内面将纽扣推进扣眼，或使用扣钩辅助扣纽扣（图 10－2－10）。

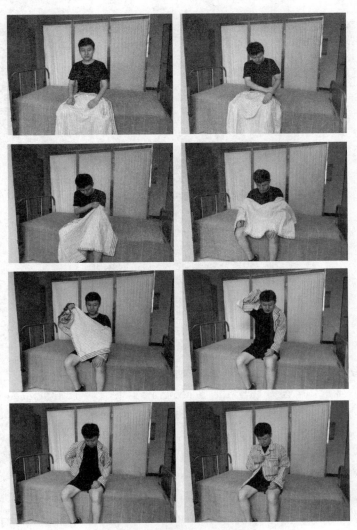

图 10－2－10　"过头法"

患者无法使用单侧肢体时，脱上衣可使用下列方法：

（1）脱开衫，先打开扣子，健手帮助脱下患侧衣袖，将衣领退至健侧肩部，健侧上肢向上退出衣袖（图 10－2－11）。

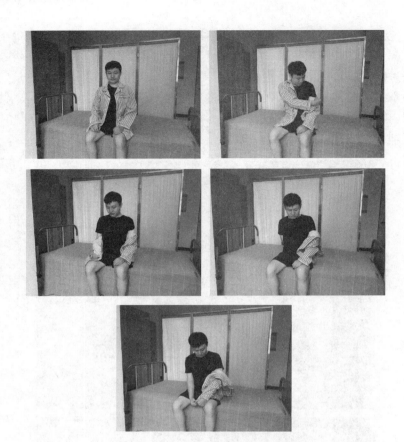

图 10-2-11　脱开衫上衣过程

（2）脱套头衫，先由脖子后方沿衣领方向拉住衣服背侧，向上用力拉使头移出衣服，再脱去健侧衣袖，最后用健手帮助脱去患侧衣袖。

患者无法使用单侧肢体时，穿裤子可使用下列方法：

（1）患者取坐位，若坐在轮椅上，务必先刹车，健侧下肢屈髋屈膝，足着地置于身体中线处，身体前倾，重心放低，用健手帮助患侧脚踝抬起，"翘二郎腿"置于健侧大腿上。

（2）健手将患足套进裤腿，并将裤腿向上拉至膝部。健手帮助患足放回地面。

（3）将健侧下肢穿进健侧裤腿，并将裤子向上拉至大腿。

（4）身体前倾、重心前移，站起来，裤子向上拉，调整腰部松紧带、扣扣子或拉拉链。如果患者平衡能力不好，可以患侧靠墙坐着或躺在床上，靠身体左右转换重心完成这一步（图 10-2-12）。

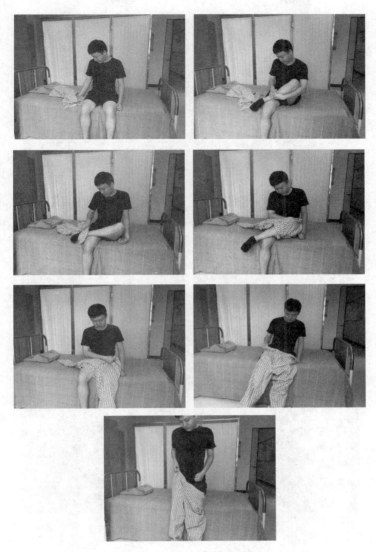

图 10－2－12　穿裤子过程

　　患者无法使用单侧肢体时，脱裤子可使用下列方法：

（1）站立姿势，解开松紧带、腰部扣子或拉链，使裤子向下滑落。

（2）坐下脱掉健侧裤腿。

（3）抬脚或直接脱下患侧裤腿即完成脱裤子活动。

　　如果患者平衡能力不佳，全程坐在床上或轮椅上进行比较安全，可靠身体左右转换重心脱下裤子（图10－2－13）。

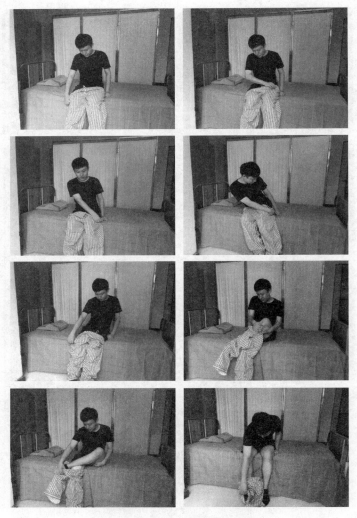

图 10-2-13　脱裤子过程

5. 转移活动

转移活动一般包括床上移动或翻身、从卧位到坐位的转移、床椅转移。

患者无法使用单侧肢体时，床上移动或翻身可使用下列方法：

（1）向患侧翻身，健手握住患侧腕部，伸直手臂直指向天花板。先将头转向患侧，然后摆动健手向患侧。屈曲健侧下肢髋膝关节使足底着床，通过向后蹬床借力使骨盆旋转，健腿跨过患腿完成骨盆旋转（图 10-2-14）。

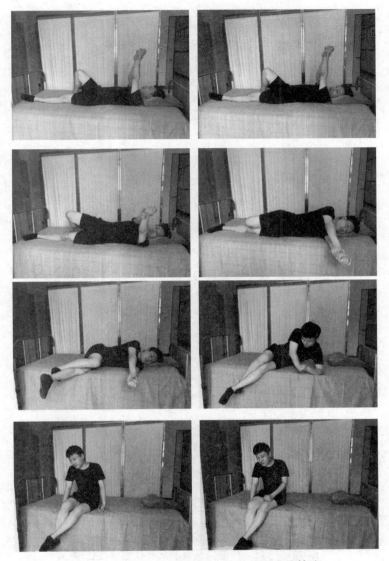

图 10-2-14　向患侧翻身及从卧位到坐位转移

（2）向健侧翻身，健手握住患侧腕部，伸直双臂指向天花板。先将头转向健侧，然后摆动健手向健侧，带动患侧上肢和肩部旋转。屈曲健侧下肢髋膝关节，将足底放在患侧膝关节下方，通过健侧髋关节外旋和健膝带动，将患侧髋关节侧转完成翻身（图 10-2-15）。

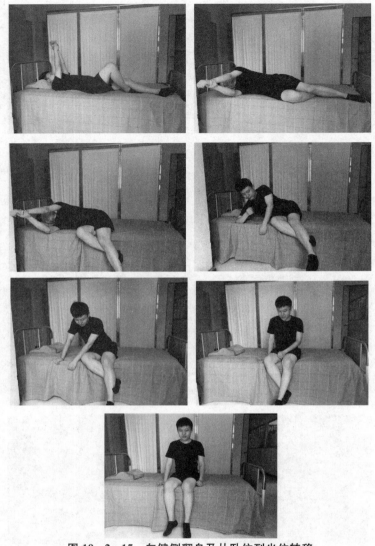

图 10-2-15　向健侧翻身及从卧位到坐位转移

患者无法使用单侧肢体时，卧坐转移可使用下列方法：

（1）从健侧坐起，先向健侧翻身，用健腿勾患腿移动到床边，屈曲健侧肘部使头、上半身上升至半坐位。患者身体靠健侧前臂支撑，然后将健侧肘部伸直，双下肢向地面方向摆动把身体支撑起来。

（2）从患侧坐起，先向患侧翻身，用健腿勾患腿移动到床边，用健手推床面，使头部和躯干离开床面。接着用患侧前臂支撑身体，双下肢向地面方向摆动。健手逐渐靠近身体使身体坐直。

患者无法使用单侧肢体时，床椅转移可使用下列方法：调整坐位靠近轮椅，双腿与轮椅扶手垂直，健手放在轮椅外侧扶手上，前倾躯干使身体重心落在健侧脚尖处，此时臀部部分离开床面，健手向下"压"扶手，和健侧腿一起发力支撑，使身体呈半站立位。以患足为轴心，健腿向前迈步，缓慢转动使躯干转至背向轮椅。身体稍稍前倾，屈髋屈膝坐在轮椅上，最后通过左右摇摆躯干调整好坐姿（图 10-2-16）。

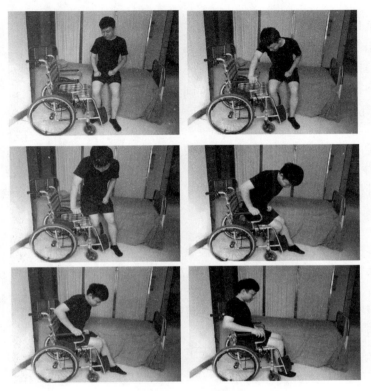

图 10-2-16 床椅转移

6. 洗澡

参照关节活动受限或肌力不足患者洗澡的部分，若能力许可，最好由患者独立完成，但是安全仍是首先要考虑的事情。秋冬季节或患者比较怕冷时，洗澡应由照顾者辅助完成。此外，患者若合并认知障碍，洗澡也应由照顾者辅助完成。

五、工具性日常生活活动训练

（一）使用家用电话、手机

使用家用电话或手机时，手机及按键不宜过小，以方便操作，也可以使用耳机以免手持听筒导致疲劳。可选用有语音拨号功能或一键拨号功能的家用电话或手机，以免常按键导致疲劳。

（二）写字

肌力不足、关节活动受限或无法使用单侧肢体的患者，可使用下列方法写字：

（1）可以使用质地较粗糙、笔杆加粗的笔，或使用球形持笔器等。

（2）如果力量太小，或者手指有变形不易握笔，作业治疗师可为患者设计制作写字辅助器。

（3）可采用示指、无名指在下，中指、小指在上的方式夹住笔书写。

（4）用患手、镇尺或其他重物压住纸张，或者以大型书夹将纸取固定在桌上。

（5）若是以非利手写字，开始时选用笔杆加粗的笔或球形持笔器练习，方便握持。

（6）若存在视知觉障碍、单侧忽略等问题，可进行综合练习。

（三）烹饪

肌力不足的患者可以通过环境改造及使用适当辅助器具完成烹饪。烹饪过程包括准备食材和烹调。准备食材包括清洗、剥皮、切、搅拌等操作；烹调既包括操作锅具、铲子、汤勺和开瓶盖等，也包括操作煤气灶、电磁炉、电饭煲和微波炉等电器。

1. 准备食材

（1）采买已经处理好的食材，或请商家帮忙事先切好。

（2）若需自行切菜，可将不锈钢钉垂直钉穿切菜板，将食物固定在不锈钢钉上再切。

（3）选用符合人体工学的刀切食材，可避免重复或过度用力。

（4）使用多功能开罐器或电动开罐器。

（5）为方便单手拧开瓶盖，可采用固定式的开罐器。

2. 烹调

（1）使用质轻的锅，用健手拿锅或肚子环抱锅。

（2）用 T 形旋钮把手作为炉灶开关的辅助器具。

（3）若需加水，可以用量杯、水杯等分次舀入锅中。

（4）烹调好的饭菜可以先用大汤勺盛到旁边的盘子中，再移至餐桌上。

（5）烹调过程中为了避免烫伤，可以穿戴手套，尤其是感觉减退或消失的患者。

（6）使用锅柄固定器，防止烹调过程中锅的移动，方便单手操作的患者使用。

（7）可以考虑使用可升降的洗手台、灶台或储物柜，尽可能减小身体倾斜、弯腰、够取及抬举的范围，尤其是轮椅使用者和弯腰有困难者。

（四）购物

传统的购物方式是到市场、超市购物，步骤包括明确需要购买的物品，前往市场、超市挑选物品，结账。对于记忆力欠佳的患者，可以事先将要购买的物品列出清单，按清单一一购买。若无法拿到货架上的物品，可以寻求市场、超市工作人员的帮助。另外，现在网上购物已经十分普遍，患者也可以学习网上购物技巧，提高生活质量。

（五）休闲活动

患者如希望从事原有的休闲活动，可使用较方便的工具及方法，如从事园艺活动时选择较易照顾的植物，选择锋利且方便使用的剪刀、镰刀、斧头，使用水管浇水或水瓢浇水。从事休闲活动时也可使用一些简单辅助器具，如扑克牌放置架或左手专用剪刀等。

日常生活活动分类及主要项目可参见本书前述内容。

（张 超）

第三节 社交技巧训练

一、概述

（一）社交技巧定义

关于社交技巧（Social skills）的定义有很多种，目前比较流行的定义是社交技巧是指会带来重要社交结果的技巧。

1997 年，Caldarella 和 Merrell 将社交技巧分为以下 5 个方面：

（1）朋辈关系维持，如提供帮助，邀请他人休闲、娱乐、玩耍。

（2）自我管理，如控制脾气、学会妥协。

（3）完成学习任务，如独立完成作业、听课。

（4）服从，如遵守指令、遵守规则。

（5）自主决策，如主动发起对话、主动表达祝贺或致谢。

2006 年，Gresham 和他的同事将社交技巧定义为能维持社交的一系列能力，主要包括：

（1）能够建立和维持积极社交关系的能力。

（2）有助于朋辈接纳和友谊发展的能力。

（3）能够良好适应校园人际关系的能力。

（4）能够应付和适应社交环境的能力。

（二）社交技巧缺陷分类

社交技巧缺陷分为社交技巧习得缺陷（Social skill acquisition deficits）和社交技巧表现缺陷（Social skill performance deficits）。

（1）社交技巧习得缺陷：患者不知道如何使用社交技能，或者不知道在什么情况下使用社交技能。这种缺陷也被称为"做不到"（Can't do）的缺陷。

（2）社交技巧表现缺陷：患者知道如何表现一项技能，但没有达到可接受的水平。这种缺陷也被称为"不愿做"（Won't do）的缺陷。

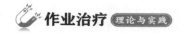

（三）社交技巧缺陷常见表现

（1）不能进行眼神接触。

（2）不能转换对话主题。

（3）不能以正常的方式对话，如无法使用合适的问候语。

（4）对他人正在交谈的内容不感兴趣。

（5）无法提出合适或预期的问题。

（6）不能通过肢体语言、非肢体语言（如面部表情）揣测他人感受、情绪。

（7）与他人交流时，无法使用合适的肢体语言，如距离他人太近。

（8）理解能力过于字面化，无法理解笑话或讽刺。

（9）缺乏想象力思维。

（10）在讲话或演说时表现出尴尬或不恰当的语气、速度、节奏或音调。

（11）当别人不理解或对某事感到困惑时，不试着向他们澄清。

（四）社交技巧训练

社交技巧训练（Social skills training，SST）是一种用于提高精神障碍或发育障碍个体社交技巧的行为疗法。社交技巧训练可被专业人员，如教师、特殊教育者、语言治疗师、作业治疗师、辅助专业人员、咨询师和心理治疗师用来帮助患有焦虑症、心境障碍、人格障碍、孤独症、多动症、Asperger 综合征等的个体。社交技巧训练可以在学校、诊所、医院或社区环境中进行。社交技巧训练可以单独进行，也可以以小组形式进行，可每周进行 1~2 次，通常作为综合康复治疗的一个组成部分。

对于因发育障碍导致社交障碍的儿童，家庭成员有时也可以参与社交技巧训练。家庭成员可以通过帮助孩子在家里进行社交技巧训练，加强孩子与家庭成员和同龄人社交时技巧的使用，来支持学习、迁移（Generalization）和保持社交技能。

二、社交技巧训练理论

社交技巧训练理论主要是社会学习理论（Social learning theory）和操作性条件反射理论（Operant conditioning）。

（一）社会学习理论

社会学习理论由美国心理学家阿尔伯特·班杜拉（Albert Bandura）于 1971 年提出。它强调观察学习和自我调节在人的行为获得中的作用，重视人的行为和环境的相互作用。班杜拉认为人的行为，特别是人的复杂行为主要是后天习得的，是个人的认知、行为与环境因素三者交互作用的结果。社会学习理论主要包括以下内容。

1. 强调观察学习的作用

班杜拉认为人的多数行为是通过观察别人的行为和行为的结果而获得的，依靠观察学习可以迅速掌握大量的行为模式。

2. 重视榜样的作用

人的行为可以通过观察学习过程获得，但是获得什么样的行为及行为的表现如何，则有赖于榜样的作用。榜样是否具有魅力、榜样行为的复杂程度、榜样行为的结果和榜样与观察者的人际关系都将影响观察者的行为表现。

3. 强调自我调节的作用

人的行为不仅受外界影响，而且受自我引发的行为结果的影响。自我调节是个人的内在强化过程，是个体通过将自己对行为的预期目标与行为的现实结果加以对比和评价，来调节自己行为的过程。人能依照自我确立的内部标准来调节自己的行为。自我调节主要通过设立目标、自我评价，从而引发动机功能来调节行为。

4. 主张较高的自我效能

自我效能是指个体对自己能否在一定水平上完成某一活动所具有的能力判断、信念或主体自我把握与感受，也就是个体在面临某一活动时的胜任感及其自信、自尊等方面的感受。一个人对自己应付活动的自信程度，在人的能动作用中起着重要作用。它将决定一个人是否愿意面临困难的情境、应付困难的程度及个人面临困难情境的持久性。如果一个人对自己的能力有较高的预期，在面临困难时往往会勇往直前，愿意付出较大的努力，坚持较久的时间；如果一个人对自己的能力缺乏自信，往往会产生焦虑、不安和逃避行为。因此，若要改变人的逃避行为，建立较强的自信心是十分必要的。

（二）操作性条件反射理论

操作性条件反射理论是由美国行为主义心理学家伯尔赫斯·弗雷德里克·斯金纳（Burrhus Frederic Skinner）于 20 世纪 30 年代在经典条件反射理论的基础上创立的。该理论的核心：如果组织成员做出组织所希望的行为，那么组织就会提供强化这种行为的因素；如果组织成员做出组织所不希望的行为，组织就会给予惩罚。据此，促进组织成员学习组织所希望的行为并促使组织成员矫正不符合组织希望的行为。

斯金纳把行为分成两类：一类是应答性行为，是由已知的刺激引起的反应；另一类是操作性行为，是由机体自身发出的反应，与任何已知刺激无关。斯金纳将与这两类行为相应的条件反射也分为两类。与应答性行为相应的是应答性反射，称为 S（Simulation）型条件反射。与操作性行为相应的是操作性反射，称为 R（Reaction）型条件反射。S 型条件反射是强化与刺激直接关联，R 型条件反射是强化与自我反应直接关联。斯金纳认为，人类行为主要是由 R 型条件反射构成的操作性行为，操作性行为是作用于环境而产生结果的行为。在学习情境中，操作性行为更有代表性。斯金纳重视 R 型条件反射，因为这种反射可以塑造新行为，在学习过程中尤为重要。

R 型条件反射的基本规律如下。

（1）正强化与负强化。

1）正强化：给予一个愉快刺激，从而增加其行为出现的概率。

2）负强化：撤销一个厌恶刺激，从而增加其行为出现的概率。

强化的最终目的都是增加行为出现的概率，"正""负"的含义在于一个给予愉快刺激、一个撤销厌恶刺激。

（2）正惩罚与负惩罚。

1）正惩罚：个体做出某种行为以后，给予一个厌恶刺激，从而降低其行为出现的概率。

2）负惩罚：个体做出某种行为以后，撤销一个愉快刺激，从而降低其行为出现的概率。

惩罚的最终结果都是降低行为出现的概率，最后消除或抑制此类行为。负惩罚通过愉快刺激的撤销来降低行为在将来出现的概率，而正惩罚则是通过厌恶刺激的给予来降低行为在将来出现的概率。

（3）消退。个体出现以前曾被强化过的行为，如果在这一行为之后不再有强化物相伴，那么此类行为在将来发生的概率便会降低，此过程称为消退。消退是一种无强化的过程，其作用在于降低某种行为在将来出现的概率，以达到消除某种行为的目的，其实就是对某种行为不予理睬。例如，在学校课堂上，会有调皮捣蛋的学生想要吸引老师的注意力，如果老师给予其关注，学生反而会更加兴奋，如果不予理睬，学生也就不再捣乱。消退是减少不良行为、消除坏习惯的有效方法。

为方便将以上 R 型条件反射基本规律进行区别，现整理一个对比表格（表 10-3-1）作为参考。

表 10-3-1　R 型条件反射基本规律

项目	行为出现概率	条件
正强化	增加	给予愉快刺激
负强化		撤销厌恶刺激
正惩罚	降低	给予厌恶刺激
负惩罚		撤销愉快刺激
消退		不予理睬

三、社交技巧训练目的

作为人类，我们是高度社交的，我们依赖社交技巧与他人交往和交流，包括语言交流和非语言交流，如个人形象、肢体语言和面部表情等。

社交技巧训练的目的是促进个人社会功能和特定社交技能的提高，如识别和解决在社交关系、日常生活、工作和休闲中遇到的问题。社交技巧训练致力于提高精神残疾或发育障碍个体的社会功能，帮助个体有效应对社交情景，处理社交挫折，减少负面行为，发展友谊，提高他们社区生活、休闲和娱乐活动、工作所需的社交技能。

四、社交技巧训练步骤

(一)社交技巧训练计划

这是社交技巧训练的第一个步骤,这个步骤主要是为了明确训练的初始步骤和每个步骤可能需要考虑的因素,社交技巧训练计划包括如下几个方面。

(1)根据患者的社交技能水平和发育水平、专业人员数量、可用场地面积及时间限制等因素,决定训练是以一对一形式还是以小组形式开展。

(2)如果合适,选择同伴参与训练。选择参与训练的同伴时需要考虑同伴的社交技能水平和需求;另外,还要确定是否包括同伴模仿(Peer models)。

(3)实施社交技巧评估。使用非正式和(或)正式的评估方法来获得更多关于患者当前的社交技能水平和需求方面的信息。

(4)选择每次训练的内容。考虑参与训练的患者需求,如果选择小组形式进行干预,需要考虑小组成员的需求。另外,训练主题的指导内容需要包括对技巧构成进行分解指导。

(5)确定每次训练的课程形式。社交技巧训练有通用的课程形式,至少包括签到、热身、新技巧介绍和教学、新技巧实践/练习、反馈及在课程形式之外练习新技能。

(6)选择需要使用的教学策略。多种教学策略可用于社交技巧训练,包括社交技巧指导、技巧模仿、视频示范、角色扮演、提示、学习强化、反馈促进练习和使用视觉线索等。

(7)准备教学材料。在开始社交技巧训练之前需要准备材料。

(8)培训辅助性专业人员和(或)非专业人员。在开始社交技巧训练之前,需要培训辅助性专业人员和(或)非专业人员,让他们明白训练课程内容、形式、计划、奖励策略、教学材料及训练注意事项。

(9)确定训练地点和日程安排。

制定一张社交技巧训练计划工作表(表10-3-2),方便专业人员、辅助性专业人员和(或)非专业人员、患者及小组成员沟通。

表10-3-2 社交技巧训练计划工作表

患者姓名:_____ 训练日期:_____ 观察者:_____

目标技巧:_____

社交技巧训练目标:

1. _____
2. _____
3. _____
4. _____
5. _____

社交技巧训练内容：

1. _____
2. _____
3. _____
4. _____
5. _____

社交技巧训练课程形式：

构成	时间长度	情况描述
签到/热身		
新技能介绍		
示范		
实践/练习		
反馈		
迁移		

课程形式/要点总结：

1. _____
2. _____
3. _____
4. _____
5. _____

管理问题行为的计划：

1. _____
2. _____
3. _____
4. _____
5. _____

教学策略：

□社交技巧指导　□技巧模仿　□视频示范　□角色扮演　□提示　□学习强化
□反馈促进练习　□使用视觉线索　□故事叙述/社交叙事
□与优秀同伴—起练习

教学材料：

□课程通用材料　□此课程专用材料　□录像机　□DVD 或在线视频　□电视机
□小道具　□小零食　□小玩具　□游戏道具　□其他

指导人员：_____

训练计划：_____

训练地点：_____

训练时间：_____

训练日期：_____

（二）社交技巧训练实施

社交技巧训练具体实施步骤如下。

（1）根据之前制订的社交技巧训练计划推进社交技巧训练实施。针对一对一训练，可考虑制定社交技巧训练课程指南（表10-3-3），此指南主要用于指导每一节社交技巧训练课程的针对性执行。

表 10-3-3　社交技巧训练课程指南

患者姓名：_____　训练日期：_____　观察者：_____
目标技巧：_____

项目	训练计划	完成状态	变化/要点
课程日期		☐	
课程主题		☐	
目标技巧		☐	
课程内容		☐	
课程结构		☐	
行为管理		☐	
指导策略		☐	
教学材料		☐	

（2）加强患者对目标技巧的运用，选择有助于患者运用目标技巧的项目或活动。

（3）制订计划支持患者将在训练中学习到的目标技巧迁移到其他社交情景、其他人群和活动中。

（4）如果合适，为患者提供同伴模仿。小组领导者应该为同伴提供时间，让同伴熟悉相互的情况，与同伴一起回顾训练的目标和形式，并对同伴的期望提供具体的建议。

（5）监测训练。

1）收集目标技巧方面的数据。当社交技巧训练以一对一形式开展时，使用事件记录表（表10-3-4）。当社交技巧训练以小组形式开展时，使用小组数据记录表（表10-3-5），同时针对每位患者采用事件记录表进行记录。

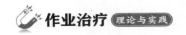

表 10-3-4　事件记录表

患者姓名：_____　训练日期：_____　观察者：_____

目标技巧：_____

_____

事件记录：

日期	目标技巧	频率

笔记：

日期	首次观察者	目标技巧，评语，下一步计划

表 10-3-5　小组数据记录表

训练日期：_____　观察者：_____

小组目标技巧：_____

患者 1 目标技巧：_____

患者 2 目标技巧：_____

患者 3 目标技巧：_____

数据收集：

患者	患者 1					患者 2					患者 3				
每天练习的目标技巧	1	2	3	4	5	1	2	3	4	5	1	2	3	4	5
第一天：眼神接触	+	0	V	P	P										
第二天：×××															
第三天：×××															
第四天：×××															
第五天：×××															

注：+＝无须提示，0＝没有反应，V＝口头提示，P＝图片提示。

2）根据患者情况，制订下一步计划。

如果患者的目标技巧得到改善，团队成员应该继续使用社交技巧训练，并考虑使用它来实现额外的社交技巧目标。

如果患者的目标技巧没有得到改善，可以根据以下顺序来对社会技巧训练进行反思：

①目标技巧是否被明确定义？

②目标技巧是否可以被测量或观察到？

③是否有足够的时间对目标技巧进行指导、模仿、练习和迁移运用？

④社交技巧训练计划是否被精确执行？可以通过使用社交技巧训练执行清单（表10－3－6）来确定执行精确度。

⑤每次的训练课程是否使用统一的课程形式？

⑥是否始终如一地使用教学策略？

⑦强化物是否被用来激励患者？

表 10－3－6　社交技巧训练执行清单

	1	2	3	4
观察次数：				
观察日期：				
首次观察者：				
第一步：计划社交技巧训练				
（1）决定训练是以小组形式开展还是以一对一形式开展				
（2）如果合适，选择同伴参与				
（3）实施社交技巧评估				
（4）选择每次训练的内容				
（5）确定每次训练的课程形式				
（6）选择需要使用的教学策略				
（7）准备教学材料				
（8）培训辅助性专业人员和（或）非专业人员				
（9）确定训练地点和日程安排				
第二步：实施社交技巧训练				
（1）实施社交技巧训练计划				
（2）加强患者对目标技巧运用				
（3）支持患者对目标技巧进行迁移				
（4）如果合适，为患者提供同伴模仿				
第三步：监测社交技巧训练				
（1）收集患者目标技巧方面的数据				
（2）根据患者情况，制定下一步计划				

五、社交技巧评估

作业治疗师可使用正式和（或）非正式方法对患者的社交技巧进行评估。通过询问患者的重要作业角色了解患者的社交互动和沟通技巧需求，并观察患者在这些角色中的

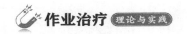

社交技巧，可以询问患者的社交网络、人际关系及首选沟通模式等方面的问题。

临床上已经开发了多种对社交技巧进行评估的正式评估工具，下面介绍几种常见的社交技巧评估工具。

（一）沟通和互动技巧评估量表

沟通和互动技巧评估量表（Assessment of communication and interaction scale，ACIS）是一种基于 MOHO 模型开发的正式的观察性评估工具，用于评估患者在社交情景中的社交表现。该工具收集患者在进行有意义且与患者生活相关的日常工作时，与沟通和互动相关的优缺点信息。

ACIS 由 20 个与社交技巧相关的项目组成（表 10−3−7）。社交技巧项目呈现三个沟通和互动维度：身体沟通、信息交换和关系。作业治疗师观察患者进行有意义且与患者生活相关的日常工作后，对每项进行评分。该量表起初被开发用于患有精神障碍的人群，现已被广泛用于沟通和互动困难的儿童（3~4 岁）、青少年和成年人。

表 10−3−7　沟通和互动技巧评估量表

姓名：＿＿＿＿　性别：＿＿＿＿　年龄：＿＿＿＿　民族：＿＿＿＿　档案号：＿＿＿＿
诊断：＿＿＿＿＿＿＿＿＿＿＿＿＿＿＿＿＿＿＿＿＿＿＿＿＿＿＿＿＿＿＿＿＿＿＿＿＿＿
评估者：＿＿＿＿＿　评估时间：＿＿＿＿＿　评估情景：＿＿＿＿＿＿＿＿＿＿＿＿＿＿

项目		评分				评语
身体沟通	碰触	4	3	2	1	
	凝视	4	3	2	1	
	手势	4	3	2	1	
	调整距离	4	3	2	1	
	方向	4	3	2	1	
	姿势	4	3	2	1	
信息交换	发音	4	3	2	1	
	态度肯定	4	3	2	1	
	询问	4	3	2	1	
	参与	4	3	2	1	
	表达	4	3	2	1	
	调整音调	4	3	2	1	
	分享	4	3	2	1	
	说话	4	3	2	1	
	持续	4	3	2	1	

续表

姓名：＿＿＿＿ 性别：＿＿＿＿ 年龄：＿＿＿＿ 民族：＿＿＿＿ 档案号：＿＿＿＿					

诊断：＿＿＿＿＿＿＿＿＿＿＿＿＿＿＿＿＿＿＿＿＿＿＿＿＿＿＿＿＿＿＿＿＿

评估者：＿＿＿＿＿ 评估时间：＿＿＿＿＿ 评估情景：＿＿＿＿＿＿＿＿＿＿＿＿

关系	合作	4	3	2	1	
	遵从	4	3	2	1	
	专注	4	3	2	1	
	建立关系	4	3	2	1	
	尊重	4	3	2	1	

评分标准：

能胜任的（4分）：有足够的能力来完成沟通和互动，并且表现出一个良好的人际互动或团体结果，评估者未观察到任何缺陷。

有问题的（3分）：在沟通或互动上有问题，并且表现出不确定的人际互动或团体结果，评估者观察到一个缺陷。

无效的（2分）：无效的表现，进而影响沟通或互动，并且表现出不适切的人际互动或团体结果，评估者观察到轻度至中度缺陷。

有缺陷的（1分）：不佳的表现，进而阻碍沟通或互动，并且表现出不被接受的团体结果，评估者观察到严重缺陷（有伤害性、危险性）。

　　在评估过程中，评估者需要做笔记，在观察后及时给出评分。ACIS作为一种针对沟通和互动技巧的观察性评估工具，评估者需如实、严格评分。当对分数有质疑时，取低分，依据观察到的最有问题的表现计分。在评估情境中不需用到或没有观察到某项技巧时，应在评估量表上注明"没有评估到"。在评估情境中需要用到而患者并没有展现某项技巧时，应在评估量表上注明"未展现出"。

（二）社交互动量表

　　社交互动量表（Social interaction scale，SIS）是旧金山湾区功能表现评估量表（Bay Area functional performance evaluation）的一部分，另一部分是任务导向评估量表（Task oriented assessment）。SIS涉及5种社交情景中的7种社交互动能力。5种社交情景包括一对一访谈、用餐时间、非结构化小组、结构化活动小组和结构化语言小组。7种社交互动能力包括语言交流、心理动机行为、社会性适当行为、对权威人物的回应、独立/依赖、与他人合作的能力和参与小组活动的能力。一般在1~2天的时间内，在每种社交情景中花至少10分钟完成SIS的评估。

（三）综合性作业治疗评估量表

　　1975年，综合性作业治疗评估量表（Comprehensive occupational therapy evaluation，COTE）由南卡罗来纳州格林维尔的5名作业治疗师、1名精神病学家和1名心理学家共同开发。COTE从三个方面概述了一个人的作业表现：一般行为、人际/沟通技巧和任务行为。人际/沟通技巧部分包括以下六种行为：独立、合作、自主决策、交际、吸引注意的行为，以及对来自他人负面反应的反应。这些行为可从患者所从

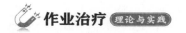

事作业治疗的环境中观察到。

六、干预措施

一旦作业治疗师和患者确定沟通和社交互动作为干预的重要领域，就需要为该患者确定最佳干预措施。在患者优势、现有社交技巧和环境资源的基础上，干预措施可能包括社交技巧训练、社交问题解决能力训练、反应性社交技巧训练和社交技巧迁移训练。

（一）社交技巧训练

社交技巧训练是一种针对社交缺陷的干预措施，总体目标是提高社交功能。其通过指导（Instructions）、同伴支持（Peer support）、角色模仿（Role modeling）、行为模仿（Behavior Modeling）、角色扮演（Role－play）、学习强化（Reinforcement）、纠正反馈（Corrective feedback），以及家庭作业在生活实际场景中的练习来提高社交功能。患者通过训练获得社交技巧，不但可以增强社交自信，而且能够持续稳定地提高社交功能，同时改善精神疾病症状或发育异常症状。

同伴支持和角色模仿由作业治疗师和小组参与者提供，重点是根据患者目标社交技巧，针对患者的社交缺陷进行个性化社交技巧训练。通常鼓励患者通过家庭作业在自然环境中训练针对性社交技巧。例如，每天在生活社区里找到两三个机会练习这些针对性社交技巧。在开始下次训练时，患者可以报告和分享他们这些针对性社交技巧的练习体验。

角色扮演帮助患者根据在日常生活中对其最有用的情景来确定最相关的社交情景。不管患者在角色扮演中展示的社交技巧水平如何，作业治疗师都会对角色扮演提供积极的反馈，并就尝试不同的角色内容或添加角色扮演中缺失的内容提出建议。讲义和书面提示为患者提供了每项技能的具体提醒，方便患者在日常生活中练习这些社交技巧时更容易完成。随后的治疗都以回顾与患者如何在实际生活中实现该社交技巧相关的经验（包括成功和挑战）开始。

社交技巧训练可以单独进行，可以以小组方式进行，也可以与家属一起进行。小组方式是最常见的，由4~12名参与者和1或2名从业人员组成，每周1~5次，每次治疗时间45~90分钟。社交技巧训练可由不同的从业人员进行，包括作业治疗师、护士、社会工作者、心理学家和辅助专业人员等。

社交技巧训练课程的开发是为了训练患者在开启对话、保持对话、自主决策、发展友谊、药物管理、工作面试等方面所需要的社交技能，使用通用的社交技巧训练模式来教授患者识别任何社交技巧。作业治疗师可能会发现，在实际的作业活动情景中，患者可以通过跟随小组社交技巧训练、辅导和学习强化来拓展运用这些社交技巧。

在任何干预中，作业治疗师都应该始终对患者的挫折经历及患者对自我效能和失败风险的担忧保持敏感。1989年，Liberman等人提出了三个重要的观点，以防止或减少患者在社交技巧训练中的挫败感：

（1）遵循循序渐进的原则，在进行社交技巧训练时应该从简单的任务开始，随着患者技巧和信心的增加逐渐增加训练的难度和复杂性。

（2）为了尽可能成功完成社交技巧训练，需要重视训练难度设置的重要性。

（3）提前让患者做好失败的准备。但事实上，患者应该关注他们训练期间的成功部分，而不是失败部分。

在社交技巧训练期间，作业治疗师必须考虑一些患者可能无法集中注意力的问题。作业治疗师应该监测患者在治疗期间的注意力水平。在治疗过程中，患者是否与其他患者保持眼神交流？他们是否在积极倾听？重复信息，例如解释、总结信息和其他技巧，对无法集中注意力的患者是有帮助的。为了让每个患者都将注意力放在社交技巧训练上，作业治疗师可以站着开展治疗/训练工作，同时准备一块黑板或画架，上面有大白纸，然后通过视听方法记录训练过程中患者出现的具体行为。

（二）社交问题解决能力训练

在社交技巧的相应训练中，患者不仅要记住和运用一些常用的社交技巧，而且还要学会灵活应对不同社交场景，毕竟训练过的社交技巧不能够完全解决患者遇到的所有社交问题。在很多社交场景中，患者需要有评估和解决社交问题的能力。例如，对方到底在说什么？这对我意味着什么？我对情况的理解准确吗？最好的回应方式是什么？在评估和解决社交问题的过程中，患者经常表现出缺陷和困难。为了解决这一问题并进一步增强患者的社交功能，许多治疗师将社交问题解决能力训练（Problem－solving training）与社交技巧训练结合起来。2004 年，Bellack 等人描述了社交问题解决能力训练的六个步骤：

（1）定义社交问题。

（2）利用头脑风暴产生问题的可能解决方案。

（3）确认每一种解决方案的优点和缺点。

（4）选择最佳的解决方案或组合方案。

（5）计划如何实施解决方案。

（6）跟进实施计划进展。

（三）反应性社交技巧训练

反应性社交技巧训练（Responsive social skills training）将社交问题解决能力训练和社交技巧训练结合在一起。例如，在长期康复环境中，一个结构化的、预先设定好的社交技巧训练可能很快就会被完成，然而这并不能使患者完全掌握社交互动技巧，患者经常会遇到他们难以应付的新的或异常的社交场景。在反应性社交技巧训练小组中，邀请患者报告最近经历的社交场景。此外，还要邀请患者预设可能发生在未来的社交场景，如患者可能要在这周五晚上参加同学聚会，并且对该说什么有很多担忧。

反应性社交技巧训练需要遵从以下步骤：

（1）在每次训练前，邀请在上一次训练中扮演重要角色的患者或有家庭作业的患者报告自上一次训练以来他们的进步情况。

（2）邀请患者描述他们经历过的或预期会发生的社交场景。如果患者不能提供社交场景，小组领导者可以选择为患者介绍一种社交场景或让患者在多种社交场景中选择一种场景。

（3）小组决定关注哪一种社交场景。

（4）开始社交问题解决能力训练，具体顺序参见本节前述内容。

（5）按照以下顺序开始社交技巧训练：

1）为预演角色建立一个人际关系情境，这个人际关系情境根据患者最近经历的社交场景设定，而不是根据试图使用的社交技巧设定。

2）对角色扮演进行指导。

3）让患者进行社交场景角色扮演。

4）给予积极和建设性的反馈。

5）当患者可以有效展示社交技巧后，让患者在相同的社交场景下扮演第二个角色。

6）让患者明白在第二个角色扮演中将发生些什么事情，并确定患者在即将发生的这些事情中所需要演示的社交技巧。

7）对患者即将扮演的第二个社交场景角色进行指导。

8）让患者进行第二个社交场景角色扮演。

9）给予积极和建设性的反馈。

10）布置患者在现实生活中使用训练过的社交技巧的家庭作业。

（6）在每次训练结束后，对本次训练的社交技巧进行总结。

以此类推，让患者扮演不同的社交场景角色和完成家庭作业，练习不同的社交技巧。

反应性社交技巧训练在实际训练中将会产生大量的额外信息，这对该小组训练计划的推进和训练内容的完成带来了巨大的挑战。小组领导者可能不得不考虑将训练时间稍微延长一些，但需要尽力推动小组训练进程。在训练过程中，无论是患者还是作业治疗师，都应避免过于关注各种情况下出现的问题、症状的原因，避免对心理动力学和动机进行猜测，避免其他各种各样无关紧要的训练内容和反馈，否则会不断干扰和阻碍实际需要训练的社交技巧，以及会减少患者技巧练习和得到反馈的次数。

（四）社交技巧迁移训练

社交技巧的相关训练中，一个重要的问题是：患者是否真的将在治疗中学习到的社交技巧应用到他们的现实生活中，也就是对在治疗中学习到的社交技巧进行迁移（Generalization）。

2004 年，Bellack 等人提出了一些可以用来加强社交技巧迁移的技术：

（1）为患者安排家庭作业。

（2）为患者提供多个社交场景案例。

（3）为患者提供多种问题解决策略。

（4）增加真实社交场景训练次数。

（5）逐渐减少结构化训练，逐渐降低监督和学习强化频率。

（6）训练场景接近或模拟真实社交场景。

（7）采取常规激励办法推动社交技巧学习。

（8）患者采用自我激励措施。

（9）患者重复练习和重复学习技巧。

（10）在训练时，制订功能性的、可实现的目标。

除了这些策略，2006年，Kopelowicz等人还建议将同伴支持专家（Peer support specialists）作为社区支持项目的一部分，可以增强在自然环境中推广社交技巧的环境支持。互联网上的社交工具也让严重精神疾病患者能够选择最舒服的使用社交技巧的方法。

七、小结

作业治疗师在帮助提高患者社交能力方面发挥着重要作用。建立患者优势，专注于患者能够做到的技巧，指导患者改善表现，为患者提供患者在日常生活中使用社交技巧的机会，这些都是作业治疗师可以用来提高患者社交能力的基石。与家庭合作，促进与其他患者、家庭和社区参与者进行明确开放的沟通，是影响患者社交表现的关键措施。

（敖学恒）

第四节 职业康复

一、概述

（一）定义

工作（Work）是一个人谋生的手段，尤指作为某人职责或任务的一部分所需要或所做的努力。工作是指雇佣的事实或特定的活动，是为了有目的地生产或完成劳动而进行的体力或脑力活动，通常特指获得报酬的生产活动、服务、贸易或手艺。

职业（Vocation）指个人在社会中所从事的作为主要生活来源的工作，也指专业，尤指个人特别适合或有资格从事的职务/岗位。

职业康复（Vocational rehabilitation，VR）是康复医学的重要内容之一，是全面康复的重要组成部分，是针对个体化的伤病或伤残患者，以使其顺利就业或再就业为目的，通过降低受伤风险和提升伤病或伤残患者的工作能力，从而促进其参与或重新参与社会的一种系统的康复服务。

职业康复的核心内容是协助伤病或伤残患者妥善选择能够充分发挥其潜在能力的合适工作，并帮助其适应和充分胜任这一工作，获得独立的经济能力并贡献社会。随着我国康复事业的发展，职业康复也随之得到不断发展，我国已颁布多部与职业康复相关的法律法规。

职业评估（Vocational assessment）是职业康复程序中的第一个环节，对于不同的服务对象，职业评估的内容也有所不同。对于曾有工作的功能障碍者，职业评估主要有躯体功能评估、心理行为评估、职业适应性评估等。在卫生或工伤康复机构中进行的职业评估，主要包括工作分析、功能性能力评估、工作模拟评估等。

国际劳工局将职业训练（Vocational training）定义为某一经济活动行业内，因就业需要，传授就业所需要的技能与知识训练。训练内容具体包括机器工具的使用、维护，原料、半成品、货物的运销、储存技能与相关知识。职业训练指基于职业评估结果，设定个体化的康复目标，进行的一系列职业准备、专业技能训练和转业训练。职业训练目前还没有统一分类，通常职业训练内容包括工作重整、工作能力强化训练、职业技能训练等。

（二）开展职业康复的目的

（1）提升伤病或伤残患者的工作能力。

（2）帮助伤病或伤残患者获得就业的能力和机会。

（3）帮助伤病或伤残患者获得社会地位，使其以独立的人格和经济地位平等地参与社会生活。

（4）帮助伤病或伤残患者获得经济收入、心理平衡及人格尊严。

（三）职业康复分类

（1）残疾人职业康复：残疾人职业康复是由民政部门或残联专门机构组织的，服务对象为残疾人，如盲人、聋哑人，主要手段有职业培训、职业咨询和就业指导等。我国目前已初步在全国构建了残疾人职业服务网络，但服务手段较为单一，且缺乏作业治疗等内容。

（2）工伤职业康复：工伤职业康复是由人力资源和劳动保障系统组织的，服务对象为因工受伤的职工，主要手段为职业治疗与就业安置等。工伤职业康复将现代康复技术应用于职业康复中。

（四）职业康复程序

目前，职业康复未有统一的程序，根据所处环境和地域不同，职业康复程序有所不同，图10-4-1为工伤职业康复程序，仅供参考。

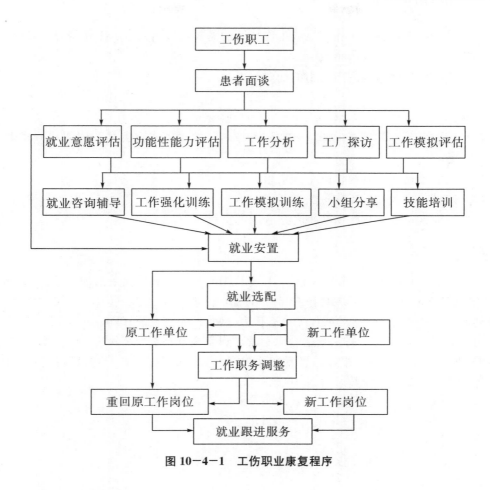

图 10-4-1　工伤职业康复程序

二、职业评估

本节主要介绍在医疗卫生机构中经常进行的职业评估。

（一）工作分析

1. 定义

工作分析（Job analysis）是一种收集工作信息的方法，可以找出组成一份工作的各种工作细节（Job tasks），如包含的相关知识、技巧和患者完成工作所需的能力，根据患者功能性能力、工作范畴、机器和工具、物料和产品、患者的智能和性格特征，系统地分析一份工作。工作分析是最好的获得信息的方法，其目的有：

（1）逐步分解指定的工作。

（2）找出指定工作的主要工作要求。

（3）确定导致人体工效方面压力的原因，其原因可能是工作场所设置、工作方法、设备设计或工具使用不合理。

（4）分析改良设备、工作方法或工作场所的需要，从而使患者工作得更加安全、更有效率。

（5）进行工作要求与患者能力的配对。

2. 参考依据

（1）国家劳动部门颁布的职业分类相关指南，如《中华人民共和国职业分类大典》（2022 年版）。

（2）伤病或伤残患者提供的个人资料。

（3）雇佣单位提供的工作资料。

（4）专业人员在工作场所实地考察获取的资料。

3. 常用方法

（1）GULHEMP 工作分析系统：GULHEMP 工作分析系统是由加拿大的 Leon F. Koyl 博士提出的。GULHEMP 包含 7 个部分：一般体格情况（G）、上肢功能（U）、下肢功能（L）、听力（H）、视力（E）、智力（M）、人格特征（P）。

每部分都分为 7 级，从完全适合（1 级）到完全不适合（7 级）。评估者可以使用 GULHEMP 工作分析系统来评估患者在这 7 个部分的职业能力，同时获得的数据可以用来评估工作的功能要求特性（表 10-4-1）。

表10-4-1 GULHEMP工作分析系统

分级	一般体格情况 (G)	上肢功能 (U)	下肢功能 (L)	听力 (H)	视力 (E)	智力 (M)	人格特征 (P)
1级	适合重体力的工作,主要经常性挖掘、提拉、攀爬	适合大力提拉物体至肩部或以上水平,挖掘、推或者拖拉重物,可以驾驶很重的车辆(如推土机)	工作中可以持续地跑步、跳、爬、挖掘,可以拉重物,驾驶很重的车辆	对于任何职业来说,听力都很好	对于任何职业来说,在没有眼镜的帮助下能够看得很清楚,包括即使因为工作的原因需要很好的视力	智商(IQ)130或以上,或:①优秀的语言技巧,口语和书写能力;②灵活性、有创造性的解决问题的能力;③高级的(或适合的)教育水平;④领导技巧和经验	稳定,可肯定的行为;能够利用智慧和才能做出快速和合理的决定;现实的自我尊重;良好的判断,做出符合逻辑的决定,与其他人相处时充满活力,取得良好成绩;能够推动雇员做到最好
2级	适合体力的工作,包括偶然发生的,类似的G1级的重体力工作,能够加班工作	适合大力提拉物体至肩部或以上水平,挖掘、推或者拖拉,适合体力工作,适合偶然发生的在U1级中出现的重体力工作	适合重体力工作,可以完成偶然出现的L1级水平的跑步、爬、挖掘、推拉	能够适合任何职业,且敏锐的听力不是就业主要需求	对于任何职业来说,在眼镜的帮助下能够看得很清楚,除了工作的要求需要很好的视力	IQ 110~129,或:①良好的语言书写能力,口语和书写能力;②灵活性、有创造性的解决问题的能力;③比一般学历更高的学历,有能力根据工作接受高水平的训练	类似P1级,但是可能在生产力上或人际关系上有一些小问题,导致某种程度上能够稳定地在某方向发展
3级	除重体力工作外,适合所有职业,有可能恶化(当因为经常加班而导致就餐不规律或者休息不好时)	适合中等强度的提拉或装裁的工作,如驾驶轻型卡车	适合中等体力工作,包括推拉(较长时间的胸部用力可能有疲劳),如能够驾驶轻型货车	能够就业,即使有中度的听力丧失	使用一只眼睛的视力已可以应付工作,没有要求需要两眼视力	IQ 90~109,或:①一般语言技巧;②一般教育水平;③有能力较快地学习一般工作要求	总体上可靠和一致;很好地承担责任,但是仅仅局限于个人工作,而不是在管理层面;个性或性格上的原因使晋升受到限制

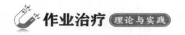

分级	一般体格情况（G）	上肢功能（U）	下肢功能（L）	听力（H）	视力（E）	智力（M）	人格特征（P）
4级	适合轻便工作，有规律的工作时间和就餐时间	单侧残疾，允许有效率的轻体力工作	严重的单侧残疾或者少于双侧残疾，允许有效率地久坐或轻便的工作时间	能够听清楚，虽然有严重的听力丧失，但不妨碍	在佩戴眼镜的情况下使用一只眼睛可以应付工作，视力已近距离的工作，除了近距离工作外；没有快速进展性疾病	IQ 80～89，或：①能够阅读和书写日常简单材料；②能够学会简单的日常方面工作；③智力方面有可能出现恶化	需要鼓励和（或）指引；没有压力，对压力过度反应，有时与伙伴或同事产生矛盾
5级	适合受限的工作或兼职工作，有身体残疾的患者在家工作或允许患者在外从事受限制的兼职工作	双侧残疾或完全的单侧残疾，仅仅允许粗大或相对低频率的移动，允许从事受限制的工作（有残疾的患者）	双侧严重残疾，允许低效率的移动和允许受限的工作，只适合久坐的工作	功能上完全聋，但没有额外的症状且能够看懂唇语	在佩戴眼镜的情况下使用一只眼睛可以应付工作，视力已近距离的工作；有快速进展性疾病	IQ 70～79，或：①有口语和书写能力受限；②读写能力受限严重；③明显的智力减退，如非常差的记忆力	需要更多的鼓励，指引和监督；无法抵抗不一般的压力；不能很好适应改变；工作生产力仅仅局限于熟悉的环境和保护性监督
6级	仅仅适合自我照顾	可以部分自理，或能自己吃饭	因为严重残疾不能够再就业	功能上完全聋，且有进行性疾病，不能看懂唇语	能够模糊看见物体形状，或盲目但接受过训练	IQ 60～69，或：①严重的沟通障碍，如严重的沟通语言或严重的学习障碍；②几乎具备所有能力障碍的儿平具备所有能力障碍的读写障碍	经常受心理影响，和（或）情绪上出现崩溃；经常和其他同事有严重冲突；仅仅完成部分工作；在自我挫折的精制造麻烦上消耗大部分的精力；有严重的性格上的缺陷
7级	卧床不起，不能自我照顾	不能自理	卧床不起	功能上完全聋，且有进行性疾病，不懂唇语	严重的、进展性疾病，或盲目没有接受过训练	IQ 59或以下，或完全无能力的精神障碍沟通障碍	由于严重的精神方面的疾病不能再就业

出处：窦祖林. 作业治疗学 [M]. 3 版. 北京：人民卫生出版社，2018.

（2）美国国家职业分类大典：除了加拿大的 GULHEMP 工作分析系统，当前最常用的工作分析系统是 1991 年美国劳工局出版的《美国国家职业分类大典》（Dictionary of occupational titles，DOT），包含收集工作相关信息所需要的评估表格。

依据 DOT，一份工作有若干数据要收集，主要包括两大类：工作特性和工人特性（图 10-4-2）。DOT 将工作力量分为极轻到极重 5 个等级（表 10-4-2）。

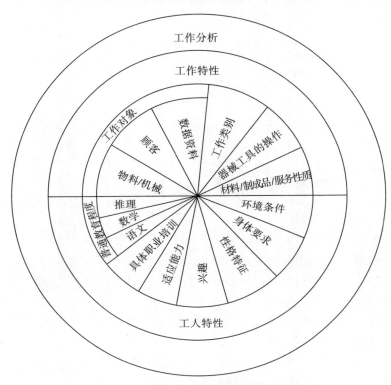

图 10-4-2　DOT 工作分析所包含的内容

出处：美国劳工局，《工作分析手册》，1972.

表 10-4-2　DOT 中的工作力量分级

等级	标准
极轻 （坐位工作）	最大提举 4.5kg 和偶尔提举或运送，如文件、账簿或细小工具。尽管极轻工作往往定义为经常坐位下的工作，但是一定程度上的步行和站立是必需的。假如一份工作只是偶然需要步行和站立，且符合其他极轻工作的条件，那么该份工作可以说是极轻工作
轻	最大提举 9kg 的物体和经常提举和（或）运送 4.5kg 的物体。尽管提举的重量可能往往是一个可忽略的重量，轻工作分类为： （1）当它明显需要步行或站立。 （2）当它需要久坐但大部分的时间必须承担涉及手臂和（或）腿的推和拉的动作
中度	最大提举 22.5kg 的物体和经常提举和（或）运送 9kg 的物体
重	最大提举 45kg 的物体和经常提举和（或）运送 22.5kg 的物体

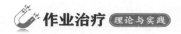

续表

等级	标准
极重	提举重量超过 45kg 的物体和经常提举和（或）运送 22.5kg 或以上重量的物体

出处：窦祖林. 作业治疗学［M］. 3 版. 北京：人民卫生出版社，2018.

根据 DOT 的工作力量分级，Matheson 博士在职业能力评估中使用该系统，并命名为"工作特性身体要求"（表 10-4-3）。

表 10-4-3　工作特性身体要求

身体要求水平	偶尔	经常	常常	典型的能量要求
极轻	4.5kg	—		1.5～2.1METs
轻	9.0kg	4.5kg	—	2.2～3.5 METs
中度	22.5kg	9.0kg	4.5kg	3.6～6.3 METs
重	45.0kg	22.5kg	9.0kg	6.4～7.5 METs
极重	超过 45.0kg	超过 22.5kg	超过 9.0kg	超过 7.5METs

注：偶尔代表少于 1/3 的工作时间，经常代表介于 1/3 至 2/3 的工作时间，常常代表大于 2/3 的工作时间。METs 表示代谢当量。

出处：窦祖林. 作业治疗学［M］. 3 版. 北京：人民卫生出版社，2018.

（3）O＊NET 在线工作分析系统：O＊NET 在线工作分析系统是用于工作分析的网上系统，网址：http://online.onetcenter.org。登录网址，输入工作名称即可获得详细的与此工作相关的资料。内容包括工作任务、工具（设备、软件等）、知识、技巧、身体能力、工作活动、工作内容、工作负荷、兴趣、工作类型、工作价值观、相关职业、薪水和职业趋势、附加信息等。

（4）工作描述或现场工作分析：不同工作的具体情况有所不同，因此有时需要根据患者的工作描述或直接到工作现场观察来进行工作分析。

1）工作描述。请患者完成以下任务：

①用几句话表述这个职位的工作目的（主要工作责任）。

②记录工作的具体任务，以动词开头，尽量简洁、具体地将 6～8 项任务按照重要性依次写下来，估计每个任务占时比例（小于或等于 5％工作时间的不用列出来，除非那是必须做的工作）。

③了解工作所需的受教育程度和经验。

④了解工作所需的资格证或技巧。

⑤了解工作和工作环境所需的身体功能。

2）现场工作分析。评估者到现场观察，进行工作分析，分析内容主要有工作岗位及环境、工序、工作方法、工作时间分配、体能强度、力量性工具使用、工具和机器设备、工作配置等。

（二）功能性能力评估

功能性能力评估（Functional capacity evaluation，FCE）指针对患者某项工作能力进行的一项综合及客观的测试。功能性能力评估主要用于判断患者基本工作能力和完成某项工作可能的工作限制；判断患者的能力是否满足某项工作的要求；判断患者的最大能力，进而判断其工作潜能和就业竞争力。

功能性能力评估主要包括体能评估、智能评估、社会－心理评估、工作行为评估等。

1. 体能评估

体能评估包括关节活动度（Range of motion，ROM）、肌力、耐力、感知觉功能、手功能、平衡协调能力、心肺耐力、视听力、日常生活活动功能等项目，从而评估患者整体的体能状况，制订合适的康复目标。

2. 智能评估

智能评估包括定向力、记忆力、注意力、判断能力、思维能力、执行任务能力、交流能力、组织能力、解决问题能力、学习能力等，智能评估对于脑部受损的患者尤其重要。

3. 社会—心理评估

社会－心理评估指采用心理测量等方法，评估患者的就业动机、意向，以及处理社会工作问题的能力。

4. 工作行为评估

工作行为评估指应用各种方法，评估患者在工作上的行为表现，可在工作现场观察患者实际工作行为情况，具体评估患者的工作动机、注意力、自信心、外表、会议出席/守时情况、监管下的反应、接受建设性批评的态度、人际关系和生产能力、对挫折的承受力等。

（三）工作模拟评估

工作模拟评估指根据工作涉及的身体活动，模仿和设计真实或接近真实的工作环境来进行评估，以此判断患者能否重返工作岗位、是否存在再受伤风险，从而指导职业康复服务。其形式包括以下几类。

1. 器械模拟评估

BTE工作模拟器（Baltimore therapeutic equipment work simulator）、Lido工作模拟平台等仪器是常用于工作模拟评估的模拟器械。这类模拟器械利用多种工具配件模拟工作所需的基本动作，并根据实际工作设置不同的阻力来进行评估。这类模拟器械通常配有计算机系统，用来保存评估的数据、打印报告。

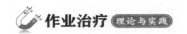

2. Valpar 工作模拟样本评估

Valpar 工作模拟样本（Valpar component work samples，VCWS）由 20 多种不同的设备组成，主要用于职业评估及职业训练，可独立使用或者配合其他设备使用。VCWS 可评估伤病或伤残患者的工作能力是否达到目标工作的要求。VCWS 是最常用的工作模拟评估系统，可结合职业分类大典使用。最常用的 VCWS 是 Valpar 1、Valpar 9 及 Valpar 19。

Valpar 1 评估患者在狭小或受限的空间中，手部进行精细活动和使用小型工具的能力。Valpar 9 评估全身功能，包括躯干、腿部、上臂、手及手指的活动幅度、灵活性和耐力。Valpar 19 评估综合身体功能，如注意力、自信心、跟从指令、耐性、平衡性、协调性、力量、灵活性等。

3. 模拟工作场所评估

在真实或接近真实的工作环境中，评估患者的工作潜能，或评估其应付一般工作要求的能力表现。在评估前可以先在现场探访患者伤病前的工作环境，向其同事或雇主了解工作的详细任务，并实地了解工作环境，从而设计真实或接近真实的工作环境开展评估。

（四）就业前评估

经过康复治疗及职业康复后，患者的身体功能和工作能力可以得到稳定提高，此时需进行就业前评估，以确定工作去向，选择与其能力相匹配的工作。

三、职业训练

（一）工作重整

工作重整（Work conditioning）是为了使患者的体力得到恢复、身体功能与工作要求相适应而特别设计的训练，主要集中于神经、肌肉、骨骼、心、肺等方面的功能训练。

工作重整一般在急性护理之后、工作能力强化训练之前进行。工作重整侧重于满足工作的功能要求，修复潜在的身体或认知功能缺陷，以改善相关身体功能，而不是改善家庭或娱乐活动所需的生活技能。工作重整可以恢复或改善柔韧性、力量、协调性和耐力等身体功能，并提供关于患者能力的实际反馈。工作重整的内容包括为当天计划的活动量身定制的热身练习、基于工作要求的工作重整练习，以及使用工作样本，复制相关的工作的基本组成部分的任务。工作重整侧重于工作相关的功能改善，在伤病的起始阶段，工作重整的训练一般每天 1~2 小时，随着患者的身体功能改善可延长到每天 8 小时。

根据 DOT，工作对身体功能的需求分为体力负荷、工作姿势、攀爬平衡、躯干活动、上肢活动、言语能力、感官功能七大类。每个类别按照能力高低和执行时间频率，分成高、中、低 3 个等级。

（1）体力负荷：提举（搬运）、带（携带）、推、拉。以工作中最常采用的姿势和一般负荷的重量需求为主。

（2）工作姿势：站立、走动、坐着及其他。

（3）攀爬平衡：强调身体敏捷度，以保持身体平衡、防止跌倒。

（4）躯干活动：躯干肌肉、下肢的活动。

（5）上肢活动：手臂、手、手指的感觉和动作。

（6）言语能力：说话与听力，并可依据职业需求进一步分为一般情形和特殊情形下的说话与听力。

（7）感官功能：嗅觉、视觉、味觉、深度知觉、物体聚焦、视野及色彩辨别。

（二）工作能力强化训练

工作能力强化训练（Work hardening training）是应用模拟或真实的工作活动以最大限度地帮助个人重返工作岗位的一种结构化、以工作为导向、个体化的训练。

工作能力强化训练是一种多学科结构的训练，旨在最大限度地提高患者的能力，以重返工作岗位。工作能力强化训练内容包括患者恢复充分就业功能所需的所有方面，如心理、社会、沟通、身体和职业需求等。工作能力强化训练强调针对特定的工作，因此往往涉及工作模拟（Work simulation）。在工作能力强化训练过程中需考虑生产力（速度、准确性和效率）、安全性（坚持安全原则的能力及安全设备和算法的使用）、特定任务的体能容忍度（执行重复任务要求的耐力和能力）、组织技能和决策制定。

工作能力强化训练与工作重整的不同之处：以分级的方式使用真实的或模拟的工作活动，建立与实际工作设置可比拟的工作周期，采取与工作相关的全方位干预及多学科参与的方式。

工作能力强化训练项目涉及的学科包括职业康复、作业治疗、物理治疗、心理学、社会工作和社会服务等。其他学科专业人员全职或根据需要参与，包括药物和酒精咨询师、营养学家和教育工作者（特殊教育或教育评估人员）等。

工作能力强化训练环境应该尽可能地复制工作环境。无论是用于工作重整的传统设备，还是从工作现场带来的特殊设备，都需要足够的空间。此外，患者需要的行为和互动也应该复制工作环境，如按时到达和离开、有固定的休息时间、用人单位对患者的表现给出积极和消极的反馈。

国内目前的工作能力强化训练主要包括工作强化、工作模拟训练、工具使用训练、工作行为训练、现场工作强化训练等。

1. 工作强化

工作强化的目的是提升工作能力，使患者可以安全地、有效地重返工作岗位。常用方法如下：

（1）指导患者基于人体工效学原理，采用正确的姿势、调整工作方法，克服疼痛等症状对工作的干扰。

（2）采用自动化的器械，如 BTE 工作模拟器。

（3）应用多功能组装架、模拟工作台等模拟实际工作的器械，模拟满足工作实际需要的体能要求。

2. 工作模拟训练

工作模拟训练是应用一系列的模拟性或真实性的工作活动，以加强患者的工作能力，从而协助其重返工作的训练。

（1）常用器具和方法如下：

1）工作模拟评估系统，模仿患者实际工作的要求，VCWS 是最常用的。

2）计算机、自动化的工作模拟器。

3）应用电工或木工等各种模拟工序，模拟实际工作的工序。

4）联系雇主，安排患者到实际岗位和工作环境进行训练。

5）模拟工作站：模拟工作站是特别为患者设计的各种模拟的工作环境，用以评估及提升患者的工作能力及潜能，使者能符合实际工作的要求。模拟工作站包括一般工作站、行业工作站。

①一般工作站。提举及运送工作站、提举及转移工作站、推车工作站、组装工作站等。

②行业工作站。电工工作站、维修工作站、木工工作站、建筑工作站、驾驶工作站、厨师工作站、清洁卫生工作站、护理工作站、文职工作站等。

3. 工具使用训练

职业康复治疗师训练患者使用手动工具，如螺丝刀、钳子、锤子、木工刨子、扳手等，改善患者运用工具的速度及灵活性，协助患者找回真实工作中使用工具的感觉，使患者重新构建"工作者"的角色。

4. 工作行为训练

工作行为训练的目的是发展、培养患者在工作中应有的行为及态度，涉及个人仪表、人际关系、工作动力、自信心、控制情绪或处理压力等方面，并教授患者良好的工作习惯。

5. 现场工作强化训练

现场工作强化训练（On-site therapy）指通过在真实工作环境中进行工作强化训练，重新培养患者的工作习惯，提高患者重新参与工作的能力，协助患者尽早适应"工作者"角色，使用人单位能够更早、更妥善地接纳患者，减少社会资源的浪费。其内容及流程如下。

（1）现场工作评估。进行现场工作强化训练之前，先进行现场工作评估，以此制订现场工作强化训练方案。

1）评估前需要了解：①患者的身体功能及康复情况；②患者就业意愿和期望；

③用人单位的态度；④用人单位的性质、相关制度，尤其是用人单位已开始实施的关于职业健康和安全的项目；⑤现场工作强化训练中可以安排的工作岗位或工作任务。

2）现场工作评估内容：①工作的流程、方法；②工作需要的工具、设备和机器；③现场工作环境；④工作中的人体工效学风险因素；⑤用人单位可提供的资源及协助。

职业康复治疗师根据现场工作评估结果，制订合适的现场工作强化训练方案，筛选出有受伤风险的任务。

（2）选择训练设备和空间。重体力训练中，患者容易发生腰背、膝部和肩关节等受力较大部位的损伤；较轻强度的训练（如车间零件装配）则有上肢累积创伤性疾病的风险。职业康复治疗师需利用工作相关的空间和设备评估工作涉及的体能要求，或使用卷尺、握力计、秒表、磅秤等常见工具进行评估。

现场工作强化训练应尽可能使用患者熟悉的设备，尽可能少用医院内常使用的设备。尽量提供独立空间以便开展工作行为教育，可利用会议室、休息室等。

（3）现场工作强化训练的实施。职业康复治疗师先筛选出工作流程中关键性的任务或患者不能完全按照要求完成的任务，再进行训练。训练包括操作耐力、操作体力、工作姿势及方法、设备使用和同事协作等。

（4）受伤的管理及预防。受伤的管理及预防涵盖工作行为教育、肌肉骨骼系统评估、现场的功能性能力评估、现场工作分析、训练计划等。在某些案例中，职业康复治疗师作为用人单位、患者、医务人员及社保人员之间的协调者，为患者提供受伤管理及预防的相关服务。

（5）工作安置。工作安置指把伤病或伤残患者安排到劳动力市场合适岗位的过程。经过现场治疗，为患者和用人单位提出关于工作岗位调整或转换的建议，这是协助患者安全重返工作岗位的重要服务项目。因用人单位不同，工作安置相关服务提供的内容可能不同，通常包含传统的评估和治疗服务，以及患者管理、现场工作分析、工作调整、患者宣教、工伤预防等。

现场工作强化训练要求患者遵守用人单位的作息制度，训练时间通常建议安排为半日或全职。现场工作强化训练周期根据患者个体差异和具体工作情况而有所不同，但建议持续至少1周。

（三）职业技能训练

职业技能训练（Vocational skills training）指结合患者身体功能、职业兴趣、工作性质及劳动力就业市场供求关系等信息，为了使患者获得新的劳动技能，以促进其重新就业为导向，而开展的一系列侧重于实用技能发展的职业培训活动。职业技能训练是为了提升患者个人的职业技能水平而进行的培训，如厨艺训练、电脑技能培训等。

四、重新评估

职业康复治疗师应该重新评估项目的个别因素和项目整体，这两类评估应相互交错进行。在以临床为基础的职业康复过程中，职业康复治疗师应像传统的作业治疗师一样监测患者的功能进展并观察患者是否达到了功能目标。项目过程中，建议与患者及其雇

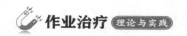

主进行后续评估，以便在出现问题时职业康复治疗师可以在再次损伤或损伤恶化发生之前进行干预。此外，将这些个别因素信息与其他信息结合起来以确定是否实现了整个项目的目标是很重要的。另外，要知道该项目是否满足患者个人及用人单位的需求。定时追踪成功返回工作岗位的比例、有限工作时间的长度、患者和用人单位的主观反馈等信息，使职业康复治疗师能够改进项目。这些资料对于彰显职业康复服务的成本－效益价值很重要，也可以用于营销策略。

五、职业安全与健康

职业安全与健康（Occupational safety and health，OSH）服务的主要目的是让患者在工作环境中实行有效的个人照顾，维持和改善参加工作后最佳的躯体、心理和社交状态，避免工作及工作环境带来的不良影响，保护自身免受工作相关的伤害。

职业康复中应用人体工效学相关知识的主要目的是使患者工作适应得更好，降低工作损伤的风险、失误频率，避免工作及工作环境带来的不良影响。人体工效学是研究人体解剖、生理及心理的特征，以及人的能力及限制，然后将结果应用于机器、工具、系统、工作、环境等，促进使用者安全、舒适、健康及有效率工作或生活的学科。其涉及的内容非常广泛，包括人体测量学、生理学、生物力学、心理学等学科，以及工具及产品设计、人机接口、工作站设计、工作分析及设计等应用。将人体工效学应用于产品及工具中，可提高产品及工具的适用性，保障使用者的健康和安全。不符合人体工效学的动作和姿势则容易造成损伤，如不恰当地弯腰及搬运重物容易引起腰部损伤甚至腰椎间盘突出。

在职业评估、职业训练中，职业康复治疗师常应用人体工效学相关知识，如在工作能力强化训练中教授患者正确的用力方法和姿势、预防职业伤害和避免劳损的措施，协助患者培养符合人体工效学的日常工作姿势习惯。

（廖宇君）

第五节　巴林特小组

一、概述

（一）定义

巴林特小组（Balint groups）是欧美国家医学教育和职业培训的必修内容，它是由匈牙利精神分析师米歇尔·巴林特（Michael Balint，1896—1970 年）于 20 世纪 50 年代创建的一种广泛用于训练医务人员处理医患关系的方法。巴林特小组聚焦医患关系的病例讨论，旨在帮助医务人员消除医患关系的盲点、更好地了解患者及其家属，并提高医务人员的沟通技巧。

巴林特小组一般由 1 位组长和 8~9 位组员临时组成，组长一般由具有心理学背景的人担任，以小组的形式探讨日常工作中的医患问题。针对典型案例，通过角色转换、遐想、共情等方式分析事件当事人（医务人员、患者及其家属）情绪背后的心理过程，体验当事人的情感感受，让医务人员理解患者及其家属的情绪及行为，从而释放自己内心的负面情绪，以包容的心态去对待患者及其家属，可有效地改善医患关系、提高服务质量。

（二）巴林特小组的发展

1896 年 12 月 3 日，巴林特出生于匈牙利的布达佩斯。他的父亲在布达佩斯做家庭医生。巴林特同样学医，他对医学和精神分析学都很感兴趣。精神分析学的代表人物是西格蒙德·弗洛伊德（Sigmund Freud，1856—1939 年）和约瑟夫·布洛伊尔（Josef Breuer，1842—1925 年）。巴林特阅读弗洛伊德的著作后，非常认同其思想。在职业生涯的早期，巴林特即对心身疾病很感兴趣，重视医疗中的心理学观点，他的理念是家庭医生应具备敏感性，认识到除躯体因素外，心理因素在疾病的发生发展中也扮演了重要的角色。他和伦敦的同事以小组形式讨论这些问题，并将小组命名为"关系培训与研究小组"。

巴林特在《医生、他的患者及所患疾病》（*The doctor，his patient and the illness*）里提到了"医生药物"的概念——患者不仅仅对药物本身有所反应，而且对于医生本人和医生带来的氛围也会有所反应。医生本身也是一剂强有力的"药物"，医患交流对彼此都充满了意义。

巴林特小组首要的任务就是深化医患关系的理解和思考。也就是说，医生个人的各种行为态度会对患者产生影响，这直接影响医生从患者身上获取疾病信息的能力，成为医患沟通是否有效的重要因素。1950 年，巴林特和他的妻子伊妮德·巴林特（Enid Balint）开创了巴林特小组的工作模式。这种工作模式旨在培训医生以精神动力学的视角关注医患关系，巴林特小组在组长的带领下为案例报告者提供一种支持性的氛围，并提出建设性的评论。1972 年，国际巴林特联盟成立，我国已加入其中。

（三）巴林特小组在我国的应用

2005 年，我国吴文源教授和德国弗莱堡大学心身医学科的主任威尔森教授合作开展了第一个引入我国的国际心身医学培训项目。基于这个项目，上海市同济医院的巴林特工作室诞生，并逐渐在部分综合医院推广。2011 年，我国成立了巴林特联盟，并在北京举行了第一届国际巴林特研讨会。2012 年我国以国家的身份加入了国际巴林特联盟。

职业倦怠会降低医疗质量，造成医学人才的流失。巴林特小组旨在提高医务人员的职业认同感，减轻职业倦怠。同时，巴林特小组旨在提高医务人员的沟通能力，提高医务人员识别自身与患者情绪的能力。因此，巴林特小组在我国受到了高度重视。

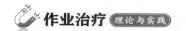

二、巴林特小组在作业治疗中的应用

（一）对医务人员

在当今社会环境下，面对各种医患问题、工作琐事，医务人员的工作压力很大，日积月累就会影响他们的正常工作，甚至危及生命。开展巴林特小组活动的意义重大，通过小组讨论，医务人员学会沟通和角色转换，从而能有效缓解医患矛盾，避免医患冲突，让医务人员的工作生活更加愉快、顺利。巴林特小组给予医务人员一个情绪发泄的出口，并且兼顾感性与理性的角度，体验当事人的委屈，理性地分析事情发生的原因和心理，考虑以后的应对措施。巴林特小组鼓励医务人员发声，鼓励医务人员大胆维护自己的情绪利益。这对于医务人员的情绪梳理是大有裨益的。作业治疗师是一个具有挑战性、高压力的职业，这使得作业治疗师容易产生职业倦怠。同理，作业治疗师也可以通过巴林特小组的干预有效避免职业倦怠、去人格化倾向，缓解负面情绪。

然而巴林特小组的实施也存在着参与小组活动时间与休息时间冲突的问题，并且巴林特小组是非强制性活动，可能会影响医务人员的参与积极性。如何广泛应用与长期实施巴林特小组活动是目前需要解决的问题。

（二）对患者

巴林特小组可以通过案例讲述、再现和讨论的方式来帮助患者解决难题、改善情绪。其最早用于帮助医务人员解决医患沟通中出现的问题，现在也被广泛用于减轻负性事件对患者的影响。需要作业治疗的患者日常生活常常受限，往往伴随认知、情绪等多种功能障碍，受疾病本身及各种负性事件的影响，患者极易产生焦虑、抑郁、悲观、孤独等负面情绪，对患者的治疗效果、依从性、满意度和生活质量等产生严重的影响。许多患者在康复过程中会因为功能障碍等形成自卑的心理，对治疗缺乏信心，不愿意配合。有些患者甚至不愿与他人沟通，将自己封闭起来，大大阻碍了康复的进程。巴林特小组则能有效改善患者心理状态：一方面，在小组活动过程中，患者通过案例讲述对负性事件进行回顾性分析，在组织者的正确引导下，患者对疾病会有更深的认识，可帮助缓解个人心理问题。同时，活动过程可增加患者家属及医务人员对患者的关怀程度，从而达到改善患者心理状态的效果。另一方面，小组成员通过角色互换的案例再现方式，使自己置身于整个环境中，勇敢地说出自己的想法和建议，同时接受他人的不同想法和建议，为今后遇到类似事件提供一个良好的借鉴经验。这种活动对功能障碍患者的康复有重要价值，可提高患者的社会支持和生活质量，但需要提供持续的治疗以维持疗效。

（王剑雄）

第六节　辅助器具

一、概述

(一) 辅助器具的定义

《康复辅助器具　分类和术语》（GB/T 16432—2016）把辅助器具定义为：功能障碍者使用的，特殊制作或一般可得到的用于如下目的任何产品（包括器械、仪器、设备和软件）。

(1) 有助于参与性。

(2) 对身体功能（结构）和活动起保护、支撑、训练、测量或替代作用。

(3) 防止损伤、活动受限或参与限制。

国际上最早出现的描述辅助器具的英文是 Assistive device，2001 年 WHO 发布的 ICF 中的环境因素里明确指出其定义的根据是国际标准 ISO 9999。2007 年发布的第四版 ISO 9999 才与 ICF 一致，Assistive product 代替了以前的 Assistive device。二者的主要区别在于 Assistive product 包括功能障碍者所需的软件，如语音输入和输出软件等。目前，我国仍将 Assistive product 翻译为"辅助器具"，并简称"辅具"。

(二) 辅助器具的分类

1. 按辅助器具的服务对象分类

辅助器具的服务对象是功能障碍者，在我国功能障碍者分为六类，分别是视觉障碍者、听觉障碍者、言语障碍者、肢体障碍者、智力障碍者和精神障碍者。此分类方法使用方便，缺点是某些辅助器具会被多类功能障碍者重复选择。

2. 按辅助器具的使用环境分类

不同的辅助器具用于不同的环境。ICF 将辅助器具的使用环境分为生活、移动、交流、教育、就业、文体、宗教、居家和公共 9 个环境。此分类方法使用方便、目的性强，便于康复工作者制订辅助器具方案。

3. 按辅助器具的使用功能分类

我国依据第五版 ISO 9999，发布了《康复辅助器具　分类和术语》（GB/T 16432—2016），后来第五版 ISO 9999 在国际上作废，取而代之的第六版 ISO 9999 辅助器具分为 12 个主类、132 个次类和 801 个支类，相关分类见表 10−6−1。

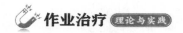

表 10-6-1　第六版 ISO 9999 中辅助器具的主类名称及次类和支类的数量

主类名称	次类和支类数量
主类 04：测量、支持、训练或替代身体功能的辅助器具	下分 17 个次类和 64 个支类
主类 05：用于教育和技能训练的辅助器具	下分 11 个次类和 51 个支类
主类 06：因支撑神经、肌肉、骨骼或有关运动功能而附加到身体的辅助器具（矫形器）和因替代解剖结构而附加到身体的辅助器具（假肢）	下分 8 个次类和 110 个支类
主类 09：用于自理活动和自我参与的辅助器具	下分 19 个次类和 130 个支类
主类 12：用于涉及个人移动及转移的活动和参与的辅助器具	下分 16 个次类和 105 个支类
主类 15：用于家务活动和参与家庭生活的辅助器具	下分 6 个次类和 50 个支类
主类 18：在室内和室外人造环境里支持活动的家具、固定装置和其他辅助器具	下分 12 个次类和 76 个支类
主类 22：用于沟通和信息管理的辅助器具	下分 14 个次类和 92 个支类
主类 24：用于控制、携带、移动和操作物体及器具的辅助器具	下分 9 个次类和 40 个支类
主类 27：用于控制、调整或测量物质环境元件的辅助器具	下分 2 个次类和 17 个支类
主类 28：用于工作活动和参与就业的辅助器具	下分 9 个次类和 42 个支类
主类 30：用于娱乐和休闲的辅助器具	下分 9 个次类和 24 个支类

（三）辅助器具的应用目的

通过有针对性地应用适合的辅助器具来达到提高患者的参与性、防止活动或参与受限、改善身体结构和功能的目的。康复工作者应把辅助器具的应用作为一种治疗手段，贯穿康复治疗的始终，从而更好地帮助患者恢复功能，回归家庭和社会。

1. 限制和稳定

通过限制肢体或躯干的异常活动，维持关节稳定性，减轻疼痛或恢复机体承重功能。

2. 固定和保护

通过对病变肢体或关节进行固定和保护，促进病变部位的愈合，促进炎症和水肿吸收，保护肢体正常对位对线关系，缓解或预防软组织损伤。

3. 预防和矫正畸形

通过固定病变部位来矫正由肌力不平衡、静力作用引起的骨、关节畸形，预防可能发生和发展的畸形。

4. 代偿肢体功能

通过一些功能性矫形器或外源性动力装置代偿已瘫痪肌肉的功能，对肌力较弱者给予助力，促进正常运动。最简单且有效的外源性动力装置是橡皮筋或弹力带。

5. 改进功能

改进步行、穿衣、饮食等各种日常生活活动和工作。

（四）辅助器具的选用原则

《康复辅助器具 分类和术语》（GB/T 16432—2016）列出了 815 种辅助器具，每一种辅助器具有不同的结构、外形、规格和型号。选择辅助器具时需要遵循以下几点原则。

1. 按年龄选择

（1）儿童：以认知学习、训练重建身体功能，以及预防和矫正畸形的辅助器具为主。

（2）中青年：以生活自助、家庭康复训练、利用潜能开发就业技能、提高生活质量的辅助器具为主。

（3）老年人和重度功能障碍者：以保护类、协助护理类及休闲类辅助器具为主。

2. 按患者最终目标选择

（1）独立生活：帮助患者恢复独立饮食、如厕、梳洗、穿脱衣、听说读写等能力，可以选用补偿或代偿相应功能的辅助器具。

（2）接受教育：帮助患者在学校接受教育，可选用能帮助其接受教育、促进沟通和交流等的辅助器具。

（3）从事工作：帮助患者从事一份有意义的工作，体现个人的价值，可选择能帮助其从事相应工作的辅助器具。

（4）社会康复：帮助患者参与社区、文化、体育、休闲等活动，可选择能帮助提高个体参与能力的辅助器具。

3. 选择适用的辅助器具

为患者选择辅助器具应做到"以人为中心"，选择对其来说适用的辅助器具。参考WHO《轮椅服务初级教程》中对"适用的轮椅"的定义，可将适用的辅助器具定义为：能够满足使用者需求以及环境状况的、适合的、安全耐用的、国内可得到的，并且能以最经济和实惠的价格购买和维修并能持续提供售后服务的辅助器具。

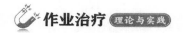

二、矫形器

（一）矫形器的定义与命名

1. 矫形器的定义

矫形器（Orthosis）是用于人体四肢、躯干等部位，借助力的作用保护和稳定肢体，预防、矫正畸形，治疗骨骼、关节、肌肉与神经疾病，进行功能代偿的体外装置。

2. 矫形器的命名

矫形器命名繁多，曾称为支具、夹板、支持物、矫形装置等，同一种矫形器也有不同的命名。《康复辅助器具 分类和术语》（GB/T 16432—2016）采用了系统的矫形器统一命名方案，按照矫形器的安装部位命名，见表10-6-2。

表10-6-2 矫形器的命名

中文名称	英文名称
骶髂矫形器	Sacro—iliac orthoses
腰部矫形器	Lumbar orthoses
腰骶矫形器	Lumbo—sacral orthoses
胸部矫形器	Thoraco orthoses
胸腰矫形器	Thoraco—lumbar orthoses
胸腰骶矫形器	Thoraco—lumbo—sacral orthoses
颈部矫形器	Cervical orthoses
颈胸矫形器	Cervico—thoracic orthoses
颈胸腰骶矫形器	Cervico—thoraco—lumbo—sacral orthoses
颅矫形器	Cranial orthoses
悬雍垂矫形器	Uvula orthoses
指矫形器	Finger orthoses
手矫形器	Hand orthoses
手—指矫形器	Hand—finger orthoses
腕手矫形器	Wrist—hand orthoses
腕手手指矫形器	Wrist—hand—finger orthoses
肘矫形器	Elbow orthoses
肘腕手矫形器	Elbow—wrist—hand orthoses
前臂矫形器	Forearm orthoses

中文名称	英文名称
肩矫形器	Shoulder orthoses
肩肘矫形器	Shoulder—elbow orthoses
手臂矫形器	Arm orthoses
肩肘腕手矫形器	Shoulder—elbow—wrist—hand orthoses
足矫形器	Foot orthoses
踝足矫形器	Ankle—foot orthoses
膝矫形器	Knee orthoses
膝踝足矫形器	Knee—ankle—foot orthoses
小腿矫形器	Leg orthoses
髋矫形器	Hip orthoses
膝矫形器	Hip—knee orthoses
大腿矫形器	Thigh orthoses
髋膝踝足矫形器	Hip—knee—ankle—foot orthoses
胸腰（腰）髋膝踝足矫形器	Thoraco—lumbo/lumbo—sacral—hip—knee—ankle—foot orthoses

（二）矫形器的分类（本部分仅列出常见的四种分类法）

1. 按治疗部位分类

上肢矫形器、下肢矫形器和脊柱矫形器。

2. 按治疗目的分类

临时用矫形器、保护用矫形器、固定用矫形器、免负荷用矫形器、功能用矫形器、站立用矫形器、步行用矫形器、夜间用矫形器、牵引用矫形器、功能性骨折治疗用矫形器等。

3. 按主要材料分类

石膏矫形器、热塑板材矫形器、皮革矫形器、碳纤维矫形器、金属框架矫形器、树脂矫形器、布制矫形器等。

4. 按产品状态分类

成品矫形器（如各种腰围、平足鞋垫等）、定制成品矫形器（如高温塑料板制成的矫形器，可根据患者的肢体形状，在成品的局部加热、变形和修改，使之适合患者的解剖特点）和定制矫形器。

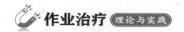

（三）作业治疗中常用的上肢矫形器

1. 肩矫形器

肩矫形器主要包括肩外展矫形器和可调式肩外展矫形器，适用于肩部骨折、肩关节脱位、肩袖损伤、臂丛神经损伤、腋部及周围烧伤等患者的固定和保护，其中可调式肩外展矫形器可调整和锁定肩关节外展角度，肘关节角度也可调节。

2. 上臂矫形器

上臂矫形器主要用于稳定的肱骨干骨折患者的固定和保护。其采用套筒状原理，腋下部分稍短，便于肩部的活动。

3. 肘矫形器

（1）肘关节屈曲静态矫形器：适用于肘关节术后、软组织损伤或烧伤及肘关节不稳定的患者。

（2）渐进式肘关节屈曲矫形器：适用于肘关节屈伸活动受限的患者。

（3）肘关节伸展静态矫形器：适用于肘关节屈侧烧伤、屈曲肌群痉挛的患者，主要在夜间使用，使用时要避免鹰嘴处受压。

（4）肘关节屈伸动态矫形器：由上臂部分、前臂部分和关节铰链组成，适用于肘关节术后肌力低下的患者，角度可调，需要时还可增加弹簧或者动力装置。

4. 腕手矫形器

（1）腕固定矫形器：适用于腕关节损伤、桡骨茎突炎、腕管综合征的患者，多选用功能位，前臂部分长度应达到前臂的 2/3。

（2）手功能位矫形器：腕关节背伸 30°，掌指关节屈曲 45°，近端指间关节屈曲 45°，远端指间关节屈曲 10°~15°，拇指对掌位。

（3）腕手抗痉挛矫形器：适用于中枢神经损伤后腕手屈曲痉挛的患者。

（4）桡神经损伤腕手矫形器：适用于桡神经损伤后垂腕垂指的患者，由背侧腕背伸矫形器及固定于其上的弹簧钢丝组成。

（5）屈肌肌腱损伤腕手矫形器：腕关节屈曲 30°，掌指关节屈曲 70°，指间关节伸直。

（6）伸肌肌腱损伤腕手矫形器：固定式腕背伸 30°~40°，掌指关节及指间关节伸直。

5. 手—指矫形器

（1）拇指对掌矫形器：适用于正中神经损伤、烧伤、手部骨折的患者，由套于拇指近节的环形低温热塑材料连接掌部固定部分组成。

（2）拇指外展矫形器：用于手外伤患者虎口挛缩的预防和治疗。拇指固定于掌侧外展与桡侧外展中间 45°最大拉伸位。

（3）掌指关节固定矫形器：适用于掌骨骨折、近节指骨骨折、掌指关节骨折的患者，掌指关节屈曲 70°、指间关节伸直。

（4）尺神经损伤矫形器：适用于尺神经损伤后爪状指畸形的患者，第 4、5 掌指关节保持屈曲 60°~70°。

（5）手指固定矫形器：适用于指关节炎、指骨骨折、手指畸形、手指屈侧烧伤的患者。

三、移动辅助器具

（一）床上移动、转移类辅助器具

1. 翻身床单

辅助患者翻身，床单一侧有拉手，材料为易滑动的尼龙材料。

2. 转移辅助带

辅助者将转移辅助带套在患者身上，通过抓住转移辅助带两边拉手抬起患者并进行移位。

3. 电动移位机

辅助者利用电动移位装置实现患者在床、轮椅、座椅、坐便器之间的安全转移。

（二）助行器

1. 轻型助行架

轻型助行架又称为 Zimmer 架，是一种没有轮子的三边形金属框架，有的带有铰链结构，可以左右交替推向前移动，因此又称为交互式助行架。

2. 框式四脚助行架

固定框式四角结构，由手柄、支撑杆、支脚垫组成，室内使用；整体高度多段可调，通过弹扣调节杆体长度；配有支脚垫，防滑、减震；可左右折叠，便于携带收纳。

3. 阶梯框式助行架

固定框式四角结构，由手柄、支撑杆、支脚垫组成，室内使用；低处的扶手可帮助起立时抓握；整体高度多段可调，配有支脚垫，防滑、减震；可左右折叠，便于携带收纳。

4. 轮式助行架

轮式助行架指用于辅助行走、装有手柄套和两个或两个以上轮子的、有三条腿或更多条腿的助行架，但只适用于能够良好控制手闸的患者，包括手扶四轮助行架、肘托式四轮助行架。

5. 台式助行器

台式助行器指有轮子和（或）支脚、支撑平台或前臂支撑托架，靠双臂或与上身一起向前推进的助行器，适用于腕和手部力量不足或不能承重的患者。有较大尺寸的支撑平台，给患者提供了较大的支撑平面，承重能力增加，可室内使用。通过手控刹闸，可控制行进速度，增强了患者的稳定性。

6. 电动站立式助行器

底座有电控系统，通过手扶操作器患者可自行完成床、椅、助行器间的转移操作，简单安全、便捷省力，适用于下肢功能障碍、身体肌力/耐力欠佳的患者。

（三）拐杖

1. 腋拐

腋拐由腋托、手柄、杆体、支脚垫组成。杆体长度多段可调，腋托呈弧形。手柄高度可调节，适用于不同臂长患者。腋拐配有支脚垫，防滑、减震，可以承担患肢负重的70%~80%。

2. 肘拐

腋拐的肘托、手柄采用一体成型，符合人体工学设计。杆体长度多段可调，适用于不同身高患者。腋拐配有支脚垫，防滑、减震，可以承担患肢负重的40%~50%。

3. 手杖

手杖通过手的触感和支撑感来掌握行走的平衡稳定，起到辅助支撑、防止跌倒的作用。

不同手杖的作用不同。单脚手杖的支撑点小，但速度快；多脚手杖稳定性大，但速度慢；还可根据患者不同需求选择轮式手杖和带坐垫的多脚手杖。

4. 轮椅

针对偏瘫患者，由于其需求的相对多样化，以及现有轮椅的个性化、功能化和模块化，如何选择满足需求的轮椅成为每一位偏瘫患者十分关心的问题。目前我国辅助器具市场上销售的常见且适用于偏瘫患者的轮椅大部分属于第六版 ISO 1999 的主类之一——"用于涉及个人移动及转移的活动和参与的辅助器具"中的"人力轮椅车""动力轮椅车"和"轮椅车配件"。无严重认知障碍、理解力和肢体协调稳定性较好的患者可以选择单侧驱动轮椅；平衡功能较好的患者可选用低靠背的标准轮椅，安装可拆卸式脚踏；病情严重者最好选用他人推动轮椅；需要辅助进行转移的患者可选用可拆卸式扶手和脚踏。

（1）人力轮椅车：通常称为手驱动轮椅车，简称手动轮椅。手动轮椅是为患者提供座位支撑系统和轮子，由患者自身通过残存的上肢功能或由他人推动以达到移动目的的辅助器具。一般手动轮椅由四个基本系统构成，分别为身体支撑系统、驱动系统、制动系统和支架系统。

（2）动力轮椅车：通常称为电动轮椅车，简称电动轮椅。电动轮椅车是提供座位支撑系统和轮子，并依靠控制器可实现自行操控或他人操控，通过电力驱动可乘坐的辅助器具，是患者选用较多的远距离移动辅助器具。电动轮椅按照功能分类可分为基本型、中轮驱动型、前轮驱动型、站立型、座位升高型、靠背可倾倒型、整体倾倒型、多功能型、他人操控型、爬楼型。电动轮椅的主要部件有供电系统、动力系统、电力控制系统、支架系统和姿势支撑系统。

（3）轮椅的评估与适配：包含接待建档，评定服务，制订适配方案，产品采购、定制或改制，性能检验，指导训练，产品交付，定期回访，后期维护，档案封存等十项内容。

作业治疗师可根据表 10-6-3 和表 10-6-4 对患者的基本状态进行评估，从而选择适合的轮椅。

表 10-6-3　轮椅的评估量表

1. 基础信息（用于 A 方案和 B 方案评估）
姓名：_____　年龄：_____　性别：男□　女□　身高：____米　体重：____千克 联系电话：_____　地址：_____　邮编：_____ 身份证号：_____　残疾证号：_____ 残疾等级：_____　致残时间及原因：_____
2. 身体情况（用于 A 方案和 B 方案评估）
脑性瘫痪□　脊髓灰质炎□　脊髓损伤□　脑卒中□ 截肢：右大腿□　右小腿□　左大腿□　左小腿□ 骨关节损伤和肌肉萎缩症□　体弱□　痉挛或不受控制地运动□　失禁□　肌张力高□ 肌张力低□　髋关节脱位□　癫痫□　疼痛□ 其他：_____
3. 轮椅使用的活动和环境情况（用于 A 方案和 B 方案评估）
使用轮椅能做的事和最想做的事： 主要活动和场所：家中□　小区□　户外及公园□　医疗□　就学□　就业□　运动□ 每天使用的距离：1 千米及以内□　1～5 千米□　5 千米以上□ 每天使用的时间：1 小时及以内□　1～3 小时□　3～5 小时□　5～8 小时□　多于 8 小时□ 面临的主要环境：狭小的家庭空间□　蹲厕□　坐厕□　泥泞的道路□　沙石或不平路面□ 　　　　　　　　环境中的台阶□　课桌或工作台□　其他：_____ 主要移位方式：独立站位□　独立坐位□　协助站位□　协助坐位□　使用移位机□　其他____

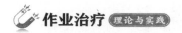

4. 现有轮椅使用情况（用于 A 方案和 B 方案评估）

正在使用□　状况良好和能够支撑体位□　能够满足活动需求□　能够满足环境需求□
暂停使用□　弃用□
暂停使用和弃用的原因：_____

5. 身体功能评估（用于 A 方案和 B 方案评估）

坐姿能力：能坐直□　活动状态下保持平衡□
静止状态下保持平衡□　双手扶持状态下保持平衡□
驱动能力：_____　肌力正常/低下部位：_____
耐力（正常/低下）：_____　潜在功能：_____
驱动方式：
手动轮椅车　双臂□　手足□　双足□　他人□　其他□
电动轮椅车　手部□　上臂□　头颈部□　足部□　其他□
安全保障能力：认知力□　感知力□　判断力□　记忆力□
压疮风险：曾经有□　目前有□　属于____期　多长时间：_____
在右图中标记：无感觉□　患过压疮□　现有压疮□
潜在风险：感觉障碍□　活动障碍□　潮湿□　不良姿势□　营养不良□　皮肤老化□
　　　　　衰老□　骨突□　患过压疮或患有压疮□（有其中三项，评估为压疮风险）

6. 与轮椅基本结构相关的身体尺寸测量（用于 A 方案和 B 方案评估）

轮椅部位	身体测量		测量值（mm）	轮椅尺寸（mm）
座椅宽度	臀部两端最宽的距离			
座椅至脚踏或至地面的高度	手驱：腘窝处至足底的距离	左		
	足驱：腘窝处至地面的距离	右		
座椅深度	臀后部至腘窝处的距离	左		
		右		
标准靠背	座面至肩胛下角的距离			
低靠背	座面至胸腔下缘的距离			
高靠背	座面至肩峰的距离			
扶手高度	座椅表面至肘部屈曲 90° 状态下的距离			

7. 异常坐姿评估（用于 B 方案评估）

异常坐姿状况				异常坐姿调整（模拟支撑）		
部位	正常	否	描述	僵硬	可调	描述
骨盆	□	□	前倾□　后倾□　侧倾□　旋转□	□	□	
躯干	□	□	前倾□　后倾□　侧倾□　旋转□	□	□	
左肩部	□	□	内旋□　内收□　外旋□　外展□　上提□　下扣□	□	□	

7. 异常坐姿评估（用于 B 方案评估）						
右肩部	☐	☐	内旋☐　内收☐　外旋☐　外展☐ 上提☐　下扣☐	☐	☐	
左髋	☐	☐	内旋☐　内收☐　外旋☐　外展☐ 屈曲　＞90°☐＜90°☐	☐	☐	
右髋	☐	☐	内旋☐　内收☐　外旋☐　外展☐ 屈曲　＞90°☐＜90°☐	☐	☐	
左膝	☐	☐	屈曲　＞90°☐＜90°☐	☐	☐	
右膝	☐	☐	屈曲　＞90°☐＜90°☐	☐	☐	
绘图及照片				绘图及照片		

8. 手模拟、材料模拟对异常坐姿调整的说明：包括使用的位置、方向、力度和结果等

9. 与姿势支撑装置相关的身体尺寸测量（用于 B 方案评估）

姿势支撑装置	身体测量		测量值（mm）	轮椅尺寸（mm）
骨盆侧支撑（内侧）	A 臀部两端的距离			
胸托的宽度（内侧）	G 胸廓之间的距离			
胸托的高度	H 座面至腋下的高度距离	左		
		右		
骨盆后支撑	I 座面至骨盆髂后上棘的高度距离			
分腿装置宽度	J 坐姿状态下双膝间的距离			
头枕高度	K 座面至枕骨的距离			
坐垫骨盆支撑部位的深度	L 臀后部至骨盆前端的距离			

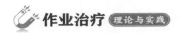

表 10-6-4　轮椅适配方案

1. 基础信息（用于 A 和 B 方案）			
轮椅使用者		编号	
评估日期		评估人员	

2. 轮椅类型（用于 A 方案和 B 方案）	
手动轮椅	自驱☐　普通☐　轻质☐　固定☐　折叠☐　可倾斜☐　可整体倾斜☐ 他驱☐　附加姿势支撑装置☐　改制☐　其他：＿＿＿＿＿
电动轮椅	类型：后轮驱动☐　前轮驱动☐　中轮驱动☐　座位可升降☐　可站立☐ 可倾斜☐　可整体倾斜☐　附加姿势支撑装置☐　改制☐　其他：＿＿ 操作控制：右手☐　左手☐　左腿☐　右腿☐　右脚☐　左脚☐ 头颈部位☐　摇杆☐　吹吸气☐　按键☐　改制☐　其他：＿＿＿＿

3. 轮椅主要尺寸（用于 A 方案和 B 方案）（mm）							
座位宽度		座位深度		座位高度		靠背高度	
扶手高度		轴距		总体尺寸		其他	

4. 轮椅主要部件要求（用于 A 和 B 方案）	
车架	材料：钢制☐　铝合金☐　驱动轮位置：标准☐　前置☐　后置☐ 其他：＿＿＿＿＿
椅座	软座☐　硬座☐　平面☐　曲面☐　张力可调☐　其他：＿＿＿＿
靠背	软座☐　硬座☐　平面☐　曲面☐　张力可调☐　其他：＿＿＿＿
脚踏支架	固定☐　可拆☐　可旋后☐　角度：＿＿＿＿　其他：＿＿＿＿
脚踏板	单片整体☐　两片分离☐　角度可调☐　前后可调☐　左右可调☐ 其他：＿＿＿＿
扶手	长扶手☐　近桌型☐　宽扶手☐　固定☐　可拆☐　可掀后☐　高度可调☐ 其他：＿＿＿＿
驱动轮	充气☐　实心☐　实心镶嵌☐　快速拆卸☐　轴距可调☐　直径：＿＿ 宽度：＿＿
脚轮	充气☐　实心☐　材质：＿＿＿＿　直径：＿＿＿＿　宽度：＿＿＿＿
驱动手圈	金属☐　PVC☐　波浪花纹☐　缠裹或附着增大摩擦力的材料☐　其他：＿＿＿＿
手推把手	手闸☐　高度：＿＿＿＿
制动	短杆☐　加长杆☐　推动制动☐　拉动制动☐　其他：＿＿＿＿
其他部件	小腿带☐　踝带☐　足跟带☐　桌板☐　其他：＿＿＿＿
改制	给出改制部件的图纸、技术要求和说明

5. 坐垫类型和要求（用于 A 和 B 方案）				

平面□　曲面□
填充物：海绵□　充气□　流体凝胶与海绵组合□　固体凝胶□　其他：_____
外套材料：_____

6. 姿势支撑装置主要尺寸（用于 B 方案）（mm）						
胸托宽度		胸托高度	左：	胸托深度	右：	头枕高度	
分腿垫		骨盆侧支撑		骨盆后支撑		其他	

7. 姿势支撑装置类型及要求（用于 B 方案）

坐椅与靠背支撑

坐垫	身体下滑□	一侧髋屈曲<90°□	骨盆旋转□	髋屈曲>90°□	髋部内旋□	髋部外旋□
靠背垫	骨盆后倾，髋屈曲<90°□		骨盆后倾□		躯干侧倾□	

骨盆、髋部、躯干、头部等支撑装置

头枕	平面□　曲面□ 枕骨支撑□　后侧面支撑□ 四点定位支撑□	骨盆带	□
胸托	平面□　曲面□　轮廓型□	分腿垫	□
胸部安全带	肩带□　"H"形□　蝴蝶形□　背心式□	骨盆侧支撑	□
其他			

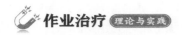

绘制姿势支撑装置加工图纸

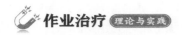

8. 相关辅助器具适配（用于 A 和 B 方案）
移乘板□　移乘带□　助行器□　拐杖□　其他：_____

9. 需要提供的技术指导（用于 A 和 B 方案）

轮椅的操作技能	□	轮椅使用的减压技术与压疮预防	□
轮椅的移位技能	□	在家中进行轮椅的维护保养	□
轮椅的越障技能	□		□
	□		□
	□		□

10. 备注及说明（用于 A 和 B 方案）

四、日常生活辅助器具

（一）基础性日常生活活动常用辅助器具

1. 进食类

（1）筷、勺、叉类。

1）助食筷：筷子的上端设置弹力夹，多为树脂材料制作，弹力夹上有曲线手柄，能够很好地契合手部曲线，方便抓握，夹取食物时只需要捏合筷子即可。

2）左右手勺、叉：勺、叉前端多为不锈钢材质，头部向左或向右弯曲，用于代偿手指或手腕的屈曲功能，勺、叉手柄多为环保材质，加粗加大方便抓握。

3）安装"C"形夹或万能袖带的勺、叉：普通勺、叉配合万能袖带或"C"形夹使用，用于代偿手指的抓握能力。

（2）盘、碗、杯类。

1）防洒盘：在普通盘子上加碟挡，盘边设置吸盘和挂钩用于固定，多为树脂材料制作，防烫防摔，适用于单手操作进食时防止饭菜洒落、溢出。

2）高低碗：多为树脂材料或环保塑料制作，碗的一侧边沿高于另一侧边沿，原理同防洒盘，碗底有防滑的吸盘，可在进食过程中将碗固定在桌子上。

3）防滑分餐盘：中间设有隔断，不同食物放在不同的隔断中，底部有防滑颗粒，保证饭菜不洒落、不混淆。

4）安心饮水杯：硅胶材料制作，柔韧性好，防烫防摔，杯口呈椭圆形，即使米汤或者糊状食物也可以使用。此水杯必须通过挤压和吸吮才能使液体流出，在进食过程中能够有效地防止误吸、误咽和呛咳，适用于有吞咽障碍的患者。

5）吸管杯：环保材质，杯盖上有吸管孔，吸管可自由弯曲，多适用于上肢稳定性较差的患者。

6）手柄改造杯：通过加长手柄或加大曲度使饮水动作变得更便捷。

2. 个人卫生类

（1）挤牙膏器：可吸附或粘贴在墙壁上，用牙刷顶端按压按压阀即可自动挤出牙膏，可单手操作。

（2）安装"C"形夹或万能袖带的牙刷：将牙刷安装在"C"形夹上或插入万能袖带，适用于肩肘功能存在但手功能欠佳的患者。

（3）辅助指甲刀：指甲刀安装在稳定防滑的底座上，按压柄加粗加宽，无须手指精细对捏也可以剪指甲。

（4）带吸盘的指甲锉：指甲锉下方用吸盘固定在桌子上，单手可操作。

（5）手柄加长或弯曲的梳子：梳子的手柄加长或弯曲，适用于肩肘功能欠佳的患者。

3. 更衣、衣物类

（1）贴身护理服。护理服有三种类型：一种是从胸前到脚踝呈"人"字形，从身体前侧即可穿脱；一种是在前一种基础上可将下身部分单独取下；另一种是在手臂外侧有拉链，可以方便地脱掉单侧袖子。

（2）围裙、围嘴。适用于吞咽咀嚼功能差或者面瘫、流涎的患者，方便穿戴和清洗。

（3）系扣器。手柄加粗加大，方便抓握，前端是围成类似菱形的金属丝，将菱形圈尖端穿入纽扣孔，套住扣子将其拉过纽扣孔。

（4）穿衣钩。加长手柄方便抓握，前端有两个小钩，先将患侧手臂穿入袖口，拉至肩部，再用衣钩拉起身后的衣服辅助单手穿衣，适用于肩肘关节受限或躯干旋转时稳定性欠佳的患者。

（5）松口袜。袜口进行加宽弹力处理，方便患者穿脱袜子。

（6）鞋拔。适用于不能弯腰穿鞋的患者，尤其是佩戴下肢矫形器后。

（7）魔术贴。用于替代纽扣、拉链、鞋带，适用于手精细功能欠佳的患者。

（8）易穿脱上衣、裤子。患侧安装魔术贴开襟或者拉链，不用抬起患肢即可脱下衣物，适用于一侧肢体疼痛者。

（9）易穿脱鞋。改鞋带为魔术贴搭扣，便于穿脱鞋。

4. 如厕类

（1）加高坐便器：分为有扶手和无扶手两种，增高部分与马桶坐便圈直径大小一致，有助于减少下蹲高度以利于站起。

（2）扶手与起立架：在马桶两侧安装扶手与起立架，用于辅助转移和站立。

（3）坐便椅：由扶手、椅子主体、便盆组成。椅座下有便盆，椅座带有软材质的盖子，适合放于卧室及床边。

（4）手纸夹持器：用于夹持手纸并帮助擦拭臀部的器具。

5. 入浴类

（1）电动悬吊转移装置：用于将患者由轮椅转移至浴缸内，安全性较高。

（2）沐浴手套：用于辅助清洗皮肤。

（3）长柄刷：用于清洗后背或下肢，适用于单手操作或稳定性欠佳的患者。

（4）双环毛巾：长条形毛巾或澡巾两端安装两个环以方便抓握，适用于关节活动受限和手精细功能欠佳的患者。

（5）洗澡椅：分为移动式和折叠式，椅子高度可调节，椅子四脚有防滑垫，椅面上有小孔方便渗水，折叠式洗澡椅可安装在墙壁上，使用时展开固定即可。

（6）防滑垫：用于浴室防滑。

（7）侧方开门的浴缸：浴缸侧面可以打开、关闭并密封，方便偏瘫患者进行轮椅－浴缸之间的转移。

（二）工具性日常生活活动常用辅助器具

1. 食物烹调类

食物烹调可分为准备、烹饪、整理收纳三个步骤。其中各个环节的辅助器具的选择是一个非常重要的环节。

（1）特制切菜板：带有竖直向上的钉子，用于固定蔬菜如土豆、洋葱等，患者只用一只手即可完成固定及切菜动作。有的切菜板边缘还加装有直角型挡板和可水平旋转的叉子。

（2）切蛋器：由带金属丝的不锈钢框架和塑料底座组成，可将熟鸡蛋切成薄片，便于制作凉菜。

（3）带吸盘洗杯刷：将带负压吸盘的刷子固定在洗涤槽底部或者侧面，通过转动杯子，使刷子可以清洗杯内各部位，用一只手即可刷杯子。

（4）开瓶器：有"V"形和手持型，为单手或手部力量受限者设计。"V"形开瓶器固定在壁柜的底板下，应用时将瓶子或罐头的盖子卡入"V"形口，利用杠杆原理即可开瓶，仅需轻微的力量。手持型开瓶器需一只手轻微固定，另一只手旋转把手利用杠杆原理开盖。

（5）长柄碗夹：在加热或烘焙食物时，碗经微波炉或烤箱加热温度升高，直接拿出会将手烫伤，偏瘫患者可用健手将长柄碗夹固定在碗周，单手将其取出。

（6）"工"形摇切刀：握住刀柄，利用下压的力量和前后滚动的力量进行切割。前后滚动力量不足时可以借用躯干前后倾斜的摆动力量进行切割。

（7）"L"形刀："L"形刀可以像普通刀具一样切割食物，也可以借助特制的菜板，将刀具固定在菜板的固定杆上，对食物进行上下切割，巧妙地利用固定杆造成的反作用力轻易切割食物，适用于手腕力量较弱的患者。

2. 社会参与类

社会参与包括工作、上学、购物、旅行、体育活动等多项活动。回归工作是患者回归社会的重要内容。能够为社会、为家庭创造价值是自我价值的体现，也有利于患者的心理健康，可在很大程度上改善患者的生活质量。常用的社会参与类辅助器具有持钥匙器、钥匙加粗手柄等。

3. 学习类

可使用由低温热塑材料制成的握笔器，将笔插入中间的孔内，示指及中指插入相应凹槽内进行写字，适用于手精细功能欠佳的患者。

4. 健康管理类

健康管理是指对影响健康的一些日常行为，如进食、睡眠、活动、休息进行合理的安排，养成规律的作息习惯，以保持健康状态。另外，坚持定期查体、保持心情愉快、经常参加一些体育锻炼、戒除烟酒等不良嗜好、学习各种疾病的预防知识等，也属于健康管理的内容。可向患者推荐或提供智能电子药盒类的健康管理类辅助器具，并附上出院健康须知。

5. 通信交流类

随着信息化的发展，电子设备被广泛使用，交流已经变得多样化，电子输入、视频、音频等方式都可以作为交流途径。近年来，辅助沟通系统（AAC）的一些软件及设备被大量推广使用，言语和语言交流存在障碍的患者可以通过操作多媒体及电子设备与他人分享信息、进行交流。AAC可以通过肢体操作、声音操作，甚至是脑电波活动或眼球虹膜识别来达到沟通的目的。

AAC可分为以下两类：

（1）不需要借助任何辅助沟通器，如手语、手势、面部表情、指拼法、身体动作等。

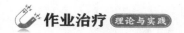

（2）需要借助辅助沟通器，如图卡、字母板、注音板等。

6．家务类

（1）清洗餐具辅助器具。

1）高度可调洗涤槽：洗涤槽下方有容膝设计，方便乘坐轮椅的患者洗涤时轮椅能够靠近洗涤槽，可通过升高和下降操作调节至患者所需要的高度。

2）低柜式洗碗机：可清洗锅、盆、玻璃器皿等餐具，将餐具放入洗碗机内，通过电动装置来清洗，方便患者乘坐轮椅时使用。

（2）室内清洁辅助器具。

1）无线电动扫拖一体机：适用于行动不便，仅能用一侧肢体进行室内地面清洁的患者。

2）长柄掸子：辅助清洁房间和家具，在手够不着的地方掸去尘土，如天花板和家具顶部，健手使用。

3）自动感应垃圾桶：带有红外传感器，可以探测盖子上方25cm的运动物体，可自动打开盖子，并在4~5秒后自动关闭盖子。带有塑料内胆，易倒空和清洗。

7．休闲娱乐类

（1）扑克牌持牌器：是一个有条形沟的木托架或塑料架，使用时将扑克牌插在沟中，随需要取出，适用于手指功能差、手握力不足不能持牌的患者。

（2）编织架：可使患者在作业治疗师指导下编织围巾、帽子等，也可作为锻炼手指功能的工具使用。

（3）手机支架：可满足多角度、多方位摆放手机的要求。

（周梦笛）

第七节　环境改造技术

一、相关概念

1．环境

环境（Environment）指围绕人类的生存空间，是人类赖以生存和发展的综合体。ICF对其的定义为：构成个体生活背景的外部或外在世界的所有方面，并对个体的功能产生影响。环境与人类的关系十分紧密，环境可支持或限制人类的作业活动，而人类既能适应环境，同时又试图改造环境。

2．无障碍环境

无障碍环境指能够进入、可以接近、可以获得、容易达到的环境。理想的无障碍环境是指可帮助残障人士平等参与社会活动、支持残障人士在其中进行任何活动的环境。

3. 环境改造

环境改造指改变或改造一个环境，以消除对残障人士各项作业活动的负面影响，增加安全性、无障碍性、独立性或舒适性。这些改变可能是为了满足当前所需，也可能是为了将来可能出现的需要而提前进行规划。环境改造的主要目的包括以下几个方面：

（1）协助或替代受损功能。

（2）帮助准确完成动作。

（3）降低能量消耗。

（4）帮助快速完成动作。

（5）帮助患者完成从依赖到独立的过渡。

（6）逐步提高日常生活活动能力。

（7）增强患者的独立活动能力和信心。

二、环境评估

当患者存在生理或心理残疾时，由于与环境之间的平衡被打破，在完成日常作业活动时可能会出现障碍。若想要帮助患者克服阻碍，完成需要的作业活动，首先就必须要了解环境中可能存在的障碍因素。因此，对患者生活的环境进行评估至关重要。

（一）环境评估的流程

想要了解患者重返家庭、社区、学校或工作场所的障碍因素，作业治疗师在进行环境评估时需要：

（1）了解患者想要做什么（患者所关心的作业）。

（2）评估患者本身所具备的能力、患者能够获得怎样的社会支持、服务对象的经济能力。

（3）分析患者想要从事某特定作业活动时应具备哪些能力，以及执行此项活动时建筑物或设备设施上有哪些障碍。

作业治疗师进行环境评估的目的：

（1）辨识在家、社区及工作场所中，阻碍及支持患者执行作业活动的环境因素。

（2）去除障碍因素，让患者获得最合适的人－环境－作业的关系。

（3）预防患者在家、社区及工作场所中发生意外。

（4）增进患者及其照顾者的安全性、舒适性及生活品质。

环境评估的流程如图 10−7−1 所示。

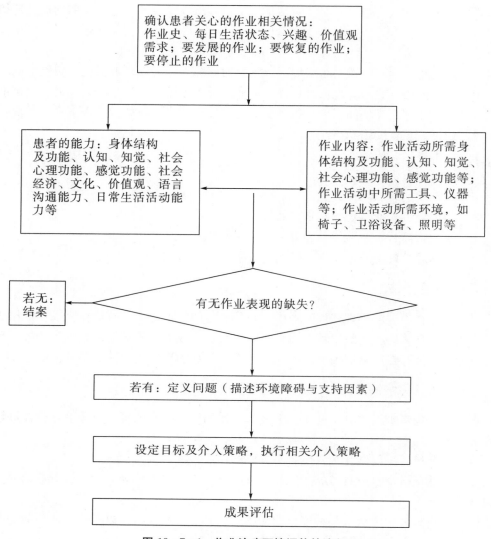

图 10-7-1　作业治疗环境评估的流程

（二）环境评估的内容

环境评估主要可分为非标准化的环境评估和标准化的环境评估。非标准化的环境评估包括观察法、现场评估法、自制的量表评估法、患者及其家属对周围环境进行自我评估。这些评估方法的优点是方便，且可以更有针对性地对每一位患者所处的环境进行评估；缺点是无法保证测量的效度和信度，无法进行比对、交流和研究。

可进行评估的环境主要包括居住环境、工作环境和社区环境。

1. 居住环境评估

居家环境评估包括居住涉及的楼道、卧室、洗浴室、餐厅、客厅、其他生活空间及家具家电等。

目前标准化居家环境评估工具多用来评估居家环境的安全性，评估工具包括康复辅助器具的功能与环境的安全评估量表（Safety assessment of function and the environment for rehabilitation tool，SAFER）及居家跌倒风险筛查量表（Home falls and accidents screening tool，Home FAST）等。

2. 工作环境评估

工作环境评估包括外环境评估、工作所需躯体功能的评估及人体工程学分析、工作区的评估、公共设施与场所的评估（表10-7-1）。

表10-7-1　工作环境评估

分类	评估内容
外环境评估	停车场与办公地点之间的距离； 停车场有无残障人士专用停车位及其标志； 残障人士停车面积是否阻碍轮椅转移； 残障人士专用停车位是否便于停放和进出； 残障人士专用停车位数量； 停车场与路沿之间有无斜坡； 建筑物入口有无供轮椅使用者专用的无障碍通道及引导标识
工作所需躯体功能的评估及人体工程学分析	通过在工作现场进行工作模式与人体姿势或体位之间的关系评估，找出已经存在或潜在的，可引起残障人士肌肉、韧带、骨骼损伤的危险因素
工作区的评估	照明，温度，座椅种类，工作台面的种类、高度和面积； 坐在轮椅中的活动空间、安置的水平和垂直活动范围等
公共设施与场所的评估	如地面、上下电梯、洗手间、公用电话等

3. 社区环境评估

通过社区环境评估，作业治疗师、患者及其家属了解可以利用哪些社区资源和社区服务，提出改进意见。社区环境评估包括：

（1）有无适用于不同肢体残疾的患者出行的交通工具：公共汽车、地铁等有无肢体残疾患者进出的专用通道，汽车上有没有无障碍液压升降装置可协助转运轮椅。

（2）社区环境及服务：商店、剧院、餐馆、学校、体育场馆等是否具备无障碍通道，肢体残疾患者可用的洗手间、公用电话等。

（三）环境评估的注意事项

在进行环境评估时，需要格外注意以下几个方面。

（1）环境的安全性：注意可能引起躯体损伤的危险因素。

（2）物件的可获得性和环境的可进出性：作业活动所需物品是否容易获得，进出环

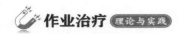

境通道是否通畅。

（3）患者在实际环境中的作业活动表现：关注患者与环境交互时的具体表现，这是评估的重点。

（4）与患者或其家属面谈的情况：有助于提供更多与环境相关的资料，协助制订环境改造计划和环境改造目标。

三、环境改造的基本要求与基本原则

（一）基本要求

环境改造的基本要求就是建立无障碍环境，包括物质环境、信息和交流环境两方面。无障碍物质环境主要要求城市道路、公共建筑物和居住区的规划、设计、建设应该方便肢体残疾患者的通行和使用。无障碍信息和交流环境主要是指公共宣传和传媒等应使听力、语言或视力残疾患者能够无障碍地接受、交流信息，如采用盲人有声读物、触屏语音系统、居家声控系统等。

（二）基本原则

环境改造的首要任务是确保每个人都能按照自己的意愿毫无障碍地前往目的地，而不会因为某种形式或程度的残疾被剥夺参与和利用环境的权利或影响与他人平等地参与社会活动。其具体原则如下。

1. 以患者为中心的原则

环境的使用主体为患者，因此必须本着以患者为中心的设计原则。只有这样才能从根本上减少或消除安全隐患，方便患者使用，为患者提供一个安全、便捷的环境。

2. 无障碍设计原则

患者有可能出现不同程度的功能障碍，甚至残疾。这时设计无障碍环境就显得至关重要，需要强调环境的可及性。可及性是指使患者能方便地感知、到达、进入环境和使用环境设施，对环境施加作用和影响，完成自己的行为和目的。

3. 安全性原则

安全性对每个人来说都是最重要的。环境改造主要服务的对象，由于自身的生理、年龄、疾病、特殊状态等原因，对环境的感知力较差，对刺激的敏感性也较差，因此需要从环境改造等方面给予弥补，以消除安全隐患。安全性的环境应具备以下 5 个特征。

（1）易于识别：视觉、听觉等引导标志应具有明确指向性和意义，避免混淆。

（2）易于控制和选择：操作的方便性和选择的多样性。

（3）易于到达：建筑物、设施、活动场所等的可及性。

（4）易于交往：无干扰、无噪声。

（5）无障碍性：防止碰撞、跌倒、翻落等意外事故的发生，住宅及其他地点的建筑

254

材料选择应考虑安全性。

4. 舒适性原则

在进行环境改造时，不应只注重功能性作用而忽略其他因素。考虑到生理障碍往往伴随着心理障碍，在进行环境改造时，应该通过形态、色彩、质感、声音、气味等多方面进行设计，来满足不同的感官要求，使患者产生舒适和愉悦的心理感受。

5. 弥补性原则

弥补性原则是使患者更容易控制和了解周围环境。居住区的空间、场地、标识性设施要有鲜明的个性，借助实体物质的造型、颜色等方便患者识别。

6. 功能性原则

功能性原则是在环境改造建筑中为患者提供护理，给护理人员或家属留有护理空间。另外，为了使入住者相互之间构筑社会关系、营造自理的日常生活环境，应提供空间层面的支持，使每位入住者能够发挥各自作用，营造自身熟悉的日常生活环境。

7. 个性化原则

每个人都拥有不同的生活习惯和爱好，每个人都需要独立的、不被打扰的空间。因此在环境改造的设计过程中，不应该强制统一，而应尊重个人的意见，保护个人隐私权，制定个性化、多样化的改造方案，在展现患者个性的同时保证环境的无障碍。

8. 通用设计原则

通用设计是指产品和环境的设计应被所有人最大限度地应用而不需要学习适应或特殊设计。通用设计有许多原则，具体如表 10-7-2。

表 10-7-2　通用设计的原则和解释

原则	解释
公平使用	所有用户都应该能够以类似或等效的方式使用设备，设备适用于不同能力的用户，任何用户都不应该被孤立或歧视，并且在使用过程中任何用户都应该拥有隐私和安全性
使用的灵活性	应该提供多种设备使用方法，以适应不同人群的偏好、速度、准确度和精确度，包括使用右手或左手
简单直观的使用	设计应该易于理解，并与用户的期望保持一致。尽量减少复杂性，按重要性排列信息，在任务过程中和任务完成后都要有提示。该设备应适应广泛的读写和语言技能，而不考虑用户的经验、知识或集中能力
易于感知的信息	应该有效地向用户提供信息，重要信息应以多种方式（图示、语言、触觉）提供，并与其他信息获取方式兼容

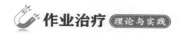

续表

原则	解释
对错误的容忍	该设计应该具有自动防故障特性，并将问题及意外或非预期行动的负面结果最小化。输入应该有组织，以便最常用的能够最容易使用。应消除、隔离或屏蔽任何有害成分
低体力需求	设计的设备应遵循在身体中立位使用的原则，并避免重复动作，同时应遵循有效性、舒适性和最小疲劳感的原则
接近和使用需要的尺寸和空间	设备应允许在坐位和站立位使用，并且不能有视线遮挡；有足够的面积和周围空间，方便接近、使用辅助装置。 设备应该适应各种水平的够取、不同的抓握方式；无论用户的身形大小、姿势或移动性，均不影响使用

四、环境改造的应用

（一）环境改造的流程

1. 初期评估

对患者的基本功能状况和环境情况进行详细的评估。

2. 分析环境改造方法

分析环境中存在的障碍或支持因素来进行阶段化的环境改造。具体的环境改造可以通过四个方面来完成。

（1）作业活动的调整：主要通过简化作业活动、预定活动流程、调节活动结果、选择节省体力的训练和调整活动的社会属性等方面来完成。

（2）物品的改造：目的是使物品更实用，便于使用或易于拿取，如针对有记忆障碍的患者，可以在其常用的电器上贴上提示贴纸来达到提示的目的。

（3）康复辅助器具的使用：因为康复辅助器具是环境中人工物品的一种，因此康复辅助器具的使用也属于环境改造的一部分。作业治疗师通过综合考虑判断患者是否需要和需要什么程度、什么类型的康复辅助器具来帮助其完成作业活动。

（4）物理结构环境的改造：主要包括非房屋结构的改造和房屋结构的改造，前者指作业治疗师帮助患者寻找安全的地方存放那些可能引起危险的物品。在进行改造时要注意尊重患者本身的习惯，不然可能引起新的不便。

3. 制订环境改造方案

确定好环境改造方法之后就可以制订具体的环境改造方案，相关流程图见图10-7-2。

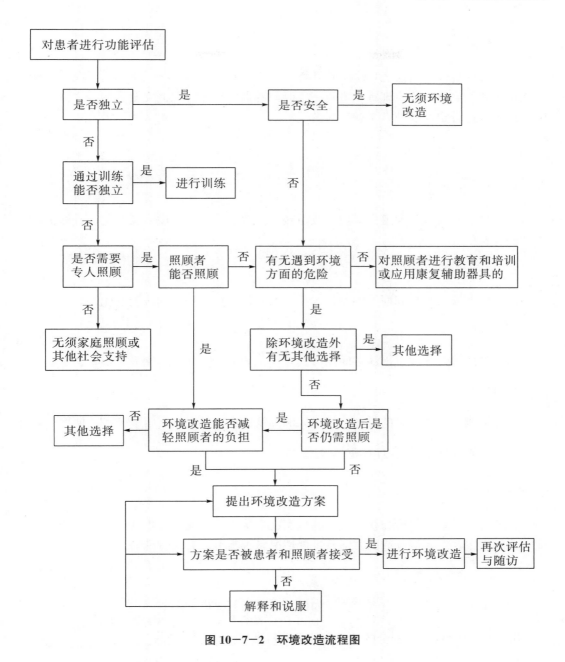

图 10-7-2　环境改造流程图

4. 实施具体改造

针对稍简单些的环境改造方案，可直接进行活动调整、物件重新摆放或应用康复辅助器具。如果需要进行进一步的物理结构环境改造，则需要请专业的工程队来按照方案进行施工。

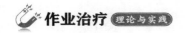

5. 再次评估与随访

在完成环境改造后需要再次进行环境评估，保证患者可以安全使用改造后的环境。一些患者还需要环境适应训练，进行一段时间的训练后才可保证安全居住。之后的一段时间还应该进行定期随访，了解适应情况。

（二）住房改造内容

1. 转移、移动方面

改造可能涉及改变通道的宽度，改造楼梯，改变扶手的高度，安装电动升降机，设置电梯、扶手等。

2. 二便管理方面

改造可能涉及转移到便器的路径优化、便器的选择、扶手的位置变化等。

3. 沐浴方面

改造可能涉及优化进出沐浴间的方式，优化沐浴的方式，使用升降装备、轮椅等。

4. 卧室方面

改造可能涉及优化床的类型、优化床的高度、桌椅的安排、报警装备的使用等。

（三）制订环境改造方案的考虑因素

1. 患者本身需求

患者对自身依赖轮椅和拐杖生活的现实能否接受，有无独立生活的要求，有无对环境改造的愿望，对环境改造的方案及进展情况是否满意，有无特殊需求等。

2. 家庭成员意见

需要了解家庭成员和患者的关系如何，是否愿意提供帮助等。

3. 房屋结构

需要了解房屋结构特点，改造的难易程度，是否涉及法律问题等。

4. 经济因素

需要了解改造环境需要的资金情况，维护费用是否有可靠来源。

五、小结

人人生来平等，天生就应该享有生存、自由、追求幸福等权利。当个体健康状况、能力与技巧，个体每日执行的作业活动，环境三者不合适时，可造成有缺失的作业表现。当这种情况出现时，就需要对患者周围的环境进行改造。

通过对患者生存的基本环境和工作环境等进行评估和改造，康复团队能够有效地改善患者对环境的适应能力，帮助其在改造后的环境中生活及完成各项无障碍活动。这是康复团队，尤其是作业治疗师的一项重要工作。想要完成环境改造，作业治疗师在实际工作时需要具有全局观和同理心，设身处地地站在患者的立场上，真正体会和考虑患者的需求。同时也要考虑各个细节，如一切可能隐藏的危险因素，保证患者活动的安全性和便捷性。要跳出常规的思维，根据患者及其家属的需求做出一些创新性的设计，以达到最佳效果。

（冯梦晨）

第八节　压力治疗技术

一、概述

压力治疗（Pressure therapy）又称加压疗法，是指通过对人体体表施加适当压力的治疗方法。压力治疗是防治增生性瘢痕十分有效的方法之一，常用于抑制瘢痕增生、防治水肿、预防深静脉血栓形成和促进截肢残端塑形等。压力治疗是作业治疗常用的重要技术之一，我国在 20 世纪 80 年代开始应用压力治疗技术治疗烧伤后的增生性瘢痕，并取得了良好疗效。

常用的压力治疗技术包括绷带加压法和压力衣加压法，一般在使用压力衣加压法前，在创面未愈合时使用绷带加压法进行加压治疗。

（一）绷带加压法

绷带加压法指使用绷带进行加压的方法，根据使用材料和方法，绷带加压法包括弹力绷带加压法、自粘绷带加压法、筒状绷带加压法等。

1. 弹力绷带加压法（图 10—8—1）

弹力绷带为含有橡皮筋的纤维织物，可按患者需要制成各种样式。

（1）适应证：主要用于早期因存在部分创面而不宜使用压力衣者。

（2）作用：防治水肿、促进静脉及淋巴回流、对新愈合创面及移植物提供血管保护。

（3）使用方法：对肢体包扎时，由远端向近端缠绕，均匀地做螺旋形或"8"字形包扎，近端压力不应超过远端压力。每圈间相互重叠 1/3～1/2。末端避免环状缠绕。以绷带下刚好能放入两根指为较合适的压力。有研究指出，缠绕在四肢的每层弹力绷带可产生 10～15mmHg 压力，而在胸部只能达到 2～5mmHg。

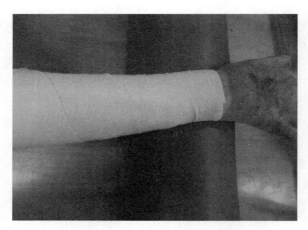

图 10-8-1　弹力绷带加压法

2. 自粘绷带加压法（图 10-8-2）

自粘绷带是一种由纯棉或弹性无纺布喷涂天然橡胶复合而成的绷带，主要供临床外固定及包扎时使用。自粘绷带也可用于压力治疗，称为自粘绷带加压法。

（1）适应证：可用于衣服外面或不能耐受较大压力的脆弱组织，可在开放性伤口上加一层薄纱布后使用，主要用于手指或脚趾的早期伤口愈合。

（2）作用：防治水肿、提供血管支持和抑制瘢痕增生。对于 2 岁以下的儿童的手部和脚部，自粘绷带能够提供安全有效的压力。

（3）使用方法：与弹力绷带加压法基本相同，以手为例，先从各指指尖分别向指根缠绕，然后缠绕手掌部及腕部，中间不留裸区以免造成局部肿胀，指尖部露出，以便观察血运情况。

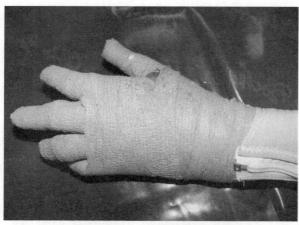

图 10-8-2　自粘绷带加压法

3. 筒状绷带加压法（图 10－8－3）

筒状绷带为长筒状，有各种规格，可直接剪下使用。根据选择的规格，压力可分为低压力（5~10mmHg）、中等压力（10~20mmHg）和高压力（20~30mmHg）。

（1）适应证：在四肢的伤口表面可承受一定压力时应用，即应用于弹力绷带和压力衣之间的过渡时期，尤其适用于 3 岁以下生长发育迅速的儿童。

（2）作用：单层或双层绷带配合压力垫使用，可对相对独立的小面积瘢痕组织提供较适宜的压力。

（3）使用方法：与弹力绷带加压法基本相同，以上臂为例，从手臂远端向近端穿上，确保创面部位均被覆盖。

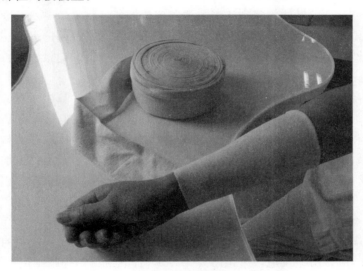

图 10－8－3　筒状绷带加压法

（二）压力衣加压法

压力衣加压法指使用压力衣进行加压的方法，包括成品压力衣加压法和量身订制压力衣加压法。

1. 成品压力衣加压法

通过使用在市场上购买的成品压力衣进行压力治疗。如选择合适，作用同量身订制压力衣一样。其特点为做工良好，外形美观，使用方便及时，不需量身订制，适合不能制作量身订制压力衣的患者；缺点为选择少，通常只有大、中、小三个码数，合身性差，尤其是严重烧伤肢体变形者难以选择合适的成品压力衣。

2. 量身订制压力衣加压法

利用专门的压力衣布料，根据患者需加压的位置和肢体形态，通过准确测量和计算，量身订制，制成压力头套、压力上衣、压力手套、压力肢套、压力裤、压力袜等。

其优点为压力控制良好，穿戴舒适，合身；缺点为制作程序较复杂、耗时长，外形不如成品压力衣美观。

3. 压力衣制作流程

（1）评估：全面评估患者的功能情况及皮肤、瘢痕情况，了解瘢痕的位置、范围、颜色、厚度、血运、硬度，有无水疱、创面等，以便确定压力衣的类型、压力大小、是否需压力垫和支具等。

（2）设计：相当于压力治疗处方，指根据评估结果设计压力衣，包括压力衣的种类、覆盖范围、压力大小、材料、应用时间，是否需要压力垫及支具等。

（3）测量：压力衣需要量身订制才能保证最合适的压力，因此测量十分重要。用皮尺准确测量瘢痕部位的肢体周径和压力衣覆盖部位的长、宽等。测量长度时两手握住皮尺两端将皮尺拉直即可，测量周径时皮尺不能太松或者太紧，用记号笔在测量部位做标记。一般标志性或特殊部位如关节处、肌肉丰满处均需测量和记录，非特殊部位（如前臂）则需每5cm测量一组数据以确保压力衣的适合度。

（4）计算及画图：根据所需压力衣的种类和压力大小，计算出所需的布料尺寸，并画出纸样（图纸）。临床上压力衣的尺寸通常通过控制缩率来实现，缩率为实测长度与所需长度之差和所需长度的比值，以 $L1$ 代表实测长度，以 L 代表裁剪时所需长度，以 ΔL 代表要缩减的部分（即 $\Delta L = L1 - L$），以 $n\%$ 代表缩率，三者之间的关系式为：$n\% = \Delta L/L$ 或 $L = L1/（1 + n\%）$。如前臂套中某一点测得前臂周径为 22.0cm，拟采用缩率为10%的压力，则布料的长度为 $L = L1/（1 + n\%）= 22.0/（1 + 10\%）= 20$cm，因前臂套分两片组成，则每片长度为10cm。缩率的选择和压力布的弹性有关，常用缩率的选择见表10-8-1。在计算需要的布料长度时，应考虑边距的长度，初学者因缝制技术欠佳应多留些余地，边距需 3~5mm，而熟练的治疗师则可控制在 2~3mm。

表 10-8-1　缩率的选择与临床应用

采用的缩率	产生的实际压力	适用范围
0~5%	非常低的压力	适用于婴儿
5%~10%	低压力	适用于儿童
15%~20%	中等压力	适用于成人
15%（双层）	高压力	适用于活跃、增生的瘢痕

（5）裁剪：将画好的纸样裁剪后固定于布料上，按纸样尺寸裁出布料。此过程应注意在布料上做标记及裁剪布料时避免牵拉布料影响尺寸的准确性。另外应注意布料弹力的方向应与所加压部位长轴垂直。

（6）缝制及锁边：布料取舍适当后，紧接着是缝制及锁边，根据技术熟练程度和单位条件可选择使用家用缝纫机、电动缝纫机或工业用电动缝纫机、锁边机等。注意针距、边距均匀合理，尤其是转角处和转弯处。

（7）试穿、测压及调整：压力衣做好后应让患者试穿，检查是否合身及压力是否足够，如达不到理想压力需进行调整。如需精确压力（如科研需要），则要用专门仪器进行测量，再根据测量结果进行调整，如加用压力垫、收紧或放松。试穿时应询问患者有无受压感，观察压力衣是否影响关节活动及局部组织的血运情况。

（8）交付使用：患者学会自行穿戴后可将压力衣交付患者使用，教会患者使用及保养方法和注意事项，并给患者提供有关应用方法的指导手册。为了保持良好压力，避免布料疲劳，应每日清洗，所以同一规格压力衣应至少做两套，供交替使用。

（9）随访：压力衣交给患者后应定期随访，时间应根据患者情况确定，如开始使用应至少每2周随访一次，瘢痕稳定后可1个月随访一次。对于静脉曲张和淋巴回流障碍者可1~3个月随访一次并根据情况重新制作压力衣。

4. 压力衣种类

（1）压力上衣及压力背心：躯干烧伤常见于全身大面积烧伤患者，可根据烧伤部位选择压力上衣（图10-8-4）或压力背心（图10-8-5）。

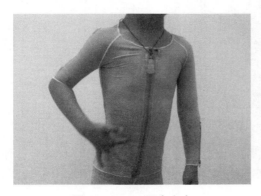
图10-8-4 压力上衣

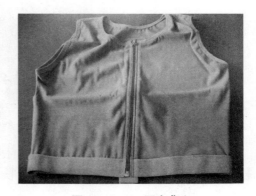
图10-8-5 压力背心

1）适应证：躯干烧伤所致瘢痕增生，以及腋部、肩部与上臂近端瘢痕增生。

2）特点：压力上衣由前后两片和袖子组成，其测量和画图相对复杂但缝制简单，腋部和腹部的瘢痕通常较难控制。

3）注意事项：腋部瘢痕增生通常需要配合"8"字带固定加压。由于腹部脂肪组织丰富，且腹腔内器官在加压后会有移位，故腹部瘢痕加压可配合使用瘢痕贴。

（2）压力臂套：上臂与前臂因形状比较规则，呈圆柱体，压力容易控制且治疗效果佳，故临床上常使用压力臂套。压力臂套包括上臂套、前臂套和上肢套（又名全臂套）。

1）适应证：上肢烧伤、手术或其他原因所致的瘢痕，乳腺癌手术后淋巴回流障碍，中枢或外周神经损伤、骨折后导致的上肢水肿，上肢截肢后残端塑形。

2）特点：由两片压力布组成，制作容易、穿戴方便。

3）注意事项：单独穿戴压力臂套会导致手部肿胀，如因压力过大导致肢体远端回流障碍，则应同时应用压力手套，以预防手部肿胀。

（3）压力手套：手部烧伤是发生率和致畸率较高、对功能影响较大的损伤，早期如果处理不当会遗留严重的功能障碍。手部烧伤治疗最重要的是预防和治疗水肿、瘢痕增生、挛缩、脱位等。压力治疗是预防以上并发症最为有效的方法，但必须尽早实施，并且持续时间足够长。

1）适应证：各种原因导致的手部瘢痕和肿胀。

2）特点：压力手套（图 10-8-6）由手背、手掌、拇指和手指侧面贴缝合而成，易于测量和绘图，但缝制困难。

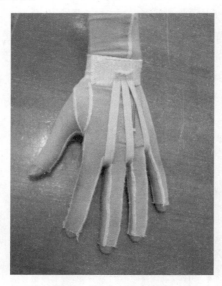

图 10-8-6　压力手套

3）注意事项：指尖部位应露出，以便观察末梢血运情况；指蹼与虎口需配合使用压力垫，以预防发生局部瘢痕增生和畸形；指蹼处可在压力手套外部使用橡皮筋加压；手套拉链最好缝合在手背侧和手掌尺侧，避免影响手部活动。

5. 压力衣应用注意事项

（1）设计制作注意事项如下。

1）所有瘢痕都应被压力衣覆盖，至少包括上下 5cm 范围。

2）若瘢痕位于关节附近或跨关节，压力衣应延伸过关节达到足够长度，这样既不妨碍关节的运动，又不致压力衣滑脱。

3）在缝制过程中应避免过多的接缝。另外，在特定的区域加双层及使用尼龙搭扣固定等方法可减少压力衣的牵拉能力。

4）若皮肤对合成的弹力纤维材料过敏而不能穿戴时，应考虑换用其他方法。

（2）穿戴注意事项如下。

1）未愈合的伤口，皮肤破损有渗出者，在穿压力衣之前，应用敷料覆盖，避免弄脏压力衣。

2）为了避免瘢痕瘙痒和搔抓后引起皮肤破损等问题，穿压力衣之前可用油膏、止痒霜剂或洗剂擦拭。对于多数人而言，适当的压力可明显减轻瘢痕处瘙痒感。

3）穿戴压力衣期间极个别患者可能有水疱发生，特别是新愈合的伤口或跨关节区域，可通过放置衬垫材料进行预防。如果发生了水疱，应保持干净并用非黏性无菌垫盖住。只有在破损后伤口过大或感染时才停止使用压力衣，否则应持续穿戴压力衣。

4）在洗澡和涂润肤油时，可除去压力衣，但应在半小时内重新穿上。

5）给每位患者配 2~3 套压力衣，每日替换、清洗。

6）穿脱时避免过度拉紧压力衣，可先在手或脚上套一个塑料袋，然后再穿戴上肢部分或下肢部分的压力衣，这样会比较容易。

（3）保养注意事项如下。

1）压力衣应每日清洗以保证足够的压力。

2）清洗前最好浸泡 1 小时，然后清洗。

3）压力衣应采用中性肥皂液于温水中洗涤、漂净，轻轻挤去水分，忌过分拧绞或洗衣机洗涤。

4）不可机洗，如必须用洗衣机洗涤时，应将压力衣装于洗衣袋内，避免损坏压力衣。

5）压力衣应于室温下自然风干，切勿用熨斗熨干或直接曝晒于日光下。

6）风干时压力衣应平放而不要挂起。

7）定期复诊，检查压力衣的压力与治疗效果，当压力衣变松时，应及时进行压力衣收紧处理或更换新的压力衣。

（三）压力附件

在进行压力治疗时往往需要配合使用一些附件以保证加压效果，同时尽量减少压力治疗的不良反应，如为预防因加压导致的畸形而使用支具进行保护。常用压力附件包括压力垫（Pressure padding）、支具和橡皮筋。

1. 压力垫

由于人体形状不规则，为了保持凹面或平面瘢痕均匀受压或增加局部压力，需在穿戴压力衣时配置压力垫。压力垫常用的材料包括塑料海绵、合成树脂、合成橡胶、热塑板等。

将压力垫置于压力衣或弹力绷带与皮肤之间，一方面可以用以改变瘢痕表面的曲度或填充凹陷部位，以集中压力于需要加压部位；另一方面可以用以分散表面凸起部位的压力，避免局部压力过大。

（1）应用原理：按照 Laplace 定律（图 10－8－7），压力与曲率有关。在张力一定的情况下，曲率越大，压力越高。人体大致分为球状体（如头部、臀部、乳房）与柱状体（如四肢、躯干）两种，但人体表面并非标准的几何体，因此需要使用压力垫来改变局部的曲率，以增加或减小局部的压力。

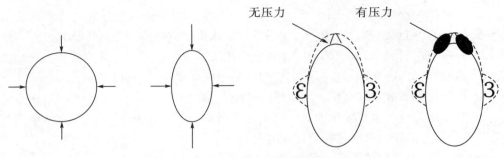

无压力　　　　　有压力

图 10-8-7　Laplace 定律

（2）制作步骤：临床上塑料海绵压力垫的应用最为广泛，此处以塑料海绵压力垫的制作步骤为例，阐述压力垫的制作方法。

1）设计：根据需要加压的部位、形状、瘢痕的范围和需要施加压力的大小，确定所需压力垫的类型、材料、形状和厚度等。

2）画图：用透明塑料覆盖于瘢痕之上，画出瘢痕的形状以确定压力垫的大小和形状。为确保压力施加于整个瘢痕区域，画图的时候注意压力垫应超出瘢痕边缘 3~5cm。

3）取材：将确定好的形状画于压力垫材料上。

4）成形：通过加热塑形或打磨制作出所需要的压力垫形状。

5）调整：修整压力垫的边缘，如果压力垫计划用于关节部位，则需要在表面用刀割出缺口以保证关节的正常活动。

6）试用：做好后放于所需部位，置于压力衣下试用 10~15 分钟，观察压力是否符合需要及有无不适。

7）交付使用：患者若无不适，则教会其使用方法和注意事项后即可交付使用。

（3）使用注意事项：压力垫的大小与形状要视瘢痕的情况而定，既能覆盖瘢痕，也要考虑对关节活动的影响，压力垫太大会影响关节活动，压力垫太小则不能全面覆盖瘢痕。海绵类与塑料海绵类压力垫的外部最好加用棉质布套，以减少皮肤过敏现象。此外，压力垫的位置固定也很重要，需要有良好的固定装置。压力垫制作过程中，需注意以下几方面。

1）压力垫的尺寸：压力垫必须完整地覆盖瘢痕，对于较大面积的瘢痕，使用整块压力垫（但对于过大面积，不建议使用大块压力垫，因过大块压力垫改变曲率作用不大，达不到局部加压效果）；对于相隔较远的散在瘢痕，可使用碎片压力垫；对于增生性瘢痕，应覆盖瘢痕边缘外 3~5cm；对于瘢痕疙瘩，为了避免瘢痕向外生长，应覆盖瘢痕边缘外 5~6cm。

2）凸、凹面问题：对于凸面，如曲率半径很小的骨性突起部位应避免太多的压力。对于凹面应将其充填并确保压力垫完整与瘢痕接触。

3）适合度与韧度：压力垫与体表维持完整接触的能力称为适合度，而韧度是指压力垫维持形状与抵抗疲劳的能力，韧度是压力垫的重要特点，并被认为是能否对瘢痕产生足够压力的标志。适合度与韧度是对立统一体，不同材料各有所长，应综合应用，柔软的材料有较好的适合度，多用于关节附近、活动较多部位的增生性瘢痕。质韧材料对于远离运动区的瘢痕效果较好。

4）动力因素：压力垫不应妨碍肘关节活动，如在肘关节屈侧放置压力垫，应剪一个"V"形切口，以便屈肘时不受限（图 10-8-8），在伸侧应垂直剪开，以便伸肘时不受限。

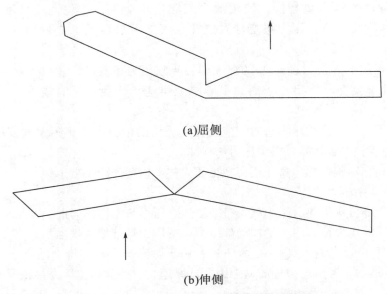

(a)屈侧

(b)伸侧

图 10-8-8　压力垫动力因素的相关处理

5）边缘斜度：边缘斜度不同时，瘢痕加压对边缘的效果不同。边缘斜度小的边缘处压力最大，适用于放置在压力衣开口处，因为该处压力衣所产生的压力较弱，压力衣和压力垫有互补作用。边缘斜度大的压力垫下的压力则是均匀的（图 10-8-9）。

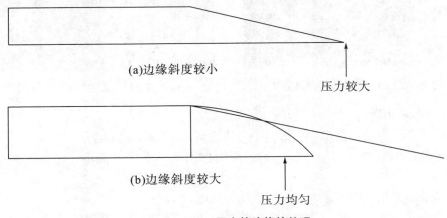

(a)边缘斜度较小

压力较大

(b)边缘斜度较大

压力均匀

图 10-8-9　压力垫边缘的处理

6）固定：用何种固定方法首先由压力垫放置的位置决定，如背部用尼龙搭扣，而在经常活动的关节周围，则需要扣带或外用弹力带固定；其次根据患者的喜好及接受水平决定。常用的固定方法有尼龙搭扣、扣带、外用弹力带等。

（4）维护与保养方法。

1）保持干燥、清洁：保持压力垫的干燥、清洁，压力垫应定期清洁，保持局部卫生。

2）定时清洗：一般压力垫应每日清洗，夏季出汗较多时可以每两小时清洗一次，一般需要配备两个压力垫替换。使用清水或肥皂水清洗，避免使用高浓度洗涤剂，避免接触化学物品，防止压力垫变性及老化。清洗后自然风干或者用抹布擦干即可使用。

3）避免高温：一般超过50℃的温度即会导致压力垫变形，超过60℃会导致压力垫变性，因此不要把压力垫置于高温下曝晒或烘烤，避免将压力垫置于发热的物品周围。

4）防挤压：暂不使用压力垫时，应放在不受压的地方，防止因重物挤压导致压力垫变形；防止接触尖锐物品，以免压力垫损坏。

5）防拉扯：穿戴过程中避免用力拉扯压力垫，以免压力垫变形。

（5）上肢常用压力垫。

1）肘关节部位压力垫（图10-8-10）：注意压力垫不应妨碍肘关节活动。

2）肢体局部压力垫：用于增加局部压力，适用于局部增生性瘢痕。

3）膝关节部位压力垫（图10-8-11）：用于膝部烧伤，需特别注意压力垫应尽量不影响膝关节活动，考虑压力垫的动力因素，原理与肘关节部位压力垫相同。

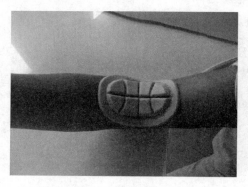
图10-8-10　肘关节部位压力垫

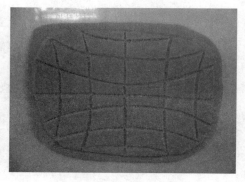
图10-8-11　膝关节部位压力垫

（6）手部常用压力垫。

1）手背部压力垫：需考虑不影响手弓的活动，可使用硅凝胶压力垫。

2）手掌部压力垫（图10-8-12）：需考虑填平手掌凹陷部位，可使用硅凝胶压力垫。

3）腕部压力垫：以不影响腕关节活动为原则。

4）指蹼部压力垫：常用"八爪鱼"垫（图10-8-13），可使用瘢痕贴。

5）虎口部压力垫：需先填平凹陷部位。

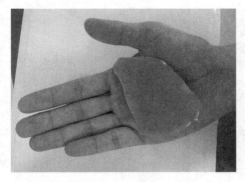

图 10-8-12 手掌部压力垫

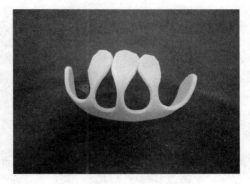

图 10-8-13 "八爪鱼"垫

2. 支具

支具（Splintage）配合压力衣使用主要是为了保护人体易受压或因受压而易变形的部位，如鼻部、鼻孔、前额、双颊、耳郭、掌弓等。常用的支具材料为低温热塑材料。支具是用硬的热塑材料或其他材料制成的支托架，置于压力衣里面或外面，用于保护肢体的正常形态，预防因使用压力衣所致的畸形。

（1）治疗作用。

1）保护作用：支具可对肢体起保护、稳定、支持等作用，保护肢体的正常形态；能部分或完全免除组织的承重；预防因压力作用而使需要保护部位发生畸形或影响正常功能。

2）矫正作用：通过三点力作用原理矫正组织已出现的畸形，也可以通过支具的限制、扩张，预防潜在畸形的发生和发展。

3）局部加压：通过压力垫及支具对凹陷部位进行填充，可达到更好的加压效果。

（2）制作步骤。

1）设计：根据需要放置的部位、形状，确定所需支具的类型、材料、形状、大小等。

2）画图：在决定要制作的具体支具后，用透明塑料覆盖于使用部位之上，绘制支具的形状。

3）取材：将确定好的形状画于制作材料上并按照画好的形状剪下板材。

4）成形：将裁剪好的板材放入 60～70℃ 的恒温水箱中，待材料充分软化后取出，平整地放于毛巾上，用毛巾吸干水分，操作者确认温度冷却至不会烫伤皮肤后置于患者治疗部位进行塑形。

5）调整：当支具的基本形状完成后，对边缘进行处理、修整以使其光滑，通常可稍加热后用手指鱼际处抹平即可。

6）试用：做好后放于压力衣下试穿 10～15 分钟，观察支具是否符合需要及患者有无不适。

7）交付使用：如无不适，教会患者使用方法和注意事项，然后交付使用。

（3）维护与保养。

1）保持支具干燥、清洁。

2）正确清洗：使用冷的清水或肥皂水冲洗，用擦布擦干即可。避免使用高浓度洗涤剂，避免接触化学物品，防止支具变性及老化。

3）避免高温：一般超过50℃的温度即会导致支具变形，不要把支具在高温下曝晒或烘烤，避免将支具置于发热的物品周围。

4）防止挤压损坏：暂不使用支具时，应放在安全的地方，避免重物挤压，防止支具变形；避免支具接触锐器，防止支具破损。

（4）上肢常用支具根据使用部位可分为以下几类。

1）肩外展支具（图10-8-14）：应用于烧伤后治疗的任何阶段以保持肩关节外展并轻度水平内收，防止因瘢痕挛缩而致肩关节功能障碍，也可选择成品肩外展支具，方便调整肩关节外展角度。

2）屈肘矫形器（图10-8-15）：用于肘部伸侧烧伤早期体位固定（通常固定于功能位，肘关节屈曲90°）和矫正肘关节伸直挛缩。

3）伸肘矫形器（图10-8-16）：用于肘前部屈侧烧伤早期维持肘部伸直位，预防可能出现的屈曲挛缩，当出现屈曲挛缩时可用于矫正。

4）腕背伸矫形器（图10-8-17）：用于前臂屈侧及腕部掌侧烧伤后腕关节伸展受限患者。

5）手保护位/安全位矫形器（图10-8-18）：用于手部尤其是手背烧伤的早期，预防因瘢痕挛缩而引起的侧副韧带挛缩所致掌指关节过伸、指间关节屈曲畸形。此矫形器要求腕关节背伸30°，掌指关节屈曲45~70°，指间关节伸直，拇指对掌位。

6）屈指矫形器（图10-8-19）：主要用于已出现手背瘢痕挛缩而致掌指关节屈曲受限的患者，多使用渐进性静态矫形器。

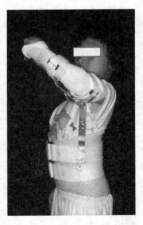

图10-8-14　肩外展支具

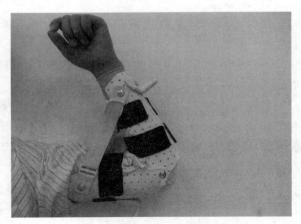

图10-8-15　屈肘矫形器

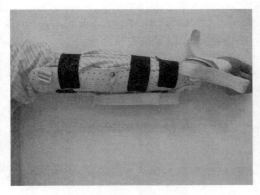

图 10-8-16　伸肘矫形器

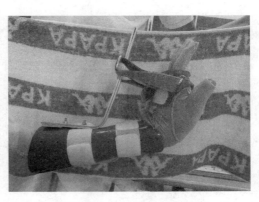

图 10-8-17　腕背伸矫形器

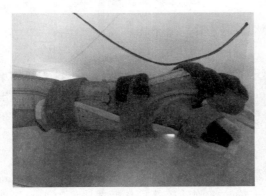

图 10-8-18　手保护位/安全位矫形器

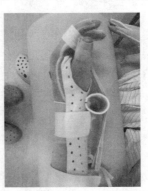

图 10-8-19　屈指矫形器

二、压力治疗的作用与机制

（一）作用

1. 预防和治疗增生性瘢痕

压力治疗通过持续加压使局部毛细血管受压萎缩、数量减少、内皮细胞破碎，从而造成瘢痕组织局部的缺血、缺氧，而缺血、缺氧又可抑制胶原纤维的产生、加速胶原纤维的降解，使胶原纤维结构重组而平行排列，从而抑制瘢痕增生和促进瘢痕成熟。

2. 减轻水肿

压力治疗可促进血液和淋巴液回流，从而减轻水肿。

3. 促进截肢残端塑形

适当的压力使截肢后截肢残端尽早塑形，以便于假肢的装配和使用。

4. 预防深静脉血栓形成

压力治疗可以预防长期卧床者下肢深静脉血栓的形成。

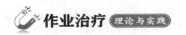

5. 防治下肢静脉曲张

压力治疗可以预防久坐或久站人群下肢静脉曲张的发生，当出现下肢静脉曲张时也可通过压力治疗改善症状。

6. 预防关节挛缩和畸形

压力治疗通过控制瘢痕增生可预防和治疗因增生性瘢痕所致的挛缩和畸形。

（二）机制

1. 增生性瘢痕的形成机制

增生性瘢痕是皮肤组织创伤修复后的必然产物。其形成机制尚不清楚，一般认为修复细胞中成纤维细胞的过度增殖与凋亡、细胞外基质中胶原纤维合成/降解失衡、部分生长因子的过度产生构成了增生性瘢痕形成的生理学基础。烧伤后增生性瘢痕的重要病理改变：血管扩张；肌成纤维细胞增殖；胶原纤维过度增生，合成/降解失衡，排列紊乱，呈螺旋状或结节状排列；异常黏多糖的出现。

2. 压力治疗的作用机制

压力治疗用于治疗增生性瘢痕的机制尚不清楚，目前普遍认为压力治疗通过持续加压使局部毛细血管受压萎缩、数量减少、内皮细胞破碎等，从而造成瘢痕组织局部的缺血、缺氧，而缺血、缺氧又可导致以下一系列变化。

（1）在缺氧状态下承担细胞氧化功能的线粒体形态发生改变，如肿胀、空泡化等，其功能明显减退甚至消失，使成纤维细胞增殖受阻及胶原纤维等细胞外基质合成障碍，产生胶原纤维的能力大大降低，从而抑制瘢痕的生长。

（2）肌成纤维细胞发生退行性变，释放出的溶酶体酶水解包绕在胶原结节外的异常黏多糖，使胶原结节能被组织中的胶原酶水解，从而使螺旋状胶原变为平行排列。

（3）缺血后 α 巨球蛋白减少，对胶原酶的抑制作用减弱，从而破坏胶原纤维。

（4）缺血后合成黏多糖的酶减少，水肿减轻，减少了黏多糖的沉积与合成，使胶原生成减少，瘢痕减轻。

（5）加压可减轻局部的水肿，减弱葡萄糖氨基淀粉酶的水合作用，减少了黏多糖的沉积与合成，也可抑制瘢痕的增生。

三、压力治疗实施原则

烧伤后压力治疗的实施原则为早期应用、持之以恒、压力适中、防治并重。

1. 早期应用

压力治疗应在创面愈合后、尚未形成增生性瘢痕之前开始，加压的时间越早，其治疗和预防的效果越好。预计 10~20 天可愈合的烧伤应预防性加压，预计 21 天以上可愈合的烧伤及深Ⅱ度、Ⅲ度烧伤必须进行预防性加压。

2. 持之以恒

为保证压力治疗效果，加压时间应足够长，每天应保证 23 小时及以上加压，只有在洗澡或特殊治疗需要时方可解除压力，且每次解除压力的时间不应超过 60 分钟。对增生性瘢痕，持续加压的时间通常需要 1 年左右，有些增生性瘢痕甚至需要 2~3 年。

3. 压力适中

压力治疗的理想压力应接近皮肤微血管末端压力，为 24~25mmHg，压力过大会影响末梢血液循环。临床上有效的压力为 10~40mmHg，有研究指出 10~15mmHg 的压力已能够取得良好的治疗效果。

4. 防治并重

深Ⅱ度及以上烧伤后的瘢痕增生是必然过程，因此预防和治疗同等重要，对于此类烧伤必须在瘢痕增生前开始加压，而不是等到已经出现增生性瘢痕才开始加压。

四、压力治疗适应证与禁忌证

（一）适应证

1. 增生性瘢痕

适用于各种原因所致的增生性瘢痕，包括外科手术后和烧伤后的增生性瘢痕。

2. 水肿

适用于各种原因所致的肢体水肿，如偏瘫肢体的肿胀、淋巴液回流障碍所致的肢体水肿、下肢静脉曲张性水肿、手术后的肢体水肿等。

3. 截肢

用于截肢残端塑形，防止残端肥大皮瓣对假肢应用的影响。

4. 预防性治疗

（1）预防烧伤后需 21 天以上愈合的创面发展成增生性瘢痕及预防增生性瘢痕所致的关节挛缩和畸形。

（2）预防长期卧床者下肢深静脉血栓的形成。

（3）预防久坐或久站工作者下肢静脉曲张的发生。

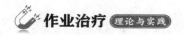

（二）禁忌证

1. 治疗部位有感染性创面

此时加压不利于创面的愈合，甚至会导致感染扩散。

2. 脉管炎急性发作

此时加压可加重局部缺血，使症状加重，甚至可能造成坏死。

3. 下肢深静脉血栓形成

加压有使血栓脱落的危险，脱落的血栓可能导致肺栓塞或脑栓塞，造成严重后果。

五、压力治疗常见不良反应及处理

1. 皮肤损伤

压力衣可能对瘢痕造成摩擦，导致皮肤损伤，还可能会出现水疱及局部溃烂，尤其是新鲜瘢痕。

（1）预防：制作时应尽可能使压力衣大小合适，穿戴服贴，活动时不易脱落。对于容易破损及起水疱的瘢痕，可在压力衣下加柔软的纱布，以减少压力衣和皮肤之间的摩擦。穿戴压力衣时避免剧烈活动。穿戴应到位，并随时观察局部反应。

（2）处理：出现皮肤破损时可在压力衣下垫纱布，以保护创面，并预防渗出物影响压力衣弹性。出现水疱后，用小号无菌注射器抽出其中液体，涂以龙甲紫。若皮肤破损严重或创面感染，则需解除压力。

2. 过敏

小部分人可能对压力衣的布料过敏，发生皮疹或接触性皮炎。应尽可能选择不易引起过敏的压力衣布料，或在压力衣下加一层纱布进行预防。严重者可考虑其他方法加压。

3. 瘙痒加重

尤其在最初使用压力衣的1～2周，容易出现瘙痒加重的情况，可能与压力衣布料的透气不良、皮肤出汗、潮湿、化学刺激有关。

（1）预防：及时清理汗渍及渗出物，保持创面及皮肤清洁。不做剧烈活动。注意环境温度不能过高。

（2）处理：一般不需要特殊处理，瘙痒可在加压作用下减轻；情况严重（如影响休息、睡眠）时咨询医生处理，遵医嘱使用止痒药物。

4. 肢体水肿

因近端采用压力治疗而导致肢体远端血液回流障碍，造成远端肢体水肿，如单纯使用压力臂套可能导致手部水肿。

（1）预防：压力大小应适中，压力过大易影响血运，近端加压时，远端也需加压，以防止肢体远端水肿。使用绷带加压时避免环形缠绕而应用"8"字缠绕法。

（2）处理：定时检查压力衣的使用情况，如出现肢体水肿则应调低压力，必要时需在肢体远端加压。

5. 发育障碍

多见于使用压力治疗的婴幼儿和儿童，长时间加压会影响儿童的生长发育，如下颌套会引起下颌骨发育不良而后缩和鼻部塌陷，单独穿戴压力手套会破坏手部掌弓，压力衣会使胸廓横径受损而出现桶状胸等。

（1）预防：配合使用压力附件以保护易变形的部位。局部需要加大压力时，尽可能通过局部使用压力垫实现，而并非增加整个肢体的压力。儿童头部压力不应过大（特别是使用下颌套时），以免下颌骨发育不良造成"鸟面"。

（2）处理：使用支具、压力垫保护或矫正易受损和变形的部位，如下颌、鼻部、耳部、手部等。

六、压力治疗注意事项

1. 应用前的解释说明

应用前的解释说明对患者能否坚持正确应用压力治疗相当重要。临床实践证明，使用压力治疗最初 2 周的情况好坏关系到患者能否坚持正确应用压力治疗，因此使用前的解释说明非常重要。作业治疗师应深入地向患者讲解增生性瘢痕的发生和发展过程，压力治疗的作用、效果，长期使用的原因和不使用压力治疗的可能后果。压力治疗的早期可能会引起不适，如水疱形成、皮肤破损、瘙痒等，但加压 2 周后这些症状一般会好转。压力治疗除了可以控制瘢痕增生，还有一定的止痒作用，如果患者前 2 周能坚持压力治疗，一般都能坚持整个治疗过程。

2. 定期检查和调整压力

作业治疗师应定期检查患者受压部位的反应，如果出现压力过大所致的压痕或肢体远端明显水肿，则需要适当地减少压力。如果压力衣因长期反复清洗而变得松弛，则需要定期进行修改和调试，以保证适当的压力。配置压力垫和支具后，作业治疗师亦需要定期检查和调整，尤其是儿童，因为儿童处于快速生长发育阶段，压力垫和支具必须至少每 3 个月复查一次，以确保安全和保证有效的压力，避免因压力不适导致发育障碍或变形。

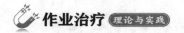

3. 压力治疗应配合其他治疗共同应用

压力治疗应配合矫形器、功能性活动、牵伸、手术等治疗方法共同应用。功能性主动活动对维持关节活动和提高患者治疗的积极性是十分必要的，穿戴压力衣可进行一般性日常生活活动，但不宜进行剧烈运动，以免引起不良反应。

（董安琴）

第十一章 作业治疗发展趋势

第一节 发展趋势

一、国际发展趋势

根据 WHO 调查，世界许多发展欠发达国家和地区的康复领域包括作业治疗在内的从业者严重缺失。针对此种现状，WHO 于 2017 年发起了"康复 2030"倡议，强调所有利益相关者需要采取协调一致的行动来加强卫生系统，通过以下行动提供优质和及时的康复服务：

（1）在地区、国家和全球层面为康复工作建立强有力的领导和政治支持。

（2）在国家和国家以下各级，在应急准备和响应等方面，加强康复规划和执行。

（3）加强康复与卫生部门融合，加强各部门间联系，有效满足人群需求。

（4）将康复纳入全民健康覆盖。

（5）建立全面的康复服务提供模式，逐步使包括农村和边远地区在内的全体人民公平获得优质服务，包括辅助器具。

（6）培养适合国情的强大的多学科康复队伍，并推广康复理念。

（7）通过适当机制扩大康复资金投入。

（8）收集与康复有关的信息，以加强卫生信息系统建设，包括系统级康复数据和利用国际功能、残疾和健康分类（ICF）的功能信息。

（9）加强研究能力，扩大康复证据的可得性。

（10）建立和加强康复方面的网络和伙伴关系，特别是在低收入、中等收入和高收入国家和地区之间。

作业治疗可以发展并运用于多种疾病患者。随着目标群体的需求增多，对专业人士的要求也在变高。作业治疗被多个国家和地区陆续添加到医疗保健计划中，并且在整个社会中变得越来越普遍。作业治疗可以在医院系统中进行，也可以在康复中心、私人诊所、疗养院、门诊治疗护理中心等机构进行。随着这些领域对康复需求的增多，作业治疗的服务人群每年都在增加，特别是急性期后的作业治疗服务人员正在增加。辅助生活环境中的作业治疗以及短期康复正在不断蓬勃发展，并变得越来越受欢迎。

多个国家和地区将康复工作纳入保健筹资计划的程度有限，这导致预算拨款相对较少，而且提供的资金与服务人群所需资金之间出现脱节。当康复方面的公共投资较少时，服务人群必须支付更多的自付费用，不幸的是，许多需要康复的人往往负担不起康复费用。此外，许多国家和地区一直依赖外部发展伙伴的资金，这对康复服务的长期提供和可持续性造成了挑战。WHO认识到，有必要更好地指导相关国家和地区有效地为康复工作制定预算，并制定具有可行性和适应许多情况的融资机制。

加强康复专业科研建设，提高数据收集和研究水平，提高个人和研究机构的科研能力，使作业治疗专业得到更好的学科发展。目前需要提高的研究环节包括：

（1）研究人员（包括其培训、指导、聘用，研究激励）。

（2）研究文化、环境和基础设施（建立和维护设施运营、培养领导者、构建合作、研究管理和社会文化以及管理激励和工作保障的政策）。

（3）资助（来源、政策、同行评审程序、资助机制、拨款和筹款、资助请求的时间和利益冲突）。

（4）伙伴关系（伙伴关系的目的，研究主题、学科和服务人群的选择，参与模式，与行业合作时的潜在利益冲突）。

（5）研究能力的指标（可用研究人员的质量和数量、生产力及其影响）。

此外，WFOT为长期可持续支持全球作业治疗的不断发展，提出了以下发展目标：

（1）制定和完善作业治疗师教育标准。

（2）帮助世界各地的作业治疗行业建立战略合作关系。

（3）帮助尚未开展作业治疗的国家和地区进行专业建设。

（4）支持各地作业治疗专业发展和影响力的宣传战略。

（5）做好劳动力数据和人口数据统计。

（6）通过沟通支持各地作业治疗协会发展。

（7）发展实践，扩大作业治疗服务的影响，改善结果的质量指标。

（8）促进合作，发展作业治疗成为多学科治疗的一部分。

（9）创新与学习，举办学术会议、开发灾害管理在线模块。

（10）与WHO合作建立最佳能力水平，以确保该专业的可持续性。

二、我国发展趋势

作业治疗在我国大部分地区仍处于过渡阶段。与国际大学的持续合作为我国作业治疗发展提供了一个有价值的工具。对于希望体验其他国家和地区作业治疗专业的学生来说，国际实习可以为他们提供很多学习机会。浸入式体验有助于提高创造力，改善沟通，并通过创新和领导技能增强临床推理能力。同时要有效利用互联网进行交流合作，互联网的使用大大增加了学生和专业人士的交流和合作。例如，通过互联网在线社区参加虚拟讲座和讨论，分享学习资料和文件。

作业治疗在我国部分地区发展较早，发展水平较高。例如，我国香港地区将其译为职业治疗，香港职业治疗学会（HKOTA）是香港职业治疗师的专业协会。香港职业治疗学会于1978年在我国香港注册成立，并于1984年被WFOT接纳为正式会员。我国香港有超过2100名的注册职业治疗师在各个专业领域的公营及私营机构工作。香港职业治疗学会目前的发展目标为：

（1）促进和维护学会会员的利益。

（2）维持香港职业治疗的专业标准。

（3）促进公众了解职业治疗。

（4）召开会议讨论和交流专业意见。

（5）与学会会员建立并保持联系。

（6）建立和维持跨专业联系。

第二节 前沿技术融合

一、人工智能技术

人工智能（AI）指能够成功执行智力任务的智能机器，也称为机器智能（MI）。AI 展示的智能，与人类或其他动物展示的自然智能（NI）不同。在计算机科学中，AI 研究被定义为对"智能代理"的研究，"智能代理"指任何感知其环境并采取行动以最大限度地实现其目标的设备。AI 被描述为制造智能机器的科学和工程，于 1956 年正式诞生。AI 在医学中有两个主要分支：虚拟 AI 和躯体 AI。AI 术语适用于医学领域的广泛项目，如机器人、医学诊断、医学统计和人类生物学等。

医疗技术的不断发展使与医疗保健相关的 AI 应用成为可能，主要涉及以下技术发展：

（1）计算能力的提高导致更快的数据收集和数据处理。

（2）个人和医疗保健相关设备的健康相关数据量和可用性增加。

（3）基因组测序数据库的增长。

（4）电子病历系统的广泛应用。

（5）自然语言处理和计算机视觉方面的改进，使机器能够复制人类的感知过程。人工神经网络可以被用作医学诊断的临床决策支持系统，如 EMR 软件中的概念处理技术。

今后，AI 也可能应用于以下医疗保健任务：

（1）心音分析。

（2）老年人陪伴机器人。

（3）挖掘医疗记录以提供更有用的信息。

（4）设计治疗计划。

（5）协助重复工作，包括药物管理。

（6）提供咨询。

（7）药物创造。

（8）代替患者进行医务人员的临床训练。

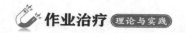

二、虚拟现实技术

虚拟现实技术（Virtual reality，VR）是一种集传感器控制技术和计算机图形学技术于一体的计算机辅助人机交互技术。用户可以通过多个传感器与计算机生成的虚拟场景或虚拟对象进行交互，用户能够"进入"与真实世界的对象和事件相似的环境。

VR 的关键概念是沉浸和交互。沉浸指用户感觉自己身处虚拟环境而不是真实世界的程度，它会自发地创造一种沉浸感。交互指用户与虚拟场景中的各种对象进行交流。沉浸和交互是用户的主观体验，取决于虚拟现实系统、虚拟任务和用户的特性。用户可以在此过程中接收经由视觉、听觉和触觉反馈的信息。

临床上，对于患者来说学习和获得技能是他们康复的愿望。VR 的最终目标是改善患者的功能障碍。与传统疗法相比，VR 有三大优势：

（1）它可以为神经康复患者提供特定任务的重复训练。

（2）在治疗过程中，通过 VR 设置的环境，患者可以训练解决问题和任务的能力。

（3）VR 可以模拟满足患者需求的真实环境。此外，在真实环境中接受训练的患者可能会出现安全问题，而 VR 可以通过提供一个安全可靠的环境来避免这些问题。

VR 的特点是提供的环境可以根据治疗目标和适应患者功能的个性化治疗方案随时进行切换和调整。VR 提供了丰富的刺激方式，鼓励患者积极参与治疗。同时记录的数据可以用于监测患者的康复进度。

VR 是一种新兴的治疗技术，因为设备昂贵，目前仍无法普及。随着设备和相关技术的不断完善，相信 VR 能给患者带来更多的希望。

三、互联网、物联网技术

随着互联网和物联网技术的迅猛发展，如何将互联网、物联网技术运用到医疗领域逐渐成为研究焦点。"互联网＋"使互联网创新与经济、社会相关部门深度融合，促进技术进步、效率提高和组织变革，促进和增强实体经济的创新和生产力，形成以互联网基础设施和创新要素为基础的更广泛的经济社会发展格局。近年来，我国在互联网技术、产业、应用和跨境融合方面取得了积极进展，为加快"互联网＋"的发展奠定了坚实的基础。

临床上，互联网、物联网技术的运用可以帮助打破时间和空间的限制，方便各地患者与作业治疗师进行交互。患者可以在家或者社区进行康复训练，通过互联网设备获得作业治疗师的指导。作业治疗师还可结合相应穿戴设备，对患者情况进行实时监测，可以在云端查询、修改、存储患者的个人信息和相关训练信息。

不受限于时间与空间的互联网技术，大幅度降低了患者的时间与经济成本，减少医疗支出，减轻社会负担，帮助患者避免由于无法及时就医造成的不良结果，同时有利于多个学科融合发展。互联网平台的建立，能够将各级医疗系统有机地整合起来，共享医疗资源。互联网、物联网技术可帮助基层医疗机构开展更高效、优质的康复管理服务，实现康复医疗资源与人才的最优配置。

四、三维扫描和打印技术

三维扫描（3D scan，3DS）是一种收集和分析真实物体或环境的形状和外观数据的技术，所收集的数据可用于构建数字三维模型。三维打印（3D－dimensional printing，3DP）指通过在物体表面记录 x、y、z 坐标，并通过软件将采集点转换为数字数据，进而将一种材料（如液体分子或粉末颗粒）连续地铺设和融合在一起，使数字模型固化成其物理形式的过程。技术上的突破促进了低成本三维扫描仪和三维打印机的出现，进而促进了该技术的全球化应用和快速发展，医学中主要涉及领域如下：

（1）医学模拟中心的定制解剖模型教学。

（2）骨骼或软组织的建模和测试。

（3）二维或三维诊断（CT、MRI、临床运动分析等）。

（4）快速面部/头部和全身的三维扫描。

（5）外科、药物制造和康复工程中的三维打印。

（6）逆向工程（实物数字化）。

（7）附加制造，允许针对个性化需求进行产品定制（图 11－2－1）。

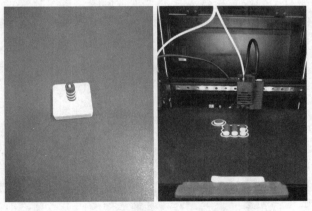

图 11－2－1 三维打印的手精细训练设备

在康复领域，三维扫描和打印技术已被用于提供独特的解决方案，以克服障碍，简化与矫形器、假肢、辅助技术和其他个性化产品的制造和交付相关的过程。目前，世界范围内有一些医疗机构、科研机构和公司已经可以使用三维扫描和打印技术为患者提供个性化的辅助器具，如脊柱矫形器、上肢/下肢矫形器、上肢/下肢假肢等。

"三维打印"一词涵盖了一系列工艺和技术，最初是聚合物技术的总称，但不同于金属加工行业常用的"增材制造"（Additive manufacturing，AM）。然而，这两个术语都反映了"通过使用打印头、喷嘴或其他打印机技术沉积材料制造物体"这一概念在自动化控制下的相似性（美国材料与试验协会）。所以也有相关研究者指出这两个术语在非正式用法中是可以互换的，同时越来越多的研究者指出增材制造包含三维打印。同时，三维打印有时也被归类为计算机辅助制造（Computer aided manufacturing，CAM）。

三维扫描和打印技术有助于最大限度地发挥设备开发的创造性，并对众多患者有

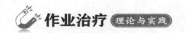

利。未来的研究将有助于明确说明三维扫描和打印技术如何改进传统的制造方法，并说明相关技术产品如何改进传统设备。

五、康复机器人

随着社会经济、科学技术的发展，机器人对人们的生活、学习和工作的影响越来越大，对医学领域的发展也有重要作用。康复机器人在康复领域已得到广泛应用，使患者能够在更安全、科学和合理的环境中康复，有效促进神经系统的功能重组、补偿和再生，防止肌肉萎缩和关节挛缩，改善患者肢体的运动功能，最大限度地节省作业治疗师的体力，优化医疗资源，在提高工作效率的同时更为科学地治疗患者。康复机器人已被证明可以帮助患者制订有效的编码策略。康复机器人的使用可以提高患者康复效率，且不需要额外的作业治疗师。一项对 45 个试验的回顾研究评估了机电和机器人辅助手臂训练对脑卒中幸存者的日常生活活动（ADL）、手臂功能和手臂肌力的作用，结果发现机器人辅助手臂训练可能改善相关功能，且几乎没有不良事件报告。

目前，康复机器人的分类没有统一的标准，根据不同功能可以分为不同的类型：

（1）与运动功能有关的康复机器人，如机械外骨骼机器人等。

（2）与感觉功能有关的康复机器人，如人工视网膜、人工耳蜗等。

（3）与言语功能有关的康复机器人。

另外，根据使用目的，康复机器人可分为辅助、替代和训练、治疗等康复机器人；根据身体部位，康复机器人可分为上肢机器人、下肢机器人和手部机器人。

机械外骨骼机器人是一种机电装置，可用来改善身体功能，协助治疗残疾患者或康复患者。

外骨骼包括由主动和被动关节组成的机械结构、动力系统（通常是电动驱动器）和用于测量电动机施加扭矩的传感器。此外，部分机械外骨骼机器人还包括用于捕获生物信号的传感器，如用于测量肌肉信号的肌电图（Electromyogram，EMG）或允许捕获脑电信号并将其转换为命令信号的脑电图（Electroencephalogram，EEG）装置。

机械外骨骼机器人旨在帮助患者在遭受某种类型的肌肉或神经损伤后进行康复，或者协助老年人锻炼。其康复作用是通过执行由专业人员建立的培训程序来实现的。

在过去的十多年中，康复机器人领域的研究数量呈指数级增长，将康复机器人用于康复治疗对于作业治疗师来说是非常有价值的。

六、传感技术

合适的监测和矫正技术可以在提高训练效率和训练质量方面发挥潜在的作用。通过可穿戴设备获取的肢体信息为作业治疗师提供了新的见解，有助于患者和其他临床医生参与治疗。作业治疗师需要考虑背景信息的收集和可视化，以便对患者参与日常生活活动提供有意义的见解。有研究证明，合适的传感技术能够提供准确可靠的反馈，为当前的康复活动提供支持。一般来说，康复治疗领域有五种传感技术：

（1）传统机械系统。

（2）光学运动识别技术。

（3）无标记离体跟踪系统，如基于深度相机的运动检测系统。

（4）基于机器人的解决系统。

（5）可穿戴传感器系统。

随着设备的小型化，越来越多的可穿戴传感器系统和身体传感器网络被采用，这是新的研究方向。基于可穿戴感知的交互式康复技术的发展正引起越来越多研究者的兴趣。它克服了现有远程康复设备体积大、价格高、操作困难等缺点。对于老年人来说，在智能家居环境中管理自己的健康问题也变得更容易。传感技术为独立训练、远程康复提供了可能性。

（贺加贝）

第三节　智能作业场景建设

随着社会经济及康复医学的发展，康复医学的服务对象已由最初的"伤、残、病"者拓展为残疾人、慢性病患者和老年人群。大众对康复的需求日益增加，患者对康复的认识也越来越深刻，各临床科室也开始意识到康复的重要性，临床与康复逐渐融合。康复工作者深入临床，与各临床科室的医生组成多学科诊疗团队，围绕患者开展联合诊疗工作。

基于科学技术的发展，中越来越多的医疗设备融入人工智能、大数据医疗、机器人智能等技术，这也是我国民生科技的发展趋势。康复工程、康复设备是智能技术发展的重要落脚点之一，国内外越来越多的相关研究投入康复临床实践领域，跨学科的合作发展对康复治疗质量的把控和标准提出了更高的要求，康复临床实践领域中智能技术的应用也更加重要，我国的康复智能产业进入发展的"快车道"。在这一部分中，我们将介绍如何在临床治疗环境中打造一个整体化的智能作业场景——智能康复港，以及其在我国康复网络建设中的应用价值。

一、什么是智能康复港

在一些发达国家，几乎所有医院都设有不同形式的康复部门，具备完善的诊疗、转介、医保等制度，具有充分的工作空间，以及配备了全面、系统、符合现代医学模式的康复医疗设备。庞大的市场发展，刺激了康复医疗设备的研发，从而保证了康复医疗设备的先进性及创新性。

虽然在过去数年中，我国国产康复医疗设备取得了不错的研究进展，但同时也面临着巨大的挑战：仿制国外设备，自主创造性不足；高精确度与大检测分析范围的能力不足；多种设备数据包局限，无法实现物联及整体大数据分析；使用便利性较差，制约临床工作者的效率。

智能康复港是我国首个获得全认证牌照（美国食品药品管理局、欧盟 CE、中国国家药品监督管理局、澳大利亚治疗产品管理局的认证），且批量出口至欧美的康复产品。基于功能全覆盖的康复机器人的整体产品矩阵，通过深化信息化应用，利用物联网技术

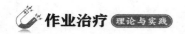

和云计算技术，构建新的智能康复医疗信息化服务平台，以物联网智能化的"感知、处理、响应"为主线来打造一体化精准康复医疗平台，实现功能障碍者与康复器械及医疗康复机构之间的互动、患者数据的实时收集，使康复工作者更精准地掌握患者的康复情况。

智能康复港里的智能康复机器人集成了我国参与自主研发的运动控制卡、高精度多维力传感器和位置传感器，通过先进智能反馈技术，让智能康复机器人更好地模拟康复工作者的操作，在训练中为患者提供恰到好处的辅助，可以在患者整个训练过程中实时检测患者运动情况。配以 VR 的场景，将 AI 与 VR 技术融合，提供高强度的任务导向训练，通过精确客观量化的运动，帮助患者躯体功能重塑，有效提高患者康复训练的效率和质量，实现精准化的评估和服务，最终实现患者全周期、全部位的康复训练。

智能康复港中包含多种我国研发的智能康复机器人硬件产品，如上肢康复机器人、下肢康复机器人、腕关节康复机器人、踝关节康复机器人等，这些设备共享同一数据中心和数据接口，各司其职的智能康复机器人之间的数据是互联互通的，最终实现多机协同、智能化、数据化，提供覆盖患者全周期、全部位的康复训练，提升治疗效果，对改善临床整体疗效发挥显著作用，支撑传统康复医学向现代康复医学的升级转型，助力智慧康复发展（图 11-3-1）。

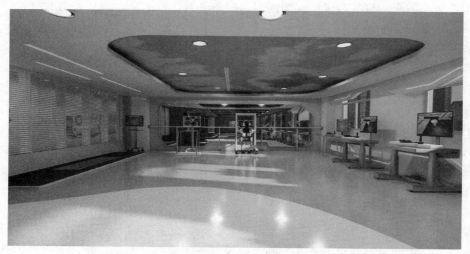

图 11-3-1 上海中医药大学附属第七人民医院康复医学中心智能康复港整体观
注：引用自上海中医药大学附属第七人民医院康复医学中心。

二、康复医学中心中的智能康复港角色

康复医学中心的功能定位是能够针对不同临床疾病提供全面、完整的服务，有较高的康复综合服务能力，同时又能引领康复发展。

对于中枢神经系统损伤的脑卒中患者，根据脑卒中恢复的不同阶段（软瘫期、恢复期、后遗症期）提供全周期脑卒中康复服务，依据需求提供床旁康复、被动运动、主动运动、认知康复、心肺耐力维护、精细功能训练、步态训练、严重并发症预防等。针对

上述需求，智能康复港可以提供完整的、全周期的脑卒中康复服务。

对于中枢神经系统损伤的脊髓损伤患者，需要帮助其站立、行走，帮助其牵拉处于高张力的下肢各关节，以及帮助其强化上肢功能，智能康复港中的外骨骼机器人（图11-3-2）可以满足其站立、行走的需求，也能在脊髓损伤患者的日常生活中给予其他帮助。

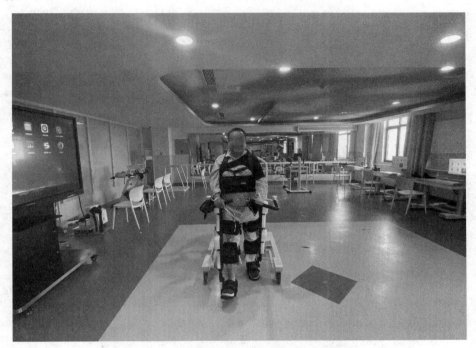

图11-3-2　借助外骨骼机器人的行走训练
注：引用自上海中医药大学附属第七人民医院康复医学中心。

对于运动损伤患者，需要帮助其改善疼痛、促进循环、增加本体感觉刺激、增强运动控制能力和平衡协调能力，以预防后续运动损伤。智能康复港中的平衡与协调训练系统，以及结合各关节的主动运动和目标导向运动的任务，能够有效地、有反馈地帮助患者改善运动控制能力。

对于踝足骨折、前臂骨折、掌指骨骨折、关节置换术后、韧带撕裂伤后的早期消炎消肿镇痛，后续的关节活动范围维持、肌力的维护、功能的重建等，智能康复港都有相对应的治疗处方，并且可以根据患者的训练数据调整治疗任务。

对于一些合并诊断，如老年人合并脑卒中、慢性疼痛、器官功能下降、肌肉及关节退化等情况，智能康复港也能依据康复治疗作用机制，提供安全有效、科学合理的解决方案。

在治疗过程中，智能康复港可以详实地记录治疗数据，提供客观、准确的治疗和评价参数，有助于相关研究的深入开展。同时通过共享的数据中心，康复工作者可以以管理者的身份来管控康复训练、降低工作强度、降低医院的人力成本、提高康复训练效率。智能康复港中的智能化设备能够提供长期稳定的训练，精确客观地测定训练与运动参数，提供实时反馈。

智能康复港能够助力康复医学中心建设，成为综合性医院康复医学中心工作人员的好帮手，在现代化的康复医学中心的建设和运营中起到难以替代的作用。

三、康复网络建设

人们对康复的需求日益增加，但临床所能提供的康复医疗服务及智能化设备的发展与需求之间存在一定的矛盾。高质量、标准化的康复实施需要相当数量的康复工作者的参与，然而我国康复工作者的数量仍相对不足。尽管国家大力促进康复医学发展，我国康复医学人才配置相对发达国家仍有较大差距。康复医学高层次人才分布不均，主要集中在大医院，导致康复诊疗的水平参差不齐。同时，国内缺乏统一的康复服务技术规范，智能化、科学性等相关标准有待进一步提高，以实现完全的康复技术和服务的互联互通。

早在2011年，为加强康复医疗服务体系的规范化建设与管理，卫生部就印发了《卫生部建立完善康复医疗服务体系试点工作方案》和《综合医院康复医学科建设与管理指南》，明确提出康复医疗服务应满足优化布局和结构、分层分级、提高质量、持续发展的要求。康复设备是进行康复医疗服务的基础，是学科发展的物质保障。开展新技术、新项目，提高康复疗效，吸引高层次人才均离不开与之配套的硬件措施。文件中要求三级医院康复医学科配置运动治疗（31项）、物理因子治疗（10项）、作业治疗（7项）、言语治疗（6项）、传统康复治疗（3项）、康复工程（2项）的59项专业设备。但是在全国范围内，部分康复医学科专业设备配置水平较低，甚至连国家要求的基本种类都不齐全，大型、先进、智能的康复设备更因其昂贵的价格和进口手续等问题，集中配置于发达城市的三级医院，存在资源配置不平衡、不足的问题。文件同时明确指出康复医学体系应按照由点到面进行布局，并需要建立综合医院康复医学科与基层医疗机构之间的双向转诊机制。将三甲综合性医院康复医学科作为上级单位，二级或三级综合医院康复医学科作为重点，二级以下综合医院和社区医院康复医学科作为基础，构建三级康复网络格局的医联体，患者能在不同层级、不同功能的医疗机构之间转诊。在未来学科建设中，我国已考虑将基础层级的康复医学科作为重点发展对象，完善康复医疗服务体系建设，拨款至康复医学科用于康复设备的更新。

智能康复港是智能康复技术的实际应用落地，借助其智能化建设，使用集群化、联网化的康复机器人，通过同一接口，实现智能技术之间的数据互联及患者与医疗康复机构之间的交互。智能康复港既适用于综合性医院，也适用于基层社区卫生服务中心，通过智能化技术，不同形态、不同功能的智能康复机器人可以实现互补、进行远程训练等，将康复服务、康复管理全流程进行统一、智能化管理，提升康复服务能力。远程实时传输患者的康复信息，通过远程实时传输实现远程评定-治疗-总结的信息闭环。上级医院可以更加准确地了解医联体就医患者的康复状态，达到多点协同的效果。这种互联互通可缓解基层高学历康复工作者匮乏带来的压力，进一步提升康复质量。智能康复机器人技术的应用和数据共享可以更好地满足各级医疗机构间的转诊需求和促进建设新型智能康复机器人中心。

通过以上手段可以为三甲综合性医院康复医学中心打造智能康复中心高地，以智能康复港所有设备统一的软硬件架构平台为基础，帮助区域实现康复装配智能化、康复服务标准化，让设备、患者、医联体医院互联互通，完成以三甲综合性医院康复医学中心为龙头的三级康复网络建设，解决区域医联体的临床困难。目前，已有部分城市在政府的指导下，搭建此类康复网络，这将成为未来康复发展的趋势。构建完善的康复网络，将有助于实现人人享有康复服务的目标。

四、小结

康复设备是进行康复治疗的基础，是学科发展的物质保障。开展新技术、新项目，提高康复疗效，吸引高层次人才均离不开与之配套的康复设备。与此同时，也应结合不同层级康复医学科的实际需求，进行区域资源整合，促进优质资源下沉，提升基层服务能力，建立和完善设备管理数据库，为临床决策提供数据资料，造福患者。

（周欢霞）